DR. MED. KERSTIN SCHICK

Venusvenen

Dr. med. Kerstin Schick

VENUSVENEN

So werden Frauenbeine gesund, stark und schön

lübbe life

Verlag und Autorin weisen ausdrücklich darauf hin, dass diese Lektüre einen Arztbesuch nicht ersetzen kann und sollte. Scheuen Sie sich bitte nicht auch wiederholt ärztliche Hilfe zu suchen, insbesondere wenn Sie Ihre Beschwerden nicht einordnen können oder wenn neue Symptome auftreten. Die Gedanken und Methoden in diesem Buch basieren auf den Meinungen und Erfahrungen der Autorin und sind nach bestem Wissen und mit größtmöglicher Sorgfalt erstellt. Ärztliche Diagnosen und Empfehlungen lassen sich allerdings nicht ohne Weiteres verallgemeinern. Jede Leserin (und jeder Leser) ist daher – auch nach der Lektüre dieses Buches – für ihr (sein) Handeln selbst verantwortlich. Verlag und Autorin übernehmen für eventuelle Nachteile und Schäden, die aus den im Buch gegebenen Empfehlungen resultieren können, keine Haftung.
Die in diesem Buch beschriebenen Patientinnen gibt es nicht wirklich. Ihre Sorgen und Leiden begegnen der Autorin in ihrer Praxis jedoch täglich. Wer glaubt, sich wiederzuerkennen, befindet sich also in großer Gesellschaft, diente aber dennoch nicht persönlich als Vorlage.

Dieser Titel ist auch als E-Book erschienen.

Die Bastei Lübbe AG verfolgt eine nachhaltige Buchproduktion. Wir verwenden Papiere aus nachhaltiger Forstwirtschaft und verzichten darauf, Bücher einzeln in Folie zu verpacken. Wir stellen unsere Bücher in Deutschland und Europa (EU) her und arbeiten mit den Druckereien kontinuierlich an einer positiven Ökobilanz.

FSC www.fsc.org MIX Papier | Fördert gute Waldnutzung FSC® C002795

Originalausgabe

Entwicklungslektorat und Textredaktion: Dr. Simone Janßen
Textredaktion: Beate De Salve, Pulheim
Illustrationen Innenteil und Innenklappe: © Josefine Pauluth
Umschlaggestaltung: b3k-design.de, Andrea Schneider & diceindustries
Umschlagmotiv: © Shutterstock.com, © Foto Sauter München
Satz: two-up, Düsseldorf
Gesetzt aus der Bennet Text One
Druck und Einband: Livonia Print, Riga

Printed in Latvia
ISBN 978-3-431-07045-3

1 3 5 4 2

Sie finden uns im Internet unter luebbe-life.de
Bitte beachten Sie auch: lesejury.de

INHALTSVERZEICHNIS

Für uns Frauen

HERZLICH WILLKOMMEN!

Liebe Leserin,

ich freue mich sehr, dass Sie diese Zeilen lesen! Egal ob Sie dieses Buch für sich selbst gekauft haben, ob es Ihnen eine Freundin geschenkt hat oder ob Sie es gerade jetzt irgendwo gesehen und einfach nur für einen Moment aufgenommen haben, nun liegt es in Ihren Händen. Und das bedeutet, dass ich die Chance habe, Ihnen Ihre Beine zu zeigen, wie Sie sie noch nie gesehen haben. Ihre Beine, die Sie bis jetzt durch Ihr Leben getragen haben, mit denen Sie gerannt, geschlendert und gewandert sind, mit denen Sie getanzt haben und mit denen Sie fest in Ihrem Leben stehen. Und die Ihnen vielleicht auch Probleme bereiten. Eventuell geht es dabei um Probleme, die ganz typisch hauptsächlich Frauen betreffen oder eine besondere Ausprägung bei Frauen haben.

Das ist der Fokus dieses Buches: Erkrankungen der Beine – und dabei vor allem der Gefäße – *von Frauen* sichtbar zu machen und ihre individuelle Situation zu verbessern. Denn die gelehrte und angewandte Medizin hat schon viel zu lange den Mann als universalen Patienten vor Augen. Bis zum heutigen Tag gehen die medizinische Lehre, die Wissenschaft, die Diagnosestellung und die Therapie vom männlichen Körper aus. Er ist der Prototyp – leider auch stellvertretend für die Patientin. Studien werden maßgeblich an Männern vorgenommen, Dosierungen und Applikationsformen nicht an die Besonderheiten des weiblichen Körpers angepasst. Frauen werden medizinisch behandelt wie zu klein geratene Männer.

Doch Frauen- und Männerkörper, obwohl in weiten Teilen vergleichbar, unterscheiden sich in etlichen Aspekten erheblich. Und damit meine ich nicht das äußere Erscheinungsbild. Hormonelle Steuerung, Hirnaktivitäten, Stoffwechselgeschehen und daraus resultierend etliche Symptomausprägungen und Krankheitsverläufe – Frauen und Männer sind verschieden. Die Aufgabe der aktuellen und zukünftigen Mediziner*innen muss es deshalb sein, diese Unterschiede herauszuarbeiten und ins Bewusstsein der medizinischen Versorgung zu rücken. Dabei sollte es nicht darum gehen, ein Geschlecht zu bevorzugen, sondern allen Menschen eine individuelle, differenzierte Medizin anzubieten – und zwar auch unter Berücksichtigung der geschlechtsspezifischen Besonderheiten. Die spezifische Männergesundheit sollte daher zukünftig ebenfalls mehr Beachtung finden. Wir brauchen mehr Wissenschaft und Lehre zum Thema Gendermedizin und ein diesbezügliches Umdenken in den Köpfen aller Ärzt*innen, bei den Krankenkassen und in der Gesundheitspolitik.

Eine zentrale Säule in diesem Prozess sind Sie, liebe Leserin. Denn es geht darum, dass Frauen um die Notwendigkeit einer genderspezifischen Versorgung wissen und sie dann auch für sich selbst einfordern können. Meine Herzensangelegenheit ist es, Sie zu informieren und zu stärken und dadurch etwas zu diesem notwendigen Umdenken in der Medizin beizutragen.

Abgesehen vom Krankheitsbild Herzinfarkt haben gefäßmedizinische Themen in der Gendermedizin bislang wenig Beachtung gefunden. Dabei gibt es gerade bei den Gefäßen und den hier entstehenden gesundheitlichen Problemen viele frauenspezifische Aspekte. Diese ganz speziell am Beispiel der Beine zu beleuchten und zu erklären, soll eine Aufgabe dieses Buches sein. Die Gefäßmedizin wird zukünftig gefordert sein, die geschlechtsspezifischen Besonderheiten zu untersuchen und diese Erkenntnisse in die Leitlinien der Therapie von Gefäßerkrankungen aufzunehmen. Eine spannende Zukunft liegt vor uns!

Dieses Buch möchte außerdem vermitteln, dass wir Frauen in der Beurteilung unserer Beine meist viel zu kritisch sind. Nur die wenigsten Patientinnen, die zu mir kommen, sind mit dem Aussehen ihrer Beine rundum zufrieden. Bei den Männern hingegen liegt die Zufriedenheit mit sich und dem Anblick ihrer Beine gefühlt bei neunundneunzig Prozent, selbst wenn sie sich zum Teil mit wirklich verheerenden Befunden vorstellen. Vielleicht kann dieses Buch ein wenig dazu beitragen, dass sich die Einstellung der Frauen zu ihren Beinen ändert.

Doch zu Beginn des Buches möchte ich Sie zunächst auf eine Reise durch unser Gefäßsystem mitnehmen. Wenn man den Aufbau und die Funktionsweise der Gefäße kennt, ist es leichter, die Probleme und Fehlfunktionen sowie die daraus resultierenden Veränderungen zu verstehen. Gerade bezüglich der Gefäße besteht bei vielen Menschen eine gewisse Unsicherheit, was zu Ängsten und Sorgen führt, die vielleicht gar nicht unbedingt notwendig sind. Als Reiseführerin auf Ihrer Entdeckungstour durch die Gefäße möchte ich Ihnen alle Besonderheiten und Attraktionen zeigen, die es hier zu sehen gibt. Lassen Sie sich von Ihren Arterien, Venen und Lymphgefäßen begeistern! Sie werden überrascht sein, was mit jedem Herzschlag in Ihrem Körper passiert.

Nach dieser Reise warten zehn Frauen darauf, sich Ihnen vorstellen zu dürfen. Zehn Frauen, die Ihre Schwester, Freundin, Mutter oder Arbeitskollegin sein könnten. Jede von ihnen wird von spezifischen Problemen in ihren Beinen berichten, und gemeinsam werden wir nach Lösungen suchen. Ich nehme Sie mit in mein Behandlungszimmer und auf den Weg, den diese zehn Frauen durch die Untersuchung, Diagnosestellung und Therapie gehen. Vielleicht erkennen Sie sich selbst in einem der Beispiele wieder, oder aber es erinnert Sie an eine gute Bekannte?

Nun verstehen Sie die Problematik besser und haben vielleicht sogar eine Idee, wie man damit umgehen könnte? Dann haben unsere zehn Frauen ihr Ziel erreicht.

Zum Abschluss des Buches finden Sie Antworten auf Fragen, über die Sie vielleicht auch schon einmal nachgedacht haben. Tatsächlich gestellt haben mir diese Fragen meine Patientinnen im Verlauf der letzten Jahre. Vielleicht sind die Antworten auf Ihre Fragen dabei? Wenn nicht, dann schreiben Sie mir doch einfach.

Und nun geht's los! Ich wünsche Ihnen viel Freude beim Lesen und hoffe sehr, dass Sie dabei ein paar Anregungen für Ihre Beine mitnehmen können. Ihre Beine vollbringen täglich Höchstleistung und haben Ihre Beachtung und Wertschätzung verdient!

Herzlichst
Ihre Kerstin Schick

EINE REISE DURCH UNSER GEFÄSSSYSTEM

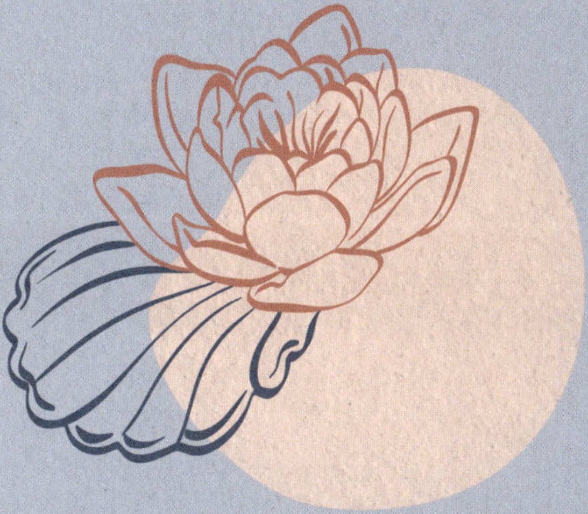

Haben Sie schon einmal über Ihre Gefäße nachgedacht? Sich gefragt, wie Ihre Arterien oder Venen genau funktionieren, wie sie aussehen, wo sie verlaufen und wie alles zusammenhängt? Wenn Sie jetzt sagen: »Noch nie so richtig«, sind Sie damit nicht allein. Die meisten meiner Patientinnen haben sich bisher kaum mit Ihrem Gefäßsystem beschäftigt, vor allem, solange keine Probleme aufgetreten sind. Aber wir holen das jetzt gemeinsam nach! Denn wenn Sie im Rahmen einer Behandlung über krankhafte Veränderungen der Gefäße, über Prognosen und mögliche Therapien sprechen müssen, hilft es, wenn Sie als Patientin eine Vorstellung davon haben, worüber Ihre Ärztin oder Ihr Arzt gerade redet. Vorkenntnisse über die eigenen Gefäße geben Sicherheit und helfen, Therapieoptionen besser beurteilen und die richtigen Fragen stellen zu können.

Deshalb möchte ich Sie jetzt einladen, etwas zu tun, was Sie bislang vermutlich noch nie gemacht haben: Lassen Sie uns eine Reise durch Ihr faszinierendes Gefäßsystem machen! Wir werden von innen betrachten, was Sie von außen so nicht wahrnehmen können. Ich möchte Sie auf den Weg durch den Kreislauf mitnehmen, den Ihr Blut jeden Tag viele Male zurücklegt, ohne dass Sie es registrieren. Wir werden zusammen von der Lunge zum Herzen, durch die Arterien bis in die Kapillaren und von dort durch die Venen zurück zum Herzen und wieder in die Lunge reisen. Wenn man all Ihre Gefäße aneinanderlegen würde, dann würde es mit fast hunderttausend Kilometern Länge fast zweieinhalb Mal um die Erde reichen – eine wirklich beeindruckende Strecke!

Lassen Sie sich auf dieser Reise für die erstaunlichen Leistungen Ihres Körpers begeistern, und nehmen Sie sich die Zeit zu bestaunen, was unbemerkt tagein und tagaus in unseren Gefäßen abläuft.

Und jetzt ziehen wir los in Ihr Gefäßsystem!

Unsere Reise beginnt

Stellen Sie sich vor, Sie wären klein, ganz winzig klein. Ungefähr so groß wie ein rotes Blutkörperchen, ein Erythrozyt, also etwa sieben bis acht Mikrometer groß. Um Ihnen einen Größenvergleich zu geben: Unser winziger Erythrozyt flitzt durch ein ein Zentimeter großes Gefäß wie ein Fußball durch die Allianz Arena in München. Winzig, wie Sie jetzt sind, sitzen Sie auf einem dieser roten Blutkörperchen, und wir sausen gemeinsam durch Ihre Gefäße. Um uns herum wirbeln viele weitere rote Blutkörperchen. Sie stellen die größte Gruppe der Blutzellen dar. In einem Mikroliter Blut, das ist ungefähr so viel wie in einen Stecknadelkopf passt, gibt es ungefähr fünf Millionen Erythrozyten. Insgesamt dürften sich gerade in etwa dreißig Billionen Erythrozyten in Ihrem Körper befinden. Wie alle anderen hat auch der Erythrozyt, auf dem Sie sitzen, in der Mitte eine kleine Mulde, wodurch er aussieht wie eine Frisbeescheibe. Die Mulde ist da, um die Aufnahme von Sauerstoff zu erleichtern, da die zu überwindende Strecke für den Sauerstoff so kürzer ist. Die scheibenförmigen Erythrozyten sind gut knautschbar und können sich daher auf unserer Strecke den immer feiner werdenden Gefäßen wunderbar anpassen.

Der kleine rote Erythrozyt, auf dem wir Platz genommen haben, kommt gerade, frisch beladen mit Sauerstoff, aus der Lunge angesaust. Er hat die Mission, seinen Sauerstoff an eine Muskelzelle an der linken Großzehe abzugeben. Es steht uns also eine lange Reise bevor – erster Zwischenstopp: das Herz. Wir passieren den Eintritt in den linken Vorhof.

Das Herz

Das Herz ist der Antrieb unseres Kreislaufsystems. Es ist dafür zuständig, dass das Blut alle Zellen im Körper erreicht. Wenn Sie Ihre Hand zu einer Faust ballen, entspricht die Größe Ihrer Faust in etwa der Größe Ihres Herzens. Es wiegt zwischen zweihundertfünfzig und fünfhundert Gramm und liegt zwischen den beiden Lungenflügeln etwas mehr auf der linken Seite des Brustkorbs. Es ist ein Hohlorgan, besteht überwiegend aus Muskelzellen (Myokard) und wird von einem Bindegewebssack umgeben, dem sogenannten Herzbeutel (Perikard). Durch die Herzscheidewand wird das Herz in zwei Herzhälften geteilt. Jede dieser Herzhälften besteht wiederum aus zwei Kammern: einem Vorhof und einer Hauptkammer, die durch die Herzklappen voneinander getrennt sind. Die Klappen sind dafür zuständig, dass der Blutstrom beim Pumpvorgang immer in die richtige Richtung fließt.

Ein elektrisches Nervenleitungssystem überzieht das gesamte Herz und sorgt für eine koordinierte Herzbewegung. Der Taktgeber dafür sitzt in einem speziellen Nervenknoten im rechten Vorhof, dem sogenannten Sinusknoten. Hier entsteht ein Impuls, der sich über Nervenbahnen auf jede Muskelzelle des Herzens fortsetzt und das Zusammenziehen anregt, wodurch das Blut aus dem Herzen herausgepresst wird (Systole). Dieses Blutvolumen wird als Stoßwelle in die sich anschließenden großen Gefäße gedrückt, was als Pulsschlag am ganzen Körper wahrnehmbar ist.

Bei einer erwachsenen Frau schlägt das Herz zwischen sechzig und neunzig Mal pro Minute. Sehr gut trainierte Sportlerinnen kommen mit weniger Herzschlägen aus, da das trainierte Herz mit jeder Kontraktion ein größeres Volumen auswerfen kann und daher für die gleiche Leistung weniger oft pumpen muss. In Hektik und Stress kann sich der Puls stark beschleunigen. Das Maximum der Herzfrequenz liegt – je nach Alter – bei etwa hundertachtzig bis zweihundertzwanzig pro Minute. An einem Tag zieht sich Ihr Herz insgesamt ungefähr hunderttausend Mal zusammen, und wenn Sie die Kerzen auf dem Kuchen zu Ihrem achtzigsten Geburtstag auspusten, wird es ungefähr drei Milliarden Mal geschlagen haben.

Nachdem wir auf Ihrem Erythrozyt in den linken Vorhof gelangt sind, passieren wir die Herzklappe (Mitralklappe) zur linken Herzkammer, die etwas größer ist als der Vorhof. Es ist eine Segelklappe, die aufgrund ihrer speziellen Form so bezeichnet wird und den Blutstrom nur in eine Richtung zulässt – eine Rückkehr in den Vorhof ist jetzt nicht mehr möglich. Unser Erythrozyt wirbelt kurz durch die linke Herzkammer und wird dann mit dem nächsten Zusammenziehen des Herzens durch die Aortenklappe herausgeschleudert. Und damit befinden wir uns im Arteriensystem Ihres Körpers.

Die Arterien

Die Arterien transportieren das Blut vom Herzen weg. Bis auf den kurzen Abschnitt der Arterie, die das Blut vom Herz zur Lunge bringt, befindet sich in den Arterien immer sauerstoffreiches Blut. Sie sind damit das System, das dafür zuständig ist, alle Zellen des Körpers mit Sauerstoff zu versorgen.

Die Arterienwände bestehen aus drei Schichten. Die innerste Schicht, auch Intima genannt, kleidet die Arterien aus und besteht aus einer glatten Zellschicht. Die mittlere Wandschicht, die Media, ist die dickste der drei Schichten und wird durch Muskeln gebildet. Sie ist bei Arterien sehr viel ausgeprägter als bei Venen. Die äußerste Schicht, die Adventitia, ist für die Einbettung der Arterie in die Umgebung verantwortlich und besteht aus Bindegewebe sowie elastischen Fasern. Durch sie laufen auch kleinste Blutgefäße, die die Arterie selbst mit Blut versorgen – die Arterien der Arterie sozusagen.

Herznah zeichnen sich die großen Arterien durch eine besondere Eigenschaft aus. Die sogenannte Windkesselfunktion sorgt dafür, dass das Blut, das mit hohem Druck in die Arterien hineingepumpt wird, in einem gleichmäßigen Strom weiterfließt. Dies wird dadurch erreicht, dass die Arterienwände in der Nähe des Herzens sehr elastisch sind. Wenn das Herz sich zusammenzieht und das Blut in die Arterien hineinpumpt, geben diese dem Druck nach und erweitern sich wie ein länglicher Ballon. So muss nicht das gesamte Blut auf einmal durch die Arterie, wie es bei einem starren Blutgefäß der Fall wäre. Das elastische Zusammenziehen der Arterien sorgt dann dafür, dass aus dem abgehackten Puls ein deutlich gleichmäßigerer Blutstrom wird. Dadurch werden die hohen Blutdruckwellen abgefangen und die kleineren Gefäße geschont.

Auf Ihrem kleinen roten Blutkörperchen sitzend gelangen wir aus dem Herzen heraus und in die Hauptschlagader, die Aorta, hinein. Sie ist das größte Gefäß des menschlichen Körpers, und in ihr fließt das Blut mit einer Geschwindigkeit von etwa einem Kilometer pro Stunde. Die Aorta hat zunächst einen kurzen Abschnitt, der nach oben aufsteigt. In diesem Abschnitt gehen die Arterien ab, die das Herz selbst versorgen, die sogenannten Herzkranzgefäße (auch Koronargefäße). An den aufsteigenden Anteil folgt der halbkreisförmige Aortenbogen, der in Form eines Regenbogens über das Herz hinwegzieht und im oberen Anteil unserer Brusthöhle liegt. Die ersten Arterien, die daraus abgehen, sind die Gefäße, die zum Kopf ziehen. Die sogenannten Carotiden versorgen das Gehirn mit Sauerstoff. Außerdem zweigen hier die Arterien für die Versorgung der Arme und Hände sowie für das Gesicht, den Kehlkopf und die Schilddrüse ab.

Auf den Aortenbogen folgt die große Hauptschlagader des Brustkorbs, die der Wirbelsäule anliegt. Sie wird Aorta thorakales genannt, läuft senkrecht nach unten und durchquert das Zwerchfell, den wichtigsten Atemmuskel, der den Brustkorb vom Bauchraum trennt. Von dieser Hauptschlagader gehen einige Äste zur Versorgung der Speiseröhre, des Herzbeutels, des Zwerchfells und der Rippenzwischenräume ab. Nach dem Durchtritt durch das Zwerchfell wird die Hauptschlagader Bauchaorta (Aorta abdominales) genannt. Sie liegt allerdings hinter dem Bauchraum und immer noch nah an der Wirbelsäule. Aus diesem Abschnitt gehen die Gefäße zur Versorgung der Bauchorgane und des Darms hervor. Die Bauchaorta hat regulär einen Durchmesser von anderthalb bis drei Zentimetern, je nach Körperbau und Größe des Menschen.

Ungefähr auf Höhe des Bauchnabels teilt sich die Aorta in die zwei Beckenarterien, die für die Versorgung des rechten und des linken Beins zuständig sind. Da der Erythrozyt, auf dem wir sitzen, eine Zelle am linken großen Zeh versorgen soll, surfen wir an dieser Stelle nach links und tauchen damit ab in die Tiefen der Beckenregion.

Die Beckenarterie gibt in diesem Abschnitt die Gefäßversorgung für die Bauchwand und die Beckenorgane ab. Sie ist etwa einen Zentimeter breit und befindet sich im oberen Abschnitt wie die Bauchschlagerader in dem Raum hinter der Bauchhöhle, dem sogenannten Retroperitoneum. Hier überquert die Beckenarterie die Beckenvene. Diese Überkreuzung kann zu einer chronischen Einengung der Vene führen. Im weiteren Verlauf zieht die Beckenarterie in die Leistenregion und übernimmt nun die Versorgung des Beins. Dafür teilt sich die Hauptarterie in der Leistenregion noch einmal auf: Der Hauptast, die Oberschenkelarterie, geht kerzengerade bis zur Kniekehle nach unten. Ein weiterer Ast versorgt den Oberschenkel selbst (die sogenannte »Tiefe Oberschenkelarterie«). Die Oberschenkelarterie geht in die Kniekehlarterie über, die sich wiederum in drei Unterschenkelgefäße aufteilt. Bei unserem Ritt auf dem Erythrozyt entscheiden wir uns für die Arterie, die an der Unterschenkelinnenseite bis zum Fußrücken zieht. Auf diesem Weg gelangen wir schließlich in die kleine Arterie, durch die der Sauerstoff in Ihren großen Zeh kommt.

Auf der ganzen Strecke vom Herzen bis zum Zeh saust Ihr Erythrozyt wie auf Straßen nach unten. Und wie im Straßensystem gibt es auch im Gefäßsystem Abfahrten, Abzweigungen und unterschiedlich breite Wege. Kurz hinter dem Herzen beginnen wir auf einer »achtspurigen Autobahn«, doch je weiter wir uns vom Herzen entfernen, desto kleiner werden die »Straßen«: von der »Autobahn« zur »Bundes- und Landstraße«, irgendwann dann zu einem »Feldweg« und zu guter Letzt zu einem kleinen »Trampelpfad«.

Die innerste Gefäßwand der Arterien ist dabei spiegelglatt, und Ihr kleines Blutkörperchen kann ohne jede Reibung daran entlangflitzen. Die Geschwindigkeit des Blutstroms ist in jedem Abschnitt dieser Strecke etwas anders. Nehmen wir mal an, der Erythrozyt ist im Schnitt mit 150 cm/s unterwegs, und nehmen wir außerdem an, Sie wären 170 cm groß. Dann liegt Ihr Herz auf einer Höhe von ca. 130 cm. Das bedeutet also, dass die gerade beschriebene Reise durch die Aorta, die Beckenarterie, die Beinarterien und die kleinen Arterien bis zur Großzehe nicht einmal eine Sekunde gedauert hat. Wow – das war schnell!

Wir befinden uns nun in der kleinsten Arterie an Ihrer linken großen Zehe. Diese kleinste Arterie geht hier in ein noch kleineres Gefäß über, das als Arteriole bezeichnet wird. Es ist so winzig, dass man es mit dem bloßen Auge gerade noch erkennen kann, und hat etwa den Durchmesser eines ganz dünnen, feinen Haares. Die Arteriole wird dann sogar noch kleiner und verzweigt sich schließlich zu wirklich hauchdünnen Gefäßen, den Kapillaren.

Die Kapillargefäße

Die Kapillargefäße findet man überall im Körper, sie machen insgesamt fünf Prozent des gesamten Gefäßsystems aus. In ihnen erfolgt der Sauerstoffaustausch, und sie sind das Verbindungsstück zwischen Arterien und Venen beziehungsweise zwischen Arteriolen und Venolen. Kapillare sind nur etwa einen halben Millimeter lang und haben einen Durchmesser von gerade einmal fünf bis zehn Mikrometer, also fünf bis zehn Tausendstel eines Millimeters!

Während wir auf Ihrem Erythrozyten durch die vorangegangenen Arterienabschnitte gemeinsam mit vielen, vielen anderen Blutkörperchen unterwegs waren, passt durch die Kapillare nur noch dieses eine kleine rote Blutkörperchen – und selbst das wird dabei ein wenig zusammengeknautscht. Alle Erythrozyten reihen sich also im Gänsemarsch hintereinander, um durch diesen engen Abschnitt zu kommen. Hier fließt das Blut nur noch ganz langsam. Während die Geschwindigkeit in den Unterschenkelarterien bis zu 200 cm/s beträgt, wird im weit verzweigten Netz der Kapillargefäße der Blutstrom auf ca. 0,03 cm/s reduziert.

Der Wandaufbau der Kapillaren unterscheidet sich von dem der Arterien: Statt drei Schichten bestehen die Wände der Kapillaren nur noch aus einer Schicht – und die wiederum aus gerade mal einer einzigen Zellreihe! Denn hier findet der Sauerstoffaustausch statt, und der wird umso leichter, desto weniger im Weg ist.

Ihr Erythrozyt gibt nun das bislang gebundene Sauerstoffmolekül ab. Es diffundiert durch die Wand der Kapillare ins

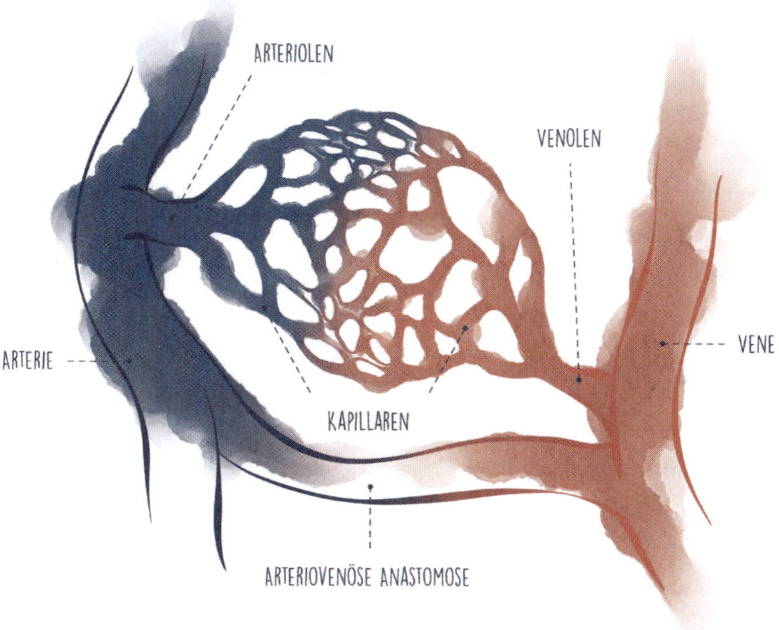

Gewebe und zu der Zelle, die den Sauerstoff dringend benötigt, in unserem Beispiel eine Muskelzelle am Grundgelenk Ihrer linken Großzehe. Im Austausch für das Sauerstoffmolekül erhält der Erythrozyt ein Kohlendioxidmolekül, das er zurück zur Lunge bringen soll.

Die Lymphgefäße

Lassen Sie uns an dieser Stelle, dem weitentferntesten Punkt unserer Reise, einen kleinen Exkurs machen. Das rote Blutkörperchen, auf dem wir sitzen, kann die Wand der Kapillaren nicht passieren – dafür ist es zu groß –, sehr wohl aber der Sauerstoff, Nährstoffe, Stoffwechselprodukte und vor allem auch das Wasser in unserem Blut. Durch den Druck im arteriellen Bereich der Kapillare werden die Flüssigkeit und in ihr gelöste Stoffe in den

Raum zwischen den Zellen gedrückt, der auch Interstitium genannt wird. Ein Stück weiter, im venösen Bereich der Kapillaren, sind die Druckverhältnisse genau andersherum: Hier wird die Flüssigkeit aus dem Interstitium zurück in die Gefäße gepresst. Zwischen »raus aus der Kapillare« und »wieder rein in die Kapillare« haben die Zellen sich alle wichtigen Stoffe aus der Flüssigkeit im Interstitium geholt und all ihre Stoffwechselprodukte hineingekippt.

Jeden Tag werden etwa zwanzig Liter Flüssigkeit aus den arteriellen Kapillaren in die Zellzwischenräume geleitet, achtzehn davon werden im venösen Bereich der Kapillaren wiederaufgenommen. Die zwei Liter Flüssigkeit, die nicht mehr zurück in das Blutgefäßsystem gelangen, müssen jetzt auf einem anderen Weg abtransportiert werden.

Diese im Gewebe verbliebene Flüssigkeit wird in das Netz der Lymphgefäße aufgenommen und als Lymphe abtransportiert. Hierzu befinden sich in dem Gewebe neben unseren Gefäßkapillaren auch winzig kleine Lymphkapillaren. In diese Kapillaren wird die Lymphflüssigkeit aufgenommen.

Lymphgefäße ähneln in ihrem Aufbau dem der Venen und nehmen, ebenfalls wie die Venen, in Flussrichtung an Größe zu. Sowohl in den Lymphgefäßen als auch in den Venen führt der Weg also vom »Trampelpfad« über den »Feldweg«, die »Land- und Bundesstraße« bis hin zur »Autobahn«. Die Lymphkapillaren (Trampelpfad) gehen in Präkollektoren (Feldweg) und dann in Kollektoren (Landstraße) über, die sich zu Lymphstämmen (Bundesstraße) und schließlich zu Lymphgängen (Autobahnen) vereinigen. Der größte dieser Lymphgänge, der Ductus thoracicus (»Milchbrustgang«) mündet im sogenannten Venenwinkel, der im oberen linken Brustkorb in der Nähe des Schlüsselbeins liegt, in die obere Hohlvene – also zurück ins Blutgefäßsystem.

Das Lymphgefäßsystem ist demnach nicht wie das arterielle

und venöse Gefäßsystem ein in sich geschlossener Kreislauf, sondern ein sogenanntes »halboffenes System«. Eine Art Einbahnstraße, die »blind« in der Peripherie beginnt und kurz vor dem Herzen ins Venensystem fließt.

Die Lymphe ist in den Lymphkapillaren zunächst eine klare und farblose Flüssigkeit. Sie wird dann beim weiteren Transport in den Lymphknoten mit Lymphozyten (Zellen des Immunsystems) sowie Fetten und fettähnlichen Molekülen (den sogenannten Lipiden) angereichert und dadurch milchig trüb. Pro Tag werden im Durchschnitt zwischen zwei und vier Liter Lymphe abtransportiert. Es kann aber bei Bedarf ein Vielfaches mehr an Lymphflüssigkeit entsorgt werden.

Zusammen mit der Flüssigkeit werden über die Lymphbahnen auch diverse Stoffwechselprodukte und andere Proteine aus den Zellzwischenräumen abtransportiert. Das ist wichtig, da sich ansonsten die Druckverhältnisse im Gewebe ändern, denn eine der Hauptkräfte bei der Flüssigkeitsbewegung ist der osmotische Druck. Als Osmose bezeichnet man die Diffusion (in etwa: die Verteilung) einer Flüssigkeit aufgrund eines Konzentrationsgefälles in Richtung der höheren Konzentration. Die in den Zellzwischenräumen vorhandenen Stoffe sorgen also dafür, dass Flüssigkeit aus den Gefäßen »gesogen« wird beziehungsweise auf der venösen Seite der Kapillaren nicht in das Gefäß abgegeben werden kann. Gerät das System aus dem Gleichgewicht und der Druck auf der venösen Seite steigt, verbleibt mehr Flüssigkeit im Gewebe – Ödeme sind die Folge.

Neben seiner Transportfunktion ist das Lymphsystem ein wichtiger Teil unserer Immunabwehr. Im Verlauf der Lymphgefäße liegen Lymphknoten, in denen besonders viele Lymphozyten sind. Die Lymphknoten fungieren als Filterstationen und reinigen die Lymphe von Erregern und Schadstoffen. Bei einer Infektion werden die Lymphknoten stark in Anspruch genommen. Sie bemerken das daran, dass die Lymphknoten anschwellen und häufig auch wehtun.

Im Lymphsystem gibt es keine zentrale Pumpe, die alles in Bewegung hält. Der Transport der Lymphflüssigkeit wird in erster Linie durch Bewegung der Extremitäten und das damit verursachte »Auspressen« der Gefäße gewährleistet. Zusätzlich gibt es im Lymphgefäßsystem Abschnitte mit einer besonders starken, maschenförmigen muskulären Schicht. Man nennt diese Abschnitte Lymphangione. Sie wirken wie kleine Lymphherzen und kontrahieren bis zu zehn Mal pro Minute. Dadurch unterstützen sie den Transport der Lymphe Richtung Brustkorb.

Das Lymphgefäßsystem ist ein sehr wichtiger Bestandteil unseres Kreislaufsystems. Anders als die Venen und Arterien, die wir sehen oder spüren können, bleibt das Lymphsystem für uns unsichtbar. Oft registrieren wir es erst dann, wenn es irgendwo ein Problem gibt. Umso schöner ist es, dass wir ihm einen Besuch abgestattet haben.

Und weiter geht nun unsere Reise!

Die Venen

Ihr rotes Blutkörperchen fließt ohne seinen Sauerstoff, dafür aber beladen mit einem Kohlendioxidmolekül zurück Richtung Herz. Nach der kurzen Strecke durch die Kapillare erreicht es Ihr Venensystem. Darin befinden sich zwei Drittel des gesamten Blutvolumens. Die Venen transportieren das Blut immer zurück zum Herzen. Dabei handelt es sich eigentlich ausschließlich um sauerstoffarmes Blut – mit einer Ausnahme: Die Lungenvene bringt das gerade in der Lunge mit Sauerstoff angereicherte Blut zum Herzen.

Auch im Venensystem werden die »Straßen« wieder breiter,

je näher wir dem Herzen kommen. Der erste Gefäßabschnitt, der sich an die Kapillaren anschließt, sind die Venolen. Eine Venole ist ähnlich klein wie eine Arteriole und ebenfalls gerade noch mit bloßem Auge sichtbar. Je größer die Venole wird, desto eher zeigt sie wieder einen dreischichtigen Wandaufbau. Doch im Vergleich zu den Arterien ist die mittlere, die muskuläre Schicht der Venen in allen Abschnitten weit weniger stark ausgeprägt. Viele kleine Venolen vereinigen sich zu einer Vene, die in ihrem Durchmesser langsam größer wird, je mehr Venen aus den unterschiedlichen Richtungen zusammenfließen.

Das Venensystem an den Beinen hat einen oberflächlichen und einen tief liegenden Anteil. Das tiefe Venensystem verläuft parallel zu den Arterien und nimmt damit den Weg, den wir auf unserer Reise zur Großzehe schon kennengelernt haben, nur in umgekehrter Richtung: Unterschenkelvene, Kniekehlenvene, Oberschenkelvenen, Becken- und untere Hohlvene. Letztere fließt parallel zur Aorta im Retroperitoneum, also hinter dem Bauchraum. Sie tritt mit der Aorta durch das Zwerchfell hindurch und führt bis zum rechten Herzvorhof.

Die Hauptäste des oberflächlichen Venensystems werden auch als Stamm- oder Rosenvenen bezeichnet. Es gibt zwei langstreckige Venenverläufe: die große und die kleine Rosenvene. Die große Rosenvene (Vena saphena magna) beginnt am Innenknöchel und führt über die Innenseite des Unter- und des Oberschenkels bis zur Leiste. Dort mündet sie in die Oberschenkelvene, also ins tiefe Venensystem. Die Einmündungsstelle hat einen bogenförmigen Verlauf, der die Anatomen, die die Strukturen im menschlichen Körper vor vielen Jahrhunderten erstmals untersucht und beschrieben haben, an einen Bischofsstab erinnerte. Dieser heißt im Französischen »La Crosse«, und so kam die Einmündung zu ihrem Namen: Crosse. Eine Durchtrennung dieser Einmündung im Rahmen einer offenen Operation der Krampfadern wird als »Crossektomie« bezeichnet. Die kleine Rosenvene (Vena saphena parva) beginnt am Außenknöchel und führt dann über die Unterschenkelaußenseite bis zur Einmündung in die tiefe Vene der Kniekehle. Auch diese Kniekehleneinmündung wird als Crosse bezeichnet. Neben diesen beiden Haupteinmündungen gibt es kurze Venen, die das oberflächliche Stammvenensystem mit den tiefen Venen des Beins verbinden, vergleichbar etwa mit einem Gully im Straßenbau. Sie ziehen dabei durch die Faszien, was aussieht, als würden sie die Faszien perforieren, also durchlöchern, weshalb ihnen die Anatomen früherer Zeiten den Namen Perforansvenen (oder Perforatoren) gegeben haben.

Wenn wir uns nun auf Ihrem kleinen roten Blutkörperchen an der Spitze Ihrer linken Großzehe befinden, dann liegt Ihr Herz, zu dem wir wieder zurückkehren müssen, in einem Abstand von vielleicht 130 cm über uns. Der vorwärtstreibende Blutstrom der Arterien, den wir als Puls wahrnehmen, ist mit dem Durchströmen der Kapillaren immer weniger und weniger geworden, sodass Ihr Erythrozyt ab dieser Stelle im Prinzip keinen Antrieb mehr hat und jetzt auch noch gegen die Schwerkraft nach oben muss. Wie funktioniert das?

Bei jedem Schritt – und überhaupt jeder Bewegung Ihrer Beine – spannen sich die Muskeln des Unterschenkels an, wodurch die darin verlaufenden Venen zusammengedrückt werden. Da den Venen eine ausgeprägte Muskelschicht fehlt und der Wandaufbau dadurch viel weniger stabil ist als bei den Arterien, geht das ganz leicht. Diesen Effekt, dass durch Anspannung der Muskulatur das Blut gepumpt wird, nennt man auch Muskelpumpe.

Wenn nun also die Venen durch die Unterschenkelmuskulatur zusammengedrückt werden, wird das Blut an dieser Stelle verdrängt. Entspannt sich der Muskel, strömt das Blut nach. So richtig zielgerichtet ist das allerdings noch nicht. Das Zusammenpressen des venösen Blutes allein würde nicht ausreichen,

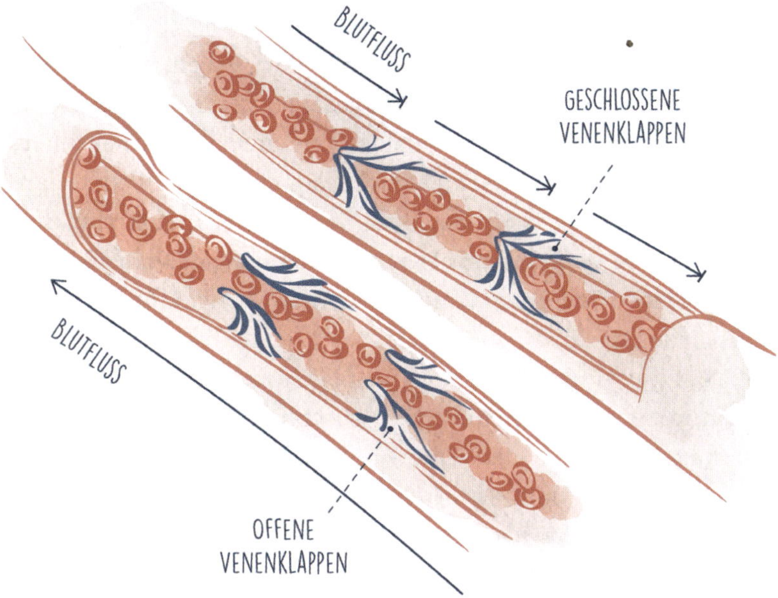

um es jemals bis zum Herzen zu transportieren. Denn selbst wenn Ihr rotes Blutkörperchen mit der nächsten Bewegung dem Herzen ein Stückchen näher gekommen ist, so wird es doch mit der sich anschließenden Muskelentspannung und aufgrund der Schwerkraft einfach wieder zurück Richtung Fuß fließen.

Nur mit der Muskelpumpe gäbe es lediglich ein Anheben und Absenken des venösen Blutes. Also benötigt unser Körper noch einen weiteren Mechanismus, um das Blutvolumen effektiv voranzubringen. Deshalb befinden sich im Venensystem etwa alle vier Zentimeter Klappenventile, die den Strom nur in eine Richtung zulassen. Es sind Klappen, die in Richtung Herz durch den Blutstrom aufgedrückt und in die entgegengesetzte Richtung vollständig verschlossen werden. Im technischen Bereich nennt man eine solche Funktion ein Rückschlagventil, in der Anatomie spricht man von Venenklappen. Wenn sie nicht mehr richtig funktionieren, kann das Blut nicht mehr zielgerichtet abtransportiert werden, und es kommt zu einem Rückstrom des venösen Blutes ins Bein.

Venenklappen finden sich in den tiefen Venen, in den oberflächlichen Venen und auch jeweils eine in den Perforansvenen. Im Ultraschall kann man vor allem im Bereich der Kniekehlenvene eine solche Klappe manchmal sehr gut sehen. Wenn es Sie interessiert, fragen Sie doch bei der nächsten Untersuchung einmal Ihre Gefäßmedizinerin oder Ihren Gefäßmediziner, ob es möglich wäre, Ihnen eine solche Klappenstruktur im Ultraschall zu zeigen.

Bei gut funktionierenden Venenklappen wird Ihr kleiner Erythrozyt also Abschnitt für Abschnitt Richtung Herz gepumpt. Er passiert den Unter- und Oberschenkel, das Becken und die untere Hohlvene. In allen Abschnitten fließen kleinere Venen ein. In der Beckenregion und im Bauchraum kommen alle Venen dazu, die das sauerstoffarme Blut aus den Organen mitbringen. Es wird ein immer stärker werdender Strom zurück zum Herzen.

Im Bauchraum macht sich zudem auf einmal eine Sogwirkung bemerkbar. Ihr kleines rotes Blutkörperchen wird vom Herzen förmlich angesaugt: Immer wenn sich das Herz zusammenzieht, wirft es das Blut in die Arterien aus, entspannt es sich wieder, ist es leer und erzeugt dadurch auf der venösen Seite einen leichten Unterdruck. Die Sogwirkung reicht zwar nicht bis zur linken Großzehe, aber im Bauchraum ist sie bereits zu merken.

Kurz vor dem Herzen vereinigen sich die untere und die obere Hohlvene, die beide keine Venenklappen mehr besitzen. Das Blut fließt nun durch das vereinigte Gefäß in den rechten Vorhof. Wir sind also wieder im Herzen angelangt – allerdings auf der anderen Seite, denn gestartet sind wir links.

Und weiter geht die Reise: Ihr Blutkörperchen wirbelt durch den rechten Vorhof und passiert die Segelklappe zur rechten Herzkammer, die deutlich schwächer ist als ihr linkes Pendant. Das liegt daran, dass die linke Kammer für den kompletten Körperkreislauf zuständig ist und daher einen kräftigeren Auswurf haben muss. Die rechte Herzkammer muss das sauerstoffarme Blut, das aus dem Körper zurückkommt, lediglich in den viel kleineren Lungenkreislauf pumpen. Dafür braucht sie einen deutlich geringeren Druck, weshalb sie auch nicht so kräftig sein muss wie die linke Herzkammer.

Ihr kleiner Erythrozyt wird mit dem nächsten Herzschlag aus der rechten Herzkammer über die sogenannte Pulmonalklappe in den Lungenkreislauf gepumpt. Die Pulmonalklappe sorgt dafür, dass ein Rückstrom des Blutes ins Herz unmöglich ist.

Lungenkreislauf

Wir befinden uns jetzt auf dem letzten Abschnitt unserer gemeinsamen Reise durch Ihre Gefäße. Der Erythrozyt muss wieder mit Sauerstoff beladen werden, damit er erneut eine Zelle versorgen kann. Dafür durchfließt er den Lungenkreislauf Ihres Gefäßsystems, der auch als »kleiner Kreislauf« bezeichnet wird. Vom Herzen ausgehend durchströmt Ihr Blutkörperchen auf dem Weg zur Lunge die Lungenschlagader (Arteria pulmonalis). Diese teilt sich in eine rechte und eine linke Lungenarterie auf – für jeden Lungenflügel eine. Wie im Körperkreislauf werden auch die Arterien im Lungengewebe immer kleiner und kleiner und schließlich zu kleinsten Kapillaren, die in einem Netz jeweils eines der ca. drei- bis vierhundert Millionen Lungenbläschen umspannen. In diesen Lungenbläschen, auch Alveolen genannt, befindet sich nach dem Einatmen die sauerstoffreiche Luft. An der zarten Wand zwischen den Kapillaren und den Alveolen findet der Gasaustausch statt: Das Kohlendioxidmolekül, das Ihr Erythrozyt aus der linken großen Zehe mitgebracht hat, wird abgegeben und ein Sauerstoffmolekül aus der Atemluft aufgenommen. Auf die kleinen Kapillaren folgen wieder Venolen, und schon durchfließen wir mit dem sauerstoffbeladenen Erythrozyten die Lungenvene.

Jetzt sind wir tatsächlich wieder am Ausgangspunkt angekommen. Wenn man das so liest, sollte man meinen, die Reise hätte ewig gedauert, dabei benötigt der Erythrozyt für die gesamte Strecke weniger als eine Minute. Wenn wir auf Ihrem Blutkörperchen sitzen blieben, würden wir den gesamten Kreislauf täglich etwa tausendfünfhundert Mal durchfließen. Aber unsere Reise ist hiermit zu Ende, und wir verabschieden uns von Ihrem kleinen roten Blutkörperchen. Wer weiß, wohin es als Nächstes fließt? Vielleicht in das linke Ohrläppchen, den rechten Ellenbogen oder das Kleinhirn?

Wir haben großartige Leistungen erleben dürfen und bleiben beeindruckt zurück. Oft sind wir unzufrieden mit unserem Körper, sind vielleicht unglücklich über schlechter werdende Funktionen oder verspüren Schmerzen. Wenn Sie einen solchen Moment erleben und sich über Ihren Körper ärgern, dann denken Sie doch zurück an diese Reise und daran, welch unfassbare Leistung Ihr Körper in genau diesem Moment für Sie vollbringt. Die Gefäße, auch an Ihren Beinen, arbeiten und arbeiten, in der Nacht, am Wochenende und am Feiertag. Und das ist ein Geschenk.

ZEHN FRAUEN UND IHRE BEINE

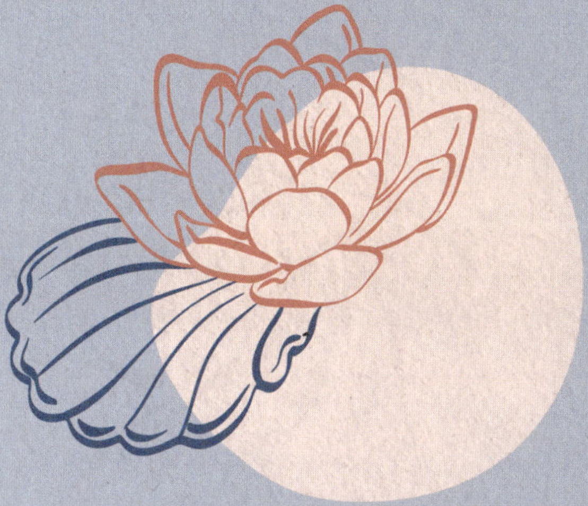

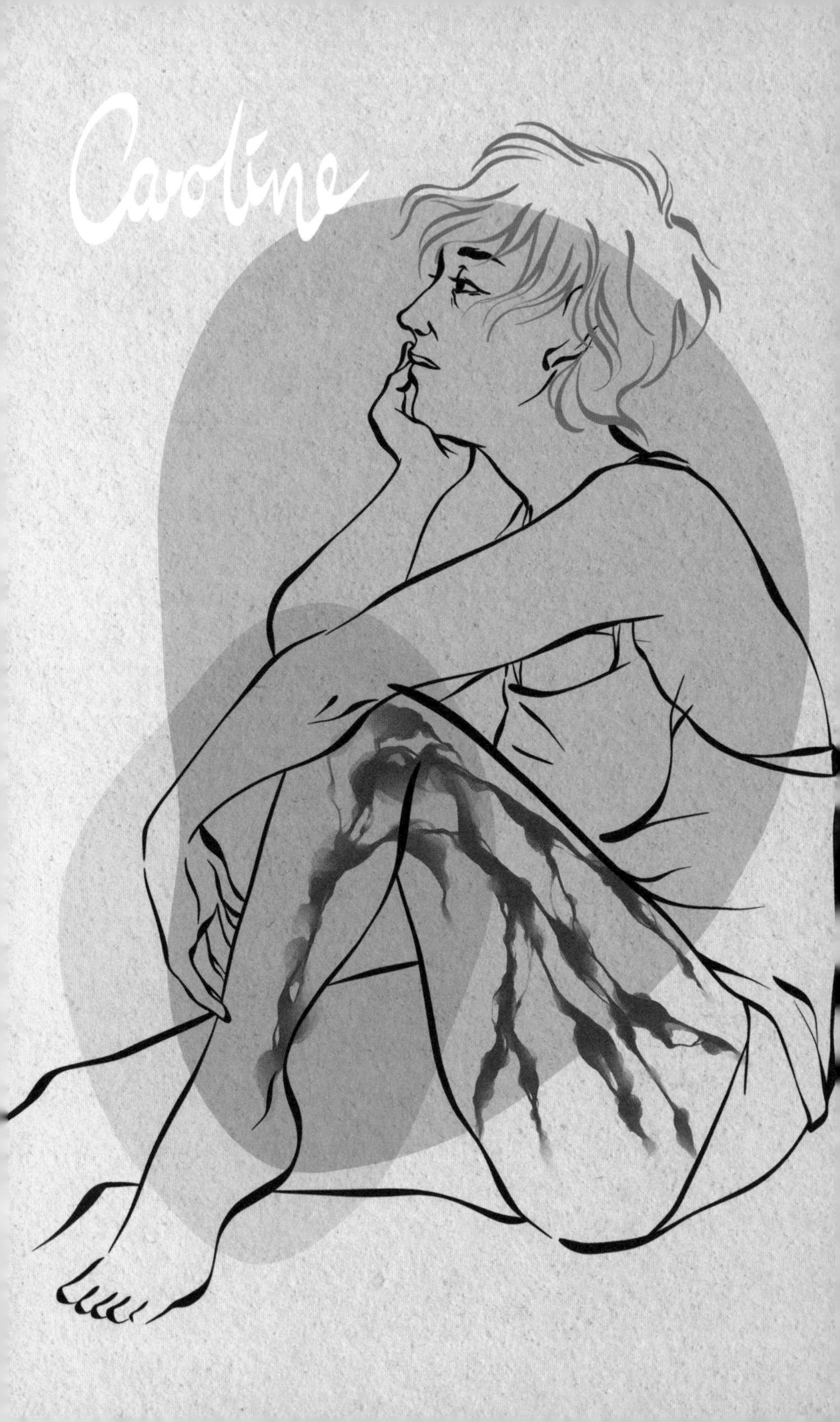
Caroline

Caroline

Krampfadern | *Varikose*

Nein, die Bezeichnung »Krampfadern« leitet sich nicht vom Wort »Krampf« ab – auch wenn sie für viele Frauen gefühlt ein einziger Krampf sind. Der Wortursprung ist das mittelhochdeutsche Wort »Krummader«, das sich im Sprachgebrauch über die Jahrhunderte hinweg zu »Krampfader« veränderte. Beschrieben wird mit dem Wort seit jeher der Verlauf einer Vene, die krumm und geschlängelt zu sehen ist. Aber die am Bein entlangziehende Krummader ist manchmal nicht nur sichtbar, sondern sie kann auch Probleme bereiten.

Krampfadern erscheinen nicht plötzlich über Nacht, sondern bilden sich langsam über eine gewisse Zeitspanne aus. Trotzdem bemerken viele Frauen sie erst, wenn sie schon deutlich sichtbar sind, und bekommen bei ihrem Anblick dann oft einen riesigen Schreck oder sogar Angst. Das sehe ich häufig in meinem Praxisalltag. Viele meiner Patientinnen stellen mir beim ersten Besuch Fragen, an denen ihre Verunsicherung ablesbar ist: Wie gefährlich sind Krampfadern? Bekommt man damit leichter eine Thrombose? Kann es zu Blutungen oder offenen Beinen kommen?

Zur Panik besteht kein Grund, wohl aber zur Vorsicht. Atmen wir also kurz durch und nehmen die Krampfadern dann gemeinsam unter die Lupe.

■ CAROLINE

Die sportliche, brünette Frau mit dem pfiffigen Kurzhaarschnitt, die beim Aufrufen ihres Namens schnell von ihrem Stuhl im Wartezimmer aufsteht, ist laut ihres Anamnesebogens sechsundvierzig Jahre alt und arbeitet als Hotelfachfrau. Später wird sie mir erzählen, dass es ihr eigenes Hotel ist und dass sie sich mit dessen Gründung ihren Lebenstraum erfüllt hat. Die alltägliche Arbeit rund um das Hotel und seine Gäste reißt allerdings nicht ab und fordert ihren Tribut. Caroline ist ausgelaugt und abgekämpft. Auch für den heutigen Termin zur Untersuchung ihrer Gefäße konnte sie kaum Zeit finden. Sie berichtet, dass vor allem ihr linkes Bein abends stark schmerzt. Außerdem hat sie schon vor einiger Zeit diese großen, geschlängelten Adern bemerkt. Carolines größte Sorge ist ein offenes Bein, denn sie kann sich noch gut an die Beine ihrer Großmutter erinnern, die immer in dicke Verbände gewickelt waren. Noch ist sie zwar deutlich jünger, als ihre Großmutter es damals war, aber die Vorstellung, dass es ihr eines Tages auch so ergehen könnte, beunruhigt Caroline sehr. Mit dieser Sorge im Hinterkopf folgt sie mir in den Untersuchungsraum.

Was ist ein Krampfaderleiden, und wie kommt es zu den kräftigen Hautvenen?

Die Aufgabe der Beinvenen ist es, das sauerstoffarme Blut zurück zum Herzen zu transportieren. Der Rücktransport des Blutes über die Venen ist eine physikalische Herausforderung, da er häufig gegen die Schwerkraft erfolgen muss. Wie das sauerstoffarme Blut von der Großzehe bis zum Herzen zurückkommt, können Sie im Detail im Kapitel »Venen« (ab Seite 26) nachlesen. An dieser Stelle nur die Kurzversion: Wenn Sie sich

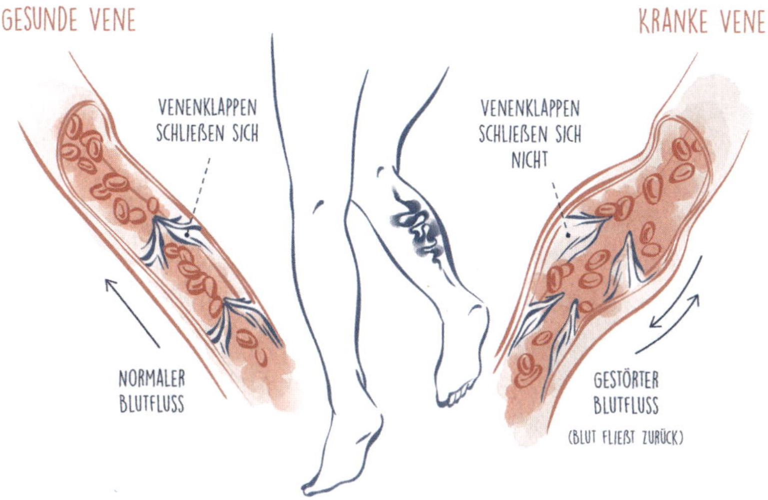

bewegen und dabei die Muskulatur Ihres Unterschenkels anspannen, werden die in der Muskulatur verlaufenden Venen zusammengepresst und das Blut darin verdrängt. Dass es dabei nach oben gedrückt wird, liegt an einer körperlichen Besonderheit: Im Venensystem unserer Beine befinden sich alle paar Zentimeter Ventile, die sogenannten Venenklappen. Wird das Blut durch die Muskelbewegung nach oben gepresst, öffnet sich die Klappe mechanisch zu beiden Seiten, und der Blutstrom kann vorbeifließen. Fließt es dann, der Schwerkraft folgend, zurück, »fällt« das Blut auf die Klappenebene und dichtet diese mechanisch ab. So wird das Blutvolumen Klappenebene für Klappenebene zurück zum Herzen transportiert.

Dieses Transportsystem funktioniert bei venengesunden Menschen sehr effektiv. Eine größtenteils vererbte Bindegewebeschwäche kann allerdings dazu führen, dass der notwendige Klappenschluss nicht mehr vollständig funktioniert. Die Venenklappen bleiben etwas geöffnet, und ein Teil des Blutes fließt zurück. Diese gestörte Flussrichtung nennt man »Rückstrom« oder »Reflux«. Das ins Bein rückstauende Blut drückt ins Gewebe und eben auch in die oberflächlichen Hautvenen, die dadurch erweitert und sichtbar werden. Die Hautvenen werden zu »Krummadern«.

Im Normalfall liegen die Hautvenen unscheinbar unter der Hautoberfläche. Bei einer Venenschwäche zeigen sich die verdickten Gefäße jedoch manchmal an Ober- oder Unterschenkel. Zunächst stört das die betroffenen Frauen meist nur optisch. Doch offen gesagt, ist das häufig leider das kleinere Problem.

Besteht ein Krampfaderleiden über einen längeren Zeitraum, treten auch medizinisch relevante Konsequenzen für die Patientin auf. Der wichtigste Effekt zeigt sich im Gewebe: Aufgrund des Rückstaus ins Bein übersteigt der Druck im Venensystem den Druck des Gewebes, das die betroffene Vene umgibt. Dadurch wird Flüssigkeit ins Gewebe gedrückt. Zunächst entstehen dadurch Ödeme, also Flüssigkeitseinlagerungen im Gewebe. (Siehe hierzu das Kapitel »Ashley«.) Geschwollene Beine sind daher oft auch ein Symptom des Krampfaderleidens. Die Ödeme führen nicht selten zu einem ausgeprägten Spannungsgefühl, die Beine fühlen sich schwer und heiß an.

Wenn diese Flüssigkeitseinlagerungen über einen langen Zeitraum bestehen, verursachen sie im Gewebe Veränderungen der Struktur in Form von Verhärtungen. Auch die Haut fühlt sich zunehmend härter an, man spricht dann von einer Dermatoliposklerose. Lagert sich Eisen aus dem ins Gewebe eingedrungenen Blut ab, kommt es zudem zu einer bräunlichen Verfärbung. Diese Strukturveränderungen im Gewebe sind leider nicht umkehrbar, da die Ablagerungen nicht mehr aufgelöst werden können. Durch die Flüssigkeitsstauungen ist das betroffene Gewebe zudem ständig gereizt und die Immunabwehr geschwächt. Es werden Entzündungsbotenstoffe ausgeschüttet, und es kommt, meist unbemerkt, zu entzündlichen Hautveränderungen, was die Arbeit des Immunsystems in diesen Arealen stört.

Außerdem kann überall dort, wo das venöse, sauerstoffarme

Blut »steht«, kein frisches, sauerstoffreiches Blut mehr hinkommen. Das kann im schlimmsten Fall dazu führen, dass Gewebe- oder Hautzellen absterben. Wunden durch Verletzungen oder durch ein Geschwür (Ulcus), das durch die Gewebsschädigung entstehen kann, werden zur Gefahr, denn für die Wundheilung ist eine ausreichende Versorgung mit Sauerstoff und Nährstoffen immens wichtig. Derartig unterversorgt wollen Wunden einfach nicht abheilen und machen dann einen regelmäßigen Verbandswechsel über einen langen Zeitraum unvermeidbar. Chronisch offene Beine sind nicht nur ausgesprochen schmerzhaft, sie sind außerdem ein Risiko für den Eintritt von Keimen und die Entstehung großflächiger Infektionen und Entzündungen, die sich im ganzen Körper ausbreiten können.

An dieser Stelle möchte ich Sie bitten, mit mir in die Welt der unzulänglichen Definitionen in der Medizin einzutauchen. All die eben geschilderten Veränderungen aufgrund eines Krampfaderleidens werden in der Medizin nämlich unter dem Begriff der »chronisch-venösen Insuffizienz (CVI)« zusammengefasst. Wenn Sie im Internet danach suchen, werden Sie selbst in medizinischen Artikeln manchmal lesen, dass Krampfadern die CVI verursachen, und manchmal, dass Krampfadern ein Symptom der CVI sind. Und was soll ich sagen – beides stimmt irgendwie. Und irgendwie auch nicht. Es gibt leider keine saubere Trennung, da die Begrifflichkeiten historisch gewachsen sind. Daher hier der Versuch einer Erklärung:

In einer Krampfader staut sich das Blut, weil eine Vene nicht mehr richtig funktioniert, also »insuffizient« ist. Dies ist jedoch gar nicht die sichtbare Krampfader selbst – die Funktionsstörung liegt meist in einem anderen Venenabschnitt. Eine sichtbare Krampfader ist demnach ein Zeichen für eine venöse Insuffizienz im oberflächlichen Venensystem – daher werden beide Begriffe häufig synonym verwendet: Die venöse Insuffizienz der oberflächlichen Stammvenen kann am Bein zum Hervortreten von sichtbaren Krampfadern führen. Und diese Erkrankung kann man dann insgesamt als Krampfaderleiden oder Varikose bezeichnen – selbst dann, wenn (noch) gar keine Krampfadern an der Hautoberfläche zu sehen sind. Wenn ein Krampfaderleiden lange besteht, kommen weitere Veränderungen und Folgeschäden hinzu, man spricht dann von einer »chronisch-venösen Insuffizienz« (CVI). Zu den Zeichen gehören Stauungssymptome und Veränderungen der Hautbeschaffenheit sowie ihrer Farbe, ggf. offenen Beinen. Vereinfacht gesagt bezeichnet man die venöse Insuffizienz der oberflächlichen Venen auch als Krampfaderleiden oder Varikose (auch wenn keine sichtbaren Krampfadern vorliegen). Unbehandelt kann sie zur chronischen venösen Insuffizienz (CVI) werden. Die CVI kann aber auch bei einer Insuffizienz der tiefen Venen auftreten (also nicht der oberflächlicher liegenden Stammvenen). Wenn zum Beispiel eine Thrombose stattgefunden hat, kann sie nämlich die Klappen der tiefen Venen schädigen und dann zu einer sogenannten Leitveneninsuffizienz führen (siehe Kapitel Regina). Wird diese über einen längeren Zeitraum nicht behandelt, kann sie ebenfalls Zeichen einer CVI hervorrufen.

Die CVI beschreibt demnach nichts anderes, als dass Venen am Bein über einen langen Zeitraum nicht mehr funktionieren und es zu einem Rückstau ins Bein kommt, was mit Veränderungen und Beschwerden einhergeht.

Auf der Suche nach der richtigen Diagnose

Wie findet man heraus, ob tatsächlich eine venöse Insuffizienz vorliegt? Bei der Abklärung von Funktionsstörungen der Beinvenen führe ich mit all meinen Patientinnen zunächst ein **Gespräch**, in dem ich unter anderem die Art der Beschwerden,

Vorbehandlungen, eventuelle Thrombosen in der Vergangenheit und auch die familiäre Vorgeschichte erfrage. Typische Symptome, die auch Caroline schildert, sind schwere, müde Beine und geschwollene Knöchel am Abend. Häufig beklagen Patientinnen mit Krampfadern auch ein Hitzeempfinden im betroffenen Bein, meist auch einen nervenden Juckreiz der Haut. Manchmal treten auch starke Besenreiser rund um die Knöchelregion auf. Da das Krampfaderleiden in der Regel vererbt wird, erzählen viele Patientinnen, dass neben ihnen auch andere Familienmitglieder an Krampfadern leiden oder litten.

Im Anschluss an das Gespräch erfolgt eine **Untersuchung**. Wo zeichnen sich Venen deutlich ab? Wo ist die Haut verfärbt oder in ihrer Beschaffenheit verändert? Gibt es vielleicht sogar offene Stellen, oder sind die Beine angeschwollen? Die Antworten auf diese Fragen geben bereits erste Hinweise auf eine mögliche venöse Insuffizienz.

Dennoch kann es manchmal sinnvoll sein, zusätzlich eine Funktionsuntersuchung durchzuführen. Hierfür gibt es etliche unterschiedliche venöse Funktionstests. Die in der Praxis am häufigsten angewandte Untersuchung ist die **Licht-Reflexions-Rheographie (LRR)**. Bei der Untersuchung bewegt die Patientin im Sitzen den Unterschenkel und aktiviert damit die Muskelpumpe, womit sie das venöse Blut aus dem Bein pumpt. Dann wird gemessen, wie schnell sich die Venen wieder mit Blut füllen. Bei gesunden Venen dauert dieser Prozess eine Weile, weil das Blut ausschließlich über die Arterien wieder ins Bein fließt. Schließen die Venenklappen jedoch nicht mehr richtig, fließt das Blut auch über die Venen zurück – und dieser Rückfluss geht sehr viel schneller. Wenn die Zeit bis zum Wiederauffüllen verkürzt ist, kann das einen Hinweis darauf geben, dass die Patientin tatsächlich an einer venösen Insuffizienz leidet. Der Verdacht verhärtet sich also bei typischen Beschwerden, eindeutigen Anzeichen am Bein und einem auffälligen Funktionstest.

Nun erfolgt die **Ultraschalluntersuchung.** In der Regel wird diese im Stehen oder in der halbschrägen Lage auf einer speziellen Liege durchgeführt. Das venöse Blut wird durch Druck auf die Wade nach oben Richtung Herz gepresst und fließt am Schallkopf vorbei. Lässt man die Wade nun los, sollte bei gesunden Frauen kein weiterer Fluss messbar sein, weil das Blut von der funktionierenden Klappe weiter oben gestoppt wird. Liegt jedoch ein Krampfaderleiden vor, fließt das Blut zurück in Richtung Fuß und erneut am Schallkopf vorbei, der dann ein Flusssignal in die falsche Richtung anzeigt.

Eine weitere Methode bei der Ultraschalluntersuchung ist es, die Patientin eine Bauchpresse durchführen zu lassen. Sie atmet dabei tief ein, hält die Luft kurz an und presst dabei mit aller Kraft in ihren Bauch – ein Effekt, den wir sonst nur auf der Toilette nutzen. Die Bauchpresse verursacht eine deutliche Drucksteigerung in unserem Bauchraum. Dieser erhöhte Druck führt dazu, dass das venöse Blut nicht über die Bauchregion abfließen kann, sondern Richtung Fuß gedrückt wird, was sich jedoch bei intakten Klappen nicht weiter bemerkbar machen sollte. Bei einem Klappenschaden jedoch strömt das Blut direkt in die Peripherie und kann vom Arzt oder von der Ärztin auf dem Ultraschallbild erkannt werden.

Neben dem Blutfluss wird auch die Größe der Venen genau begutachtet: Liegt schon seit mehreren Jahren ein Krampfaderleiden vor, ist der Durchmesser der Vene meistens deutlich erweitert.

Alle durchgeführten Untersuchungen ergeben schlussendlich ein Gesamtbild und führen zu einer gesicherten Diagnose. Der Arzt oder die Ärztin kann dann nicht nur sagen, ob ein Krampfaderleiden vorliegt oder nicht, sondern auch, wie ausgeprägt es ist und welche Abschnitte des Venensystems betroffen sind.

Die Ausprägung kann man in verschiedene Stadien einteilen, die den betroffenen Venenabschnitt benennen. Diese Einteilung verdankt ihren Namen Prof. Wolfgang Hach, der diese Einteilung erstmals vornahm, und gibt an, ob die venöse Insuffizienz nur den oberen Oberschenkel betrifft, den gesamten Oberschenkel, bis zum oberen Unterschenkel reicht oder die gesamte Strecke umfasst. Diese Einteilung kennt die Stadien I bis IV, trifft jedoch keine Aussage über das wirkliche Ausmaß der Erkrankung. Wenn in Ihrem Arztbrief die Einteilung im »Stadium I nach Hach« steht, die Insuffizienz also nur den obersten Abschnitt des Oberschenkels betrifft, kann es trotzdem sein, dass die Hautvenen entlang des restlichen Beins ebenfalls deutlich erweitert sind und sogar die Haut massiv verändert ist.

Eine bessere Beschreibung des Ausmaßes einer venösen Insuffizienz gibt die sogenannte **CEAP-Klassifikation**. Dabei steht jeder Buchstabe für ein bestimmtes Merkmal, allerdings im englischen Sprachgebrauch: Das C meint die klinische Ausprägung (clinical condition), das E die Ätiologie (etiology), also die Ursache der Erkrankung, das A die anatomische Lokalisation und das P die Pathophysiologie, worunter man die Lehre von den krankhaft veränderten Körperfunktionen versteht. Der individuelle Befund wird dabei aufwendig verschlüsselt und erinnert vermutlich an eine Geheimbotschaft, übermittelt aber allen »Eingeweihten« eine sehr detaillierte und exakte Diagnose.

Mögliche Komplikationen, auf die Sie achten sollten

Ich möchte hier zunächst darauf hinweisen, dass Krampfadern prinzipiell kein dramatisches Krankheitsbild darstellen, es sollte also niemand in Panik geraten. Dennoch kann es bei Krampfadern nicht nur zu langfristigen Veränderungen, sondern auch zu akuten Komplikationen kommen, die man dringend und zeitnah behandeln lassen sollte. Worauf sollten Sie als Betroffene also achten?

Thrombose der oberflächlichen Venen

(Thrombophlebitis oder Venenentzündung)

Wenn das Blut in den Gefäßen verklumpt, bildet sich ein Blutgerinnsel (medizinisch: Thrombus). Entsteht es im tiefen Venensystem der Beine, führt dies möglicherweise zu einer lebensbedrohlichen Situation, da das Gerinnsel sich lösen und dann mit dem Blutstrom in die Lunge gelangen kann. Die Folge ist eine Lungenembolie. (Näheres dazu finden Sie im Kapitel »Regina«.) Entsteht die Thrombose jedoch im oberflächlichen Venensystem, so spricht man von einer Venenentzündung oder Thrombophlebitis. Da die betroffenen Venenabschnitte knapp unterhalb der Haut liegen, ist die Erkrankung unter Umständen von außen sichtbar.

Thrombosiertes Blut ist im menschlichen Körper ein starker Reiz. Der betroffene Gefäßabschnitt ist massiv gereizt, Entzündungsbotenstoffe werden ausgeschüttet, und es können sich die fünf Zeichen einer Entzündung zeigen:

1. Rötung
2. Überwärmung
3. Schmerz
4. Anschwellen
5. eingeschränkte Funktion

Bildet sich eine solche Venenentzündung zum Beispiel in einer Krampfader am Unterschenkel aus, kommt es zu charakteristischen Symptomen, die häufig auch sehr plötzlich auftreten: Die Krampfader wird ganz hart, die Haut darüber und unmittelbar darum wird flammend rot und heiß, und jede Berührung ist extrem schmerzhaft, was die Bewegungsfähigkeit einschränken kann. Treten diese Symptome auf, sollte man umgehend eine

Ärztin oder einen Arzt aufsuchen, um die Venen untersuchen zu lassen. Liegt tatsächlich eine Venenentzündung vor, wird Heparin verschrieben (in aller Regel als Fertigspritze), das die Betroffenen sich selbst spritzen können. Das Heparin hilft dem Körper, die oberflächliche Thrombose abzubauen, und verhindert, dass sie sich weiter ausbreitet oder sich neue Gerinnsel bilden.

Im Anschluss an die Behandlung der Venenentzündung wird bei einem Kontrolltermin nochmals der Zustand des Venensystems untersucht und überlegt, ob weitere Behandlungsschritte notwendig sind, um erneuten Venenentzündungen vorzubeugen.

Offene Stellen am Bein *(Ulcus cruris)*

Wie schon beschrieben, kann eine venöse Insuffizienz über einen längeren Zeitraum zu Veränderungen des umliegenden Gewebes führen. Es können sich offene Stellen bilden, die auch als »Ulcus« oder »Ulzerationen« bezeichnet werden. Die Wunden begünstigen das Eindringen von Keimen, und es kann zu einer akuten Entzündung eines großen Hautareals kommen. Im schlimmsten Fall breitet sich eine solche Infektion im ganzen Körper aus. Die Folge kann eine Blutvergiftung sein – und damit eine wirklich lebensbedrohliche Situation. Nehmen Sie diese Symptome daher bitte ernst, und lassen Sie eine entsprechende Entzündung unbedingt zeitnah ärztlich untersuchen und versorgen.

■ CAROLINE

Die Diagnose steht fest – Caroline hat ein Krampfaderleiden. Bei ihr ist die große Rosenvene des linken Beins betroffen, eine der Hauptvenen des oberflächlichen Venensystems. Als Caroline die Diagnose erfährt, ist sie zunächst geschockt. Sie ist davon ausgegangen, dass nur der Abschnitt der Venen erkrankt ist, den sie an ihrem Bein als

Krampfader gesehen hat. Dass die Ursache tiefer im Bein liegt, war ihr so nicht klar. Fast wird ihr vor lauter Aufregung etwas schwindelig. Diese Reaktion kenne ich von vielen Patientinnen und kann sie beruhigen. Schnell geht es ihr wieder gut, doch nach dem ersten Schreck hat sie unglaublich viele Fragen: »Was kann man, was muss man jetzt tun?«, »Wie gefährlich ist die Situation?«, »Wie schnell muss gehandelt werden?«

Wie werden Krampfadern behandelt?

Die allerwichtigste Botschaft vorab: Ein Krampfaderleiden ist keine dramatische Erkrankung! Atmen Sie nach der Diagnosestellung erst einmal tief durch – Sie befinden sich nicht in akuter Gefahr! Trotzdem sollte man grundsätzlich etwas tun, da eine Varikose eben nicht allein ein ästhetisches Problem ist, sondern langfristig auch zu Veränderungen am Bein führen kann.

Konservative Therapie

Wenn bei Ihnen Krampfadern festgestellt wurden, heißt das nicht zwingend, dass Sie operiert werden müssen. Man kann ein Krampfaderleiden auch ganz ohne operativen Eingriff behandeln. Allerdings bedeutet es, dass die Patientinnen konsequent Kompressionsstrümpfe tragen müssen.

Kompressionsstrümpfe setzen dem Druck im Venensystem einen Druck von außen entgegen. Dadurch werden die Hautvenen zusammengedrückt, und es kann sich in ihnen kein Blut mehr stauen. Das Bein wird entlastet und der venöse Abfluss über das tiefe Venensystem unterstützt. Die Varikose wird an dieser Stelle »eingefroren«, die Ausprägung der Krampfadern am Bein wird also nicht stärker – allerdings leider auch nicht mehr besser.

Ein Kompressionsstrumpf kann das Krampfaderleiden nicht heilen. Selbst wenn Caroline von nun an für die nächsten zwanzig Jahre täglich Kompressionsstrümpfe trägt, wird die Stammvene nach dieser Zeit genauso schlecht funktionieren wie heute. Doch die Haut der Unterschenkel ist mit großer Wahrscheinlichkeit nicht schlechter geworden, und es sind auch keine offenen Stellen aufgetreten. Vor allem aber fühlt sich Caroline während des Tragens des Strumpfes deutlich besser, und ihre Beine sind am Abend leichter. Allerdings setzt das voraus, dass sie den Strumpf auch wirklich täglich trägt. Für viele Frauen ist diese Option keine dauerhafte Lösung, und sie wünschen sich eine Behandlung, die das Problem nachhaltig beseitigt.

Operative Methoden

Auch Caroline möchte gerne mehr über eine mögliche Operation ihrer Venen erfahren. Wichtig zu wissen ist dabei vor allem eins: Eine Operation der Krampfadern kann die Funktion der Venenklappen nicht wiederherstellen. Anders als in anderen Bereichen der Medizin, bei denen eine Behandlung die Körperstörung heilen kann (zum Beispiel bei einer Operation der Herzklappe), ist es unmöglich, den Klappenschaden der Venen zu beseitigen. Daher bleibt als einzige Möglichkeit, die gesamte Vene oder den betroffenen Abschnitt der Stammvene auszuschalten, sodass sie keinen weiteren Schaden mehr anrichten kann. Dieses Entfernen der Vene kann auf verschiedene Weise durchgeführt werden.

Crossektomie und Stripping

Der amerikanische Arzt William Wayne Babcock beschrieb 1907 erstmals die Entfernung der erkrankten Stammvene. Diese »traditionelle« Methode wird noch heute mithilfe einer vergleichbaren Technik durchgeführt. Bei dieser OP werden zwei Schnitte vorgenommen: Der erste liegt in der Leiste oder der

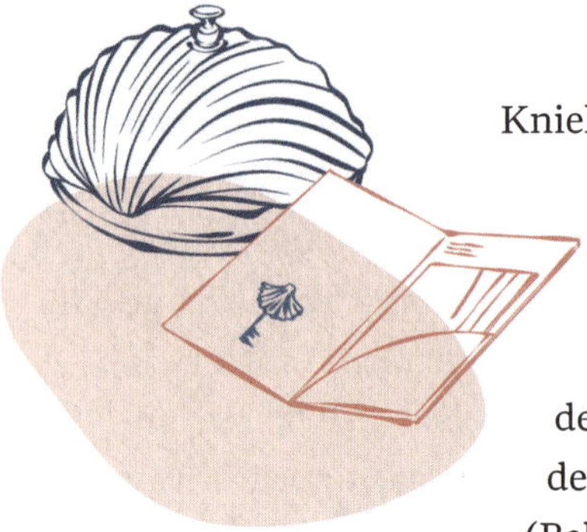

Kniekehle, sodass die Einmündung des erkrankten Venenabschnitts in die tiefe Vene chirurgisch freigelegt und abgebunden werden kann. Auch alle Venenäste, die in den kranken Venenabschnitt einmünden, werden verknotet. Mithilfe einer (Babcock-)Sonde, die bis zum Ende der Insuffizienz vorgeschoben wird, wird über den zweiten kleinen Hautschnitt die Vene mitsamt der Sonde herausgezogen. Anschließend vernäht man die Schnitte wieder, und das operierte Bein wird mit einem Kompressionsverband umwickelt. Eine Kompressionstherapie sollte über mehrere Wochen nach der Behandlung fortgeführt werden.

Die Operation erfolgt zwar meistens unter Vollnarkose, dennoch darf die operierte Patientin mit einer betreuenden Person nach Hause gehen, sobald sie vollständig aus der Narkose erwacht ist. Nur bei besonderen Begleitumständen ist ein stationärer Aufenthalt in einer Klinik nötig.

Die Schmerzen in den folgenden Tagen sind meist nicht allzu schlimm, und das operierte Bein ist im Normalfall sehr schnell wieder belastbar, sodass der Alltag nur eine kurze Pause machen muss. Allerdings besteht leider das Risiko, dass die Wunden (vor allem im Bereich der Leiste) nicht sofort verheilen, da die Belastung auf das Gewebe an dieser Stelle recht hoch ist. Es kann zu einer Infektion und einer verzögerten Wundheilung kommen, weshalb die Nachsorge besonders wichtig ist. Weitere Komplikationen im Anschluss an die OP können Thrombosen und Nervenschäden am Bein sein. Die Patientin muss mit moderaten Schmerzen rechnen, die nach einer solchen Operation eintreten können.

Minimalinvasive endovenöse Operationsverfahren

Erst 1998, also gut neunzig Jahre nach der ersten offenen Operation der Stammvenen, wurden weitaus schonendere Operationsverfahren zur Behandlung der Krampfadern eingeführt. Bei minimalinvasiven endovenösen Operationsverfahren wird die betroffene Vene nicht aus dem Bein entfernt, sondern verbleibt im Gewebe. Die Venenwand wird von innen heraus (das heißt endovenös) mit Hitze bearbeitet und so die Vene dauerhaft »verschweißt«. Die Vene ist dadurch verschlossen und verbleibt als nicht mehr durchflossener Strang im Körper. Im Verlauf der nächsten Monate verwandelt der Körper den Venenabschnitt vollständig in Bindegewebe, sodass die Vene auch im Ultraschall irgendwann nicht mehr erkennbar ist.

Um diese Hitzebehandlung durchzuführen, wird über eine wenige Millimeter große Einstichstelle ein Katheter in die Vene eingelegt. Einen Hautschnitt braucht man dabei in der Regel gar nicht mehr. Der Katheter wird in der erkrankten Vene bis zur Einmündung in die tiefe Vene vorgeschoben. Die exakte Lage wird durch eine Ultraschalluntersuchung kontrolliert. Dann wird die Hitze, die entweder über Radiowellen oder Lasertechnik erzeugt wird, auf die Gefäßwand abgegeben. Der Katheter wird langsam zurückgezogen, bis die gesamte Vene im betroffenen Abschnitt verschlossen ist. Danach wird der Katheter vollständig entfernt, Fremdmaterial verbleibt nicht im Bein.

Der Eingriff kann sowohl in örtlicher Betäubung als auch in einer kurzen Narkose vorgenommen werden. Ein stationärer Aufenthalt ist meist nicht nötig. Die Patientin ist unmittelbar nach der Behandlung wieder mobil und kann nach kurzer Zeit wieder jede körperliche Belastung aufnehmen. Schmerzen sind meistens, wenn überhaupt, nur ganz gering, und auch eine Wundheilungsstörung tritt viel seltener auf als bei der Crossektomie. Das Risiko von Thrombosen oder Nervenschäden besteht allerdings auch hier, und auch eine Kompressionstherapie sollte noch einige Wochen erfolgen. Insgesamt handelt es sich bei dem Eingriff um eine kleinere Behandlung, die die Patientin in aller Regel nicht wirklich beeinträchtigt.

Alternativ zur Hitzebehandlung kann der minimalinvasive Verschluss der Krampfadern auch mithilfe eines Klebstoffs erfolgen. Das Vorgehen ist dasselbe wie beim endovenösen Operationsverfahren, nur dass über den Katheter statt der Radio- oder Laserwellen ein Klebstoff in die Vene abgegeben wird. Der Klebstoff (Cyanoacrylat) bewirkt einen direkten Verschluss der zu behandelnden Vene, die später in Bindegewebe umgewandelt wird. Im Unterschied zu der thermischen Behandlung verbleibt der Klebstoff jedoch als Fremdmaterial im Körper. Diese Methode ist allerdings schon einige Jahre geprüft und genehmigt und die Anwendung noch weniger invasiv als die Hitzebehandlung.

Verödung

Zu guter Letzt besteht die Möglichkeit, die Venen mit einem speziellen Alkohol »wegzuspritzen«. Er wird in erster Linie zur Verödung der sichtbaren Hautvenen und Besenreiser und damit meist aus optischen Gründen verwendet (siehe Kapitel »Susanne«), kann aber auch zur Behandlung der Stammvenen ultraschallgesteuert eingespritzt werden. Wie die Hitze hat der Alkohol eine direkte Wirkung auf die Gefäßwand und schädigt die innerste Gefäßschicht. Die Vene verschließt sich daraufhin und wird – ebenso wie nach einer thermischen Behandlung – vom Körper abgebaut.

Diese Methode ist zwar sehr schonend, allerdings statistisch weniger effektiv als die Hitzeanwendung. Im Schnitt lassen sich so nur etwa zwei Drittel der größeren Venen auf Anhieb verschließen. Bei dem verbliebenen Drittel bringt die Verödung nach der ersten Anwendung noch keinen zufriedenstellenden Verschluss. Wenn die Venen sich nicht mit der ersten Behandlung verschließen lassen oder sich einige Zeit nach der Behandlung wiedereröffnen, kann man sie erneut veröden oder auf eine alternative Behandlungsmethode umsteigen. Die großen Vorteile bei der Verödung sind der kleine Aufwand (nicht einmal ein Operationssaal ist notwendig), nur geringe Schmerzen und selten auftretende Komplikationen.

Und welche Therapie ist nun individuell die »richtige«?
Als Patientin ist es alles andere als leicht, den Überblick über die verschiedenen Behandlungsoptionen zu behalten, zumal es auch noch möglich ist, verschiedene Therapieverfahren miteinander zu kombinieren. Viele Patientinnen fragen sich daher, welches die beste Therapie für ihre Beine ist. Pauschal lässt sich das hier leider nicht beantworten, da die Wahl der Behandlungsmethode von vielen individuellen Faktoren abhängt, unter anderem vom anatomischen Verlauf, der Ausprägung der Erkrankung und der Vorgeschichte (z. B. Voroperationen oder Venenentzündungen in der Vergangenheit). Wenn es die erhobenen Befunde erlauben, würde ich heute am ehesten ein minimalinvasives Verfahren empfehlen, da es langfristig genauso gute Ergebnisse erzielt wie das chirurgische Entfernen der Vene, dabei aber im direkten Anschluss an die OP deutlich angenehmer für die Patientin ist.

Leider stehen jedoch die Kosten manchmal im Weg, denn die endovenösen Therapieverfahren sind nach wie vor noch nicht Teil der gesetzlichen Regelversorgung durch den sogenannten »einheitlichen Bewertungsmaßstab« (EBM), in dem geregelt wird, welche Behandlungsmethoden von den Kassen übernommen werden. Daher übernehmen die gesetzlichen Krankenkassen diese Leistung freiwillig nur dann, wenn sie mit einzelnen Leistungserbringern (also Praxen oder Kliniken) einen sogenannten Versorgungsvertrag abgeschlossen haben, der auch Selektivvertrag genannt wird. Ob Sie als Patientin zu den

Glücklichen gehören, die für die schonende Behandlung nicht selbst zahlen müssen, hängt also davon ab, ob die Praxis Ihres Vertrauens mit Ihrer Krankenkasse einen solchen Vertrag abgeschlossen hat. Als Ärztin hoffe ich sehr, dass sich diese ungleiche Versorgungssituation in naher Zukunft ändern wird.

■ CAROLINE

Als ich in den Saal komme, liegt Caroline schon auf dem OP-Tisch. Eine Decke wärmt sie, und die Anästhesistin ist damit beschäftigt, die Blutdruckmessung an ihrem Oberarm anzubringen. Caroline schaut mich mit großen Augen an. Sie hat Angst, das sehe ich sofort. Verständlich, denn in dieser für sie fremden Umgebung wirkt alles steril und kalt. Daher nehme ich schnell ihre Hand und drücke sie ein wenig.

»Ihre Entscheidung für eine Operation ist richtig, und es wird gut werden«, mache ich ihr Mut für den Eingriff, für den sie sich schließlich entschieden hat. »Wir passen gut auf Sie auf und sehen uns gleich im Aufwachraum wieder.«

Caroline entspannt sich etwas, und die Anästhesistin beginnt mit der Narkose.

TIPPS UND TRICKS FÜR VENENLEIDEN

Bevor wir zu den Tipps bei Venenleiden kommen, lassen Sie mich an dieser Stelle eine weitverbreitete Fehlannahme ausräumen:

Alle Verhaltensregeln, die Sie im Zusammenhang mit Venenleiden hören oder lesen, können ausschließlich Ihre Beschwerden lindern und bestenfalls eine Verschlimmerung der Krampfadern an den Beinen ein wenig aufhalten. Es ist allerdings nicht möglich, die Venen durch die Befolgung irgendeines Tipps zu heilen. Und genauso wenig ist es möglich, im Vorfeld die Entstehung von Krampfadern zu verhindern, wenn Sie die Veranlagung dafür haben. Das ist einerseits verständlicherweise frustrierend, hilft Ihnen jedoch andererseits vielleicht auch, wenn Sie das Gefühl haben, selbst für die Entstehung der Krampfadern verantwortlich zu sein. Das sind Sie nicht!

Auch das Übereinanderschlagen der Beine hat keine Auswirkung auf die Venenfunktion. Auch wenn tatsächlich die oberflächlichen Venen in dieser Körperhaltung etwas komprimiert werden, ein echtes Krampfaderleiden wird allein durch dauerhaftes Übereinanderschlagen der Beine sicherlich nicht ausgelöst. Auch High Heels sind weder Verursacher von Krampfadern, noch müssen sie nach der Diagnose im Schrank bleiben. Zwar sind High Heels nicht gerade dafür bekannt, eine besonders gesunde Körper- und Fußhaltung zu bewirken, doch die Höhe des Absatzes hat keinen Einfluss darauf, ob es zu einem Venenleiden kommt oder nicht.

Was Sie aber mit Tipps und Tricks erreichen können, ist eine Erleichterung im Alltag und eine Steigerung Ihrer Lebensqualität, wenn Sie an Krampfadern leiden: Ihre Beine werden sich leichter anfühlen, und Sie werden weniger Schmerzen haben.

Also schauen wir doch mal gemeinsam, was Sie Ihren Venen Gutes tun können.

■ L STATT S – LIEGEN UND LAUFEN ANSTATT SITZEN UND STEHEN

Ihre Venen brauchen die Muskelpumpe, und das bedeutet, Ihre Beine brauchen Bewegung. Und, nein, damit ist nicht zwangsläufig Sport gemeint. Überall in Ihrem Alltag lassen sich Situationen nutzen, mit denen Sie Schwung in Ihre Beine bringen können. Laufen Sie jeden Meter, den Sie bekommen können, nutzen Sie jede Treppe, und gewöhnen Sie sich ein paar Ticks und Marotten an (dazu gleich mehr). Durch die Beanspruchung der Muskelpumpe aktivieren Sie ständig den venösen Rückstrom aus dem Bein zum Herzen und entlasten dadurch die venöse Stauung.

Langes Stehen und Sitzen lässt sich gerade im beruflichen Alltag nicht vermeiden. Versuchen Sie auch hier, das stundenlange Sitzen regelmäßig zu durchbrechen. Stellen Sie sich einen Wecker, stehen Sie auf, und bewegen Sie sich für fünf Minuten. Schütteln Sie Arme und Beine aus, und machen Sie die Übungen, die ich Ihnen gleich vorstellen werde.

Wenn es dann doch in den sportlichen Bereich gehen darf und soll, ist Schwimmen eine besonders sinnvolle Sportart für Menschen mit Venenleiden. Untersuchungen haben gezeigt, dass der Druck durch das Wasser von außen auf die Beine in der Regel sogar größer ist als der eines normalen medizinischen Kompressionsstrumpfes. Außerdem sorgt die Kühlung durch das Wasser dafür, dass sich die oberflächlichen Gefäße zusammenziehen. Und das ganz entspannt beim Baden und ohne nerviges Strumpfanziehen und Rutschen des Strumpfes!

Kommen wir nun zu den versprochenen **Ticks und Marotten**. Eigentlich sind es Übungen, die sich für die durch Krampfadern belasteten Beine bewährt haben. Sie lassen sich teilweise aber so wunderbar in den Alltag integrieren, dass der Begriff

»Übung« weniger passend erscheint. Es gibt etliche Möglichkeiten, aber jeweils ein Beispiel im Sitzen, im Stehen und im Liegen möchte ich Ihnen gern vorstellen:

Im Sitzen: Am besten setzen Sie sich auf die Vorderkante des Stuhls und stellen beide Beine nebeneinander auf den Boden. Strecken Sie ein Bein nach vorne aus, sodass es auf der Ferse aufliegt. Ziehen Sie nun die Zehen so weit zu sich heran, wie es geht, und strecken Sie die Füße anschließend wieder. Wiederholen Sie die Übung auf beiden Seiten mehrere Male.

Im Stehen: Der Zehenspitzenstand lässt sich grandios als wertvolle Angewohnheit im Alltag integrieren! Heben Sie langsam die Fersen nach oben, bis Sie nur noch auf Ihren Zehen stehen, halten Sie diese Position kurz, und setzen Sie die Fersen dann ebenso langsam wieder ab. Wenn Sie das mehrmals wiederholen, entsteht eine Art Wipp-Bewegung, die das Venensystem Ihrer Beine enorm entlastet. Beim Zähneputzen, beim Warten auf das Durchlaufen des Kaffees oder den Bus oder an der Supermarktkasse – sobald Sie irgendwo stehen müssen, pendeln Sie zwischen Zehenspitzen- und Vollstand. Gefühlt verkürzt das sogar die Wartezeit.

Im Liegen: Lassen Sie Ihre Sprunggelenke kreisen. Dazu liegen Sie auf dem Rücken, die Beine sind angewinkelt, die Fersen nahe ans Gesäß herangezogen. Jetzt strecken Sie ein Bein gerade nach vorne aus, und lassen Sie den Fuß aus dem Sprunggelenk heraus in beide Richtungen kreisen, dann wechseln Sie das Bein.

■ ENTLASTUNG DER BEINE

Wenn Sie zur Ruhe kommen, versuchen Sie, Ihre Beine etwas höher zu lagern. Achten Sie dabei jedoch darauf, dass kein zu ausgeprägter Knick in der Leiste entsteht, da Sie dann den venösen Abfluss in der Leistenregion eher behindern. Wenn Sie zum Beispiel am Küchentisch aufrecht sitzen, kann das Hochlegen des Beins auf einen Schemel schon zu einem zu starken Abknicken in der Leiste führen. Also lieber kurz, aber ganz normal sitzen und dann später im Liegen die Unterschenkel und Füße auf Herzhöhe oder ein Stückchen höher ablegen.

■ OHNE KOMPRESSIONSTHERAPIE GEHT GAR NICHTS!

Dass wir heute auf so gute Kompressionsstrümpfe zugreifen können, ist ein wirklicher Segen! Ihrem ganz persönlichen Beinumfang angepasste Strümpfe warten auf Sie in verschiedenen Farben und Längen. Machen Sie davon Gebrauch! Genaue Hinweise zur Kompressionstherapie, zu den unterschiedlichen Strümpfen, wie man sie anzieht und welche Tricks es gibt, erfahren Sie ausführlich im Kapitel »Ashley«.

■ WAS HABEN UNSERE GROSSMÜTTER GEMACHT? VERSUCHEN SIE DAS ALTE HAUSMITTEL BEINWICKEL

Krampfadern sind uralt. Es gibt Darstellungen des Leidens, die mehr als dreitausend Jahre alt sind. Bereits seit vielen Jahrhunderten versuchen Menschen, mit den ihnen vorhandenen Möglichkeiten ihre Stauungsbeschwerden zu lindern. Beispielsweise haben sie die Beine in kühlende Wickel gepackt, um die Schmerzen zu reduzieren. Diese Wickel können mit Quark, Lehm, Retterspitz, Ringelblumenessenz und ätherischen Ölen (wie Wacholder, Zypresse, Lavendel, Zitrone, Schafgarbe und Lemongras) angewandt werden. Besonders wohltuend ist auch eine uralte Heilpflanze: Beinwell (Symphytum officinale). Die Extrakte aus der Beinwellwurzel finden aufgrund der enthaltenen giftigen Alkaloide ausschließlich äußerlich Anwendung. Aufgetragen hilft Beinwell bei leichten Entzündungen und Schmerzen. Auch Rosskastanie verschafft Ihren gestauten Beinen Linderung.

BITTE KEINE HITZE AUF KRANKE VENEN!

Wenn Sie an Krampfadern leiden, werden Sie es bereits selbst bemerkt haben: Hitze tut Ihnen nicht gut. Meistens fühlen sich die Beine schon ohne Ihr Zutun ausgesprochen heiß an. Weitere Wärme von außen ist dann meist sehr unangenehm. Vermeiden oder reduzieren Sie daher übermäßige Hitze wie in der Sauna oder beim Sonnenbaden, denn die verstärkt die Stauung der Krampfadern. Stattdessen empfinden viele Frauen es als sehr angenehm, den gestauten Beinen mit Wechselduschen etwas Abkühlung zu verschaffen. Die Gefäße ziehen sich durch Kälte ein wenig zusammen und fühlen sich dadurch gleich besser an.

Frauenbeine – Was die frauenspezifische Gefäßmedizin so besonders macht

Das Krampfaderleiden ist eine Volkskrankheit. Fünfzig bis achtzig Prozent der Bevölkerung leiden an Venenveränderungen. Und sie können prinzipiell jeden Menschen betreffen, alte und junge, dicke und dünne, Männer und Frauen. Aber: Frauen erkranken etwa dreimal so häufig wie Männer. Woran das liegt, ist nicht restlos geklärt. Man geht heute davon aus, dass die Ursache dafür in den weiblichen Hormonen, allen voran dem Östrogen, zu suchen ist. Die Hormone haben Einfluss auf die Elastizität der Gefäßwände und können somit die Entstehung von Krampfadern begünstigen. Viele Patientinnen berichten auch, dass ihre Beschwerden – gestaute Beine, Hitze, Schwellungen, Schweregefühl – abhängig von ihrem Menstruationszyklus schwanken.

Ein weiterer wichtiger Aspekt: Der ästhetische Anspruch, den Frauen an ihre Beine stellen, ist häufig sehr viel höher als der der Männer. Die wenigsten meiner männlichen Patienten hadern mit der Optik ihrer Beine – medizinisch eventuell, aber optisch scheinen selbst die weniger hübschen Bein-Exemplare noch ausreichend fesch zu sein. Ganz anders empfinden Frauen die dicken bläulichen Hautvenen als ungemein störend und leiden auch unter dem Erscheinungsbild sehr. Frauen stehen also aus verschiedenen Gründen im Fokus der Krampfaderbehandlung. Und darum muss auch bei der Behandlung beides berücksichtigt werden: Der medizinische Aspekt sollte natürlich im Fokus stehen, doch auch die Frage, wie stark die Lebensqualität der Patientin zusätzlich durch die Optik eingeschränkt ist, spielt eine immense Rolle. Eine individuelle, auf die Patientin abgestimmte Therapie sollte sich auch daran ausrichten. Nur so können wir Frauen und ihren Beinen wirklich gerecht werden.

Ein Hinweis von Frau zu Frau

Wenn bei Ihnen ein Krampfaderleiden diagnostiziert wurde, empfehle ich Ihnen, überlegt zu handeln und keine Panik zu bekommen. Suchen Sie sich eine Praxis oder Klinik, in der Sie zu möglichst allen verfügbaren Methoden gut beraten und aufgeklärt werden und die die Behandlung bestenfalls auch selbst durchführt. Wichtig ist dabei, dass Sie erfahren, welche Behandlung für Sie persönlich und für Ihre Beine die beste ist.

Lassen Sie sich aber in dem Gespräch keine Angst machen, zu einer schnellen Entscheidung oder gar einer übereilten Operation drängen! Dazu besteht so gut wie nie ein Anlass. Wenn Sie sich unter Druck gesetzt fühlen, holen Sie lieber noch eine weitere Meinung ein. Ärztinnen und Ärzte, die sich mit Krampfaderbehandlungen auskennen, werden Sie bei einer wohlüberlegten Entscheidung unterstützen.

Wenn Sie sich alle Optionen angehört und in Ruhe überlegt haben, sollten Sie aber auch nicht mehr jahrelang warten, sondern die Behandlung bald angehen. So vermeiden Sie eine Verschlechterung. Sie werden überrascht sein, dass der Eingriff (egal welche Option Sie wählen) kleiner ist, als Sie es erwartet haben. Schon bald werden Sie die lästigen Krampfadern los sein.

Fazit: Die Behandlung von Krampfadern ist keine Schönheitsoperation, sondern medizinisch notwendig und sollte nach Diagnosestellung gut geplant, aber zeitnah durchgeführt werden. Weder Angst und Panik noch ewig langes Warten sind dabei angebracht. Seien Sie die Herrin der Lage, und handeln Sie überlegt. Ihre Beine werden es Ihnen danken!

■ EIN WIEDERSEHEN MIT CAROLINE

Ich sitze auf der Terrasse des kleinen Hotels und blicke auf die vor mir liegenden Berge. Es ist Frühling, zum ersten Mal richtig schön warm, und der Anblick der Gipfel im Sonnenlicht ist atemberaubend.
»Sie haben es ja zu mir geschafft!«, jubelt es von der Seite, und ich drehe mich um.
Caroline kommt in einem bunten Rock mit wunderschönem Blumenmuster auf die Terrasse gelaufen. Sie hat mich eingeladen, sie einmal in ihrem Hotel zu besuchen, und heute hat es endlich geklappt. Sie freut sich sichtlich, und auch ich bin ganz glücklich, hier zu sein.
»Die Schwere ist aus meinen Beinen verschwunden. Das ist unglaublich!«, berichtet sie und setzt sich zu mir. »Und optisch ist es auch klasse!«
Caroline reckt das linke Bein nach oben. Nur bei genauem Hinschauen erkennt man noch kleine, kaum sichtbare Narben an den Stellen, an denen vor gar nicht langer Zeit kräftige Krampfadern zu sehen waren. Sonst ist alles glatt.
»Was meinen Sie, kommen die Krampfadern wieder?«, fragt sie mich.
»Na ja, das kann prinzipiell schon passieren. Die Veranlagung haben Sie ja weiterhin, daher können sich natürlich auch andere Venen ähnlich entwickeln. Aber die Vene, die wir behandelt haben, sind Sie auf jeden Fall erst einmal los.«
Das scheint Caroline zu beruhigen.
»Dann kann der Sommer ja kommen!« Caroline lacht, springt auf und läuft zu den Gästen am nächsten Tisch.

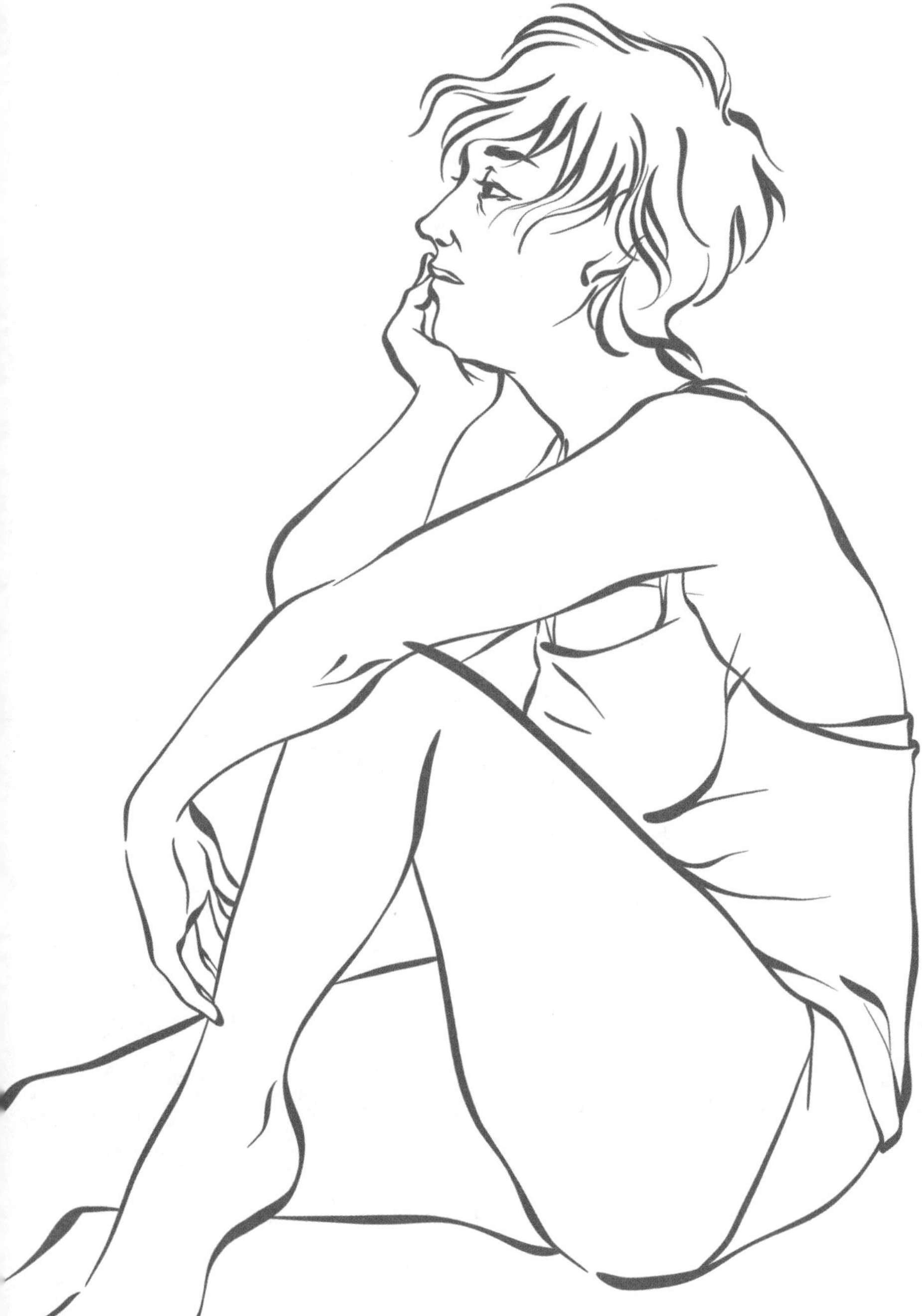

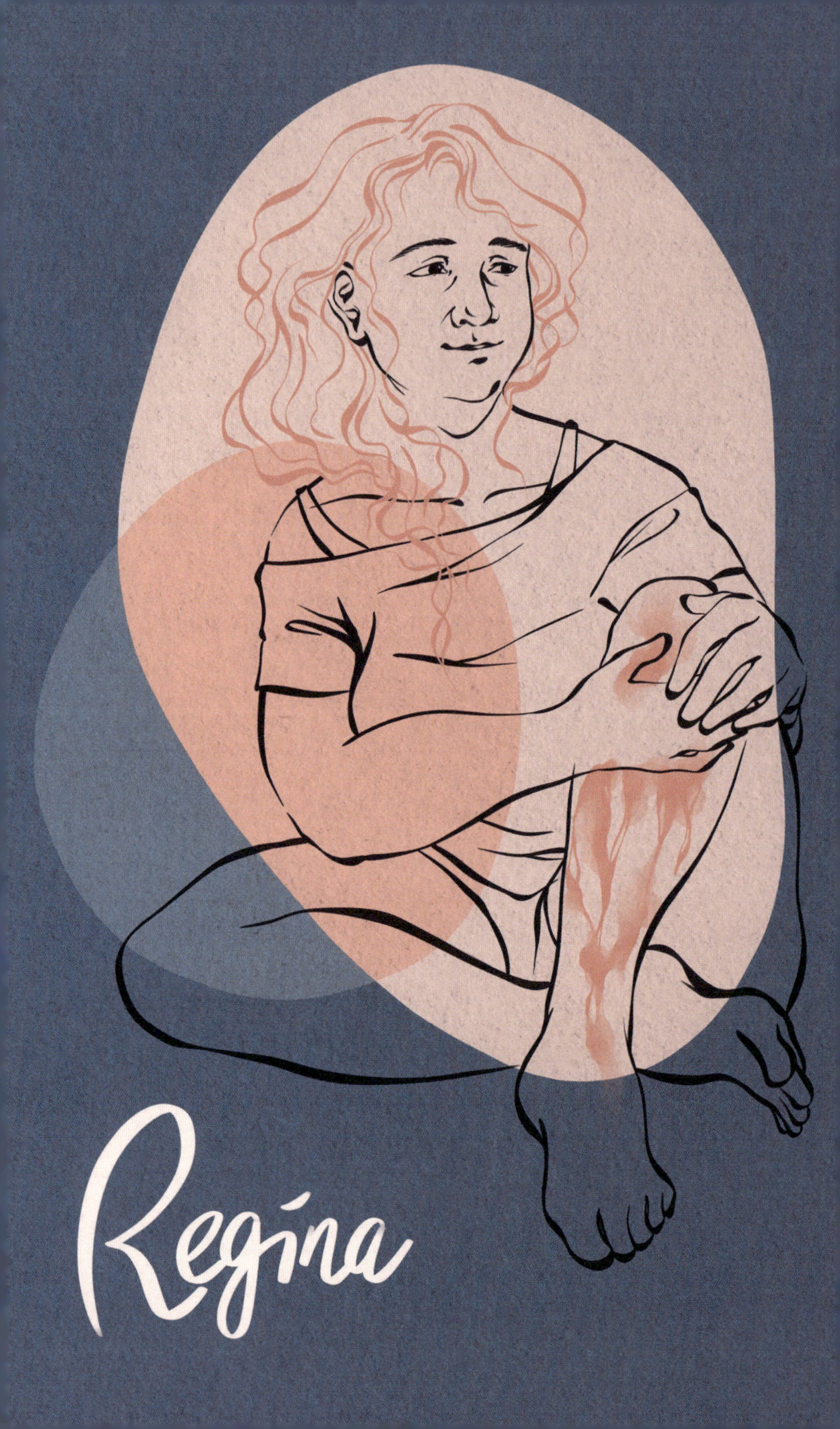
Regina

Regina

Plötzlich dickes Bein | *Tiefe Beinvenenthrombose*

Pro Jahr erleidet etwa einer von tausend Erwachsenen in Deutschland eine tiefe Beinvenenthrombose. Dabei handelt es sich um einen akuten Verschluss im Venensystem. Die Angst vor einer Thrombose ist in unserer Gesellschaft weit verbreitet. Zu Recht, wenn man zum Beispiel die drohende und potenziell tödliche Komplikation einer Lungenembolie bedenkt. Frauen sind in verschiedenen Phasen ihres Lebens sogar besonders gefährdet. Grund genug, dass wir gemeinsam die Thromboseentstehung generell und die besonderen Umstände für uns Frauen näher beleuchten!

■ REGINA

»So ein Mist!«

Beim Eintreten in den Behandlungsraum höre ich ein leises Schimpfen. Die Patientin sitzt mit hängenden Schultern auf der Untersuchungsliege und betrachtet unglücklich ihr linkes Bein. Regina ist dreiundfünfzig Jahre alt und wurde heute von meinem Praxisteam als Notfall in meine Sprechstunde eingeschoben. Ihr Hausarzt hat sie direkt zu uns geschickt, nachdem er in der Blutuntersuchung einen entscheidenden Wert entdeckt hatte, der viermal höher als der

Normalwert war. Eine Thrombose – und damit ein medizinischer Notfall – war enorm wahrscheinlich!
In unserem Gespräch erzählt Regina, dass sie als Bankkauffrau arbeitet und seit einem halben Jahr Hormone zur Behandlung ihrer Wechseljahrbeschwerden einnimmt. Da sie täglich viel sitzen muss, kennt sie es nur zu gut, dass ihre Beine abends geschwollen sind. Aber das, was da vor zwei Tagen mit ihrem Bein passiert ist, hat sie so noch nie erlebt. Sie hat ihre älteste Tochter besucht, die seit einem Jahr in Amerika studiert. Die Reise nach Atlanta war sehr schön, aber nach dem langen Rückflug hatte Regina plötzlich massive Schmerzen im linken Bein, das noch dazu stark angeschwollen war. Nach dem ersten Schreckmoment bei ihrem Hausarzt ist Regina nun in großer Sorge, dass es sich tatsächlich um eine Thrombose handeln könnte. An ihrem Gesichtsausdruck erkenne ich deutlich, wie angespannt sie ist.
»Lassen Sie uns erst einmal das Bein anschauen und mit dem Ultraschall genau untersuchen«, schlage ich vor. »In ein paar Minuten wissen Sie, ob es eine Thrombose ist oder nicht.«
Regina nickt, seufzt hörbar und lässt sich zurück auf die Liege sinken. So hatte sie sich das Ende ihres Urlaubs sicherlich nicht vorgestellt.

Was ist eine Thrombose, und wie kommt sie zustande?

Bei der venösen Thrombose handelt es sich um einen akuten Verschluss im Venensystem durch die Ausbildung eines Blutgerinnsels, eines Thrombus. Das Wort Thrombus kommt aus dem Griechischen und bedeutet »Pfropf« oder »Klumpen«. Bei einer Thrombose verstopft ein solcher Blutpfropf die Vene vollständig, sodass es dort zu einem Blutstau kommt.

Wenn man verstehen möchte, was die Ursachen für eine solche Gerinnselbildung sind, ist es hilfreich, einige Dinge über das Gerinnungssystem unseres Körpers zu wissen. Damit das Blut ungehindert fließen und den Transport von notwendigen Stoffen im Körper gewährleisten kann, muss es flüssig sein. Kommt es aber zu einer Gefäßverletzung, muss der Körper in der Lage sein, die Blutung schnell zu stoppen: Die Gerinnung wird aktiviert, um die Wunde zu schließen. Die Gerinnung ist somit grundsätzlich ein lebensnotwendiger Schutzmechanismus unseres Körpers – solange sie am richtigen Ort, zur richtigen Zeit und im richtigen Umfang abläuft.

Schauen wir uns zum besseren Verständnis die drei Phasen der Blutgerinnung etwas genauer an:

Phase 1: Zunächst erfolgt ein vorläufiger Verschluss. Er dient dazu, einen weiteren Blutverlust zu verhindern. An der verletzten Gefäßwand werden dazu Stoffe abgesondert, die die eigentlich frei im Blutstrom fließenden Blutplättchen (Thrombozyten) klebrig werden lassen. Sie lagern sich an die verletzte Stelle an und bilden einen ersten Pfropf.

Phase 2, die eigentliche Gerinnung, beginnt bereits parallel zu Phase 1. Damit die extrem schnell, zugleich aber wohl dosiert abläuft, verfügt sie über zahlreiche Steuerungsmechanismen. Dazu zählen die sogenannten Gerinnungsfaktoren. Dabei handelt es sich um Eiweißmoleküle, die sich – im Blutplasma gelöst – immer im Blutkreislauf befinden. Die Gerinnungsfaktoren aktivieren sich in einer Kettenreaktion gegenseitig. Man kann sie sich wie eine Reihe von Dominosteinen vorstellen: Der erste Stein wird durch die Gefäßverletzung angestoßen, dann kippen der Reihe nach alle anderen. Am Ende dieser als »Gerinnungskaskade« bezeichneten Kettenreaktion wird ein Eiweiß gebildet, das Fibrin. Die unlöslichen Fibrinfäden bilden ein Netz über dem Riss im Gefäß. Blutplättchen sowie weiße und rote Blutkörperchen werden mit »verbaut«, sodass ein stabiler Pfropf aus Fibrin und verklebten Zellen entsteht, der die Blutung zum Stillstand bringt.

Phase 3: Jetzt wird alles wieder abgebaut. Diese letzte Phase beginnt tatsächlich bereits parallel zu Phase 2, dem Aufbau des Gerinnsels. Da das Fibrin nun aufgespalten wird, spricht man auch von der Fibrinolyse oder Fibrinspaltung. Bis ein Gerinnsel vollständig gelöst ist, kann einige Zeit vergehen.

Dieses schwierige Gleichgewicht von Aktivierung und Begrenzung der Gerinnung kann durch verschiedene Umstände beeinträchtigt werden. Der deutsche Pathologe Rudolf Virchow hat das Zusammenspiel der Gerinnung bereits vor mehr als hundertsechzig Jahren erkannt und drei Zustände beschrieben, in denen die Gerinnung aus dem Gleichgewicht geraten kann. Diese drei Zustände sind unter dem Begriff »**Virchow-Trias**« in die medizinische Lehre eingegangen:

1. **Veränderungen an der Gefäßwand (Endothelschädigung):**
   Die intakte Gefäßwand ist normalerweise spiegelglatt, wodurch eine Anheftung von Blutbestandteilen oder im Blutstrom gelösten Substanzen erschwert wird. Wird die Gefäßwand jedoch angegriffen oder beschädigt, wird die Oberfläche rauer und Substanzen können sich eher anheften. Faktoren, die die Gefäßwand aufrauen können, sind zum Beispiel Beschädigungen durch eine Operation oder einen Unfall, äußerliche Verbrennungen oder Strahlen, Erreger, Toxine oder Entzündungen.

2. **Veränderungen der Blutströmung (Stase):**
   Der ungehinderte, schnelle Blutfluss ist wesentlich daran beteiligt, dass das Blut nicht verklumpt. Verlangsamt sich der Blutstrom, kann es zu Gerinnseln kommen. Dies ist zum Beispiel der Fall, wenn man mit einer Grippe tagelang im Bett liegt oder bei einem Langstreckenflug über viele Stunden im Flugzeug sitzt. Auch bei einer Ruhigstellung in einem Gips oder bei einer stundenlangen Operation verlangsamt sich der Blutfluss, was die Entstehung einer Thrombose begünstigt. Bei einem längeren Krankenhausaufenthalt bekommt man daher zur Vermeidung von Blutgerinnseln Gerinnungshemmer (Antikoagulanzien) gespritzt.

3. **Eine erhöhte Gerinnbarkeit des Blutes (Hyperkoagulabilität) durch Veränderungen in der Blutzusammensetzung:**
   Betroffen sind zum Beispiel Menschen mit einer angeborenen Gerinnungsstörung oder Menschen mit einer Tumorerkrankung, da viele Tumore Substanzen abgeben, die die Gerinnungsfaktoren aktivieren. Aber auch bei schwangeren Frauen kann die Neigung zur Blutgerinnung steigen.

Meistens schafft es unser Körper zum Glück, einen kleinen Pfropf schnell selbst wieder aufzulösen, ohne dass wir etwas von dieser kurzzeitigen Gefahr bemerken. Wenn so ein kleines Gerinnsel jedoch an einem Gefäßabschnitt hängen bleibt und dort die Blutplättchen aktiviert, sodass sie sich anheften, wird der Blutpfropf immer größer. Irgendwann ist er so groß, dass er das gesamte Gefäß verschließt und der venöse Blutfluss versiegt – eine Thrombose ist entstanden.

Die Thrombose kann ein kurzes Gefäßsegment betreffen oder sich auf längere Abschnitte, ja sogar auf das gesamte Bein ausdehnen. Zum Glück hat auch das venöse Gefäßsystem »Um-

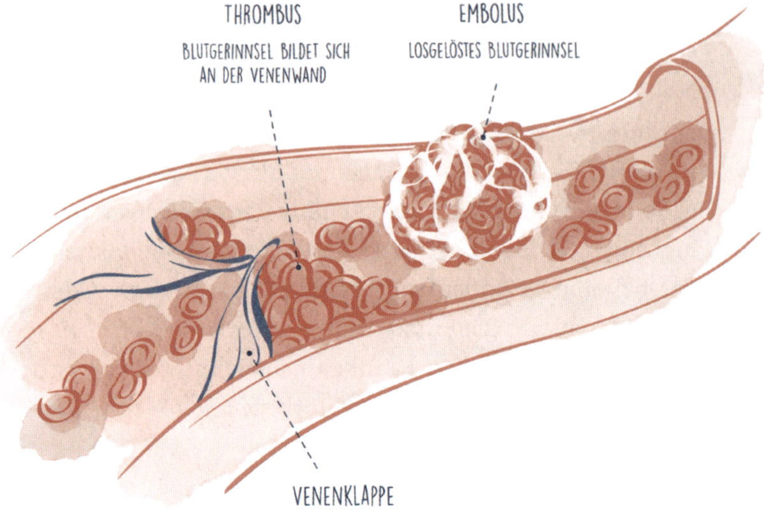

gehungskreisläufe«, die den akuten Verschluss, zumindest zum Teil, ausgleichen können. Dennoch wird der venöse Rückstrom zum Herzen durch einen Thrombus natürlich maßgeblich beeinträchtigt: Das Blut staut sich in der betroffenen Extremität, das Bein wird immer dicker und verändert häufig seine Farbe, wird rot bis dunkelblau. Es kommt zu teilweise sehr ausgeprägten Schmerzen. Zudem wird das Bein warm, manchmal sogar heiß, medizinisch spricht man von »überwärmt«. Spätestens dann wird es höchste Zeit, umgehend eine Ärztin oder einen Arzt aufzusuchen, um eine mögliche Thrombose abklären zu lassen! Allerdings muss man bedenken, dass es auch Thrombosen gibt, bei denen nur geringe oder gar keine Symptome auftreten. Solche »stumm« ablaufenden Thrombosen sind jedoch zum Glück ausgesprochen selten.

Auf der Suche nach der richtigen Diagnose

Wenn eine Patientin mit Verdacht auf eine Thrombose kommt, erfolgt zunächst eine ausführliche Befragung. Dabei interessiert mich vor allem die Frage nach Art und Dauer der vorhandenen Symptome. Aber auch die **medizinische Vorgeschichte** der Patientin ist wichtig, zum Beispiel ob sie selbst bereits eine Thrombose hatte oder in der Familie Thrombosen aufgetreten sind.

Auch Fragen nach dem **Ablauf der letzten Tage** können zur Ursachenklärung beitragen: lange Flug- oder Busreisen, lange Autofahrten, eventuell durchgeführte Operationen oder medizinische Eingriffe, zwischenzeitige Bettlägerigkeit aufgrund einer Infektionskrankheit, Tumorerkrankungen, Verletzungen oder Unfälle.

Dann folgt die **Untersuchung der Beine**. Dabei wird speziell auf die Temperatur, die Hautbeschaffenheit und die Farbe geachtet. Das Bein mit einer akuten Thrombose ist in aller Regel dicker als das gesunde Bein, es ist heiß, prall gespannt, häufig glänzend und rot bis dunkelblau verfärbt. Außerdem äußert die Patientin einen deutlichen Druckschmerz bei Wadenkompression oder beim Drücken auf die Fußsohle.

Zur Bestimmung der Durchgängigkeit der Venen kann zusätzlich auch eine Funktionsuntersuchung durchgeführt werden. Dabei kommt die sogenannte **Venenverschluss-Plethysmographie** zum Einsatz, eine nicht invasive und schmerzlose Untersuchung, bei der die Patientin in Rückenlage mit erhöht gelagerten Beinen untersucht wird. Am Oberschenkel wird eine Druckmanschette angelegt und auf einen festgelegten Druck aufgepumpt. Durch den Druck werden die Venen so weit zusammengepresst, dass das venöse Blut nicht mehr aus dem Bein abfließen kann. Da die Gefäßwand der Arterien kräftiger gebaut ist, bleiben die Arterien auch bei diesem Druck noch offen und es strömt mit jedem Herzschlag sauerstoffreiches, arterielles Blut in die Beine. Durch sogenannte Messdehnungsstreifen kann der Umfang der Beine – und damit die Volumenzunahme – exakt gemessen werden. Wenn nun arterielles Blut eingeströmt, das venöse Blut jedoch durch die Druckmanschette nicht abgeflossen ist, haben die Gefäße am Bein den maximalen Füllungszustand erreicht. Nun wird der Druck in den Manschetten schnell abgelassen, während man über die Dehnungsstreifen die Abnahme des Volumens im Bein bestimmt. Verhindert eine Thrombose den venösen Abstrom in einem Bein, wird dort das Blut langsamer abfließen, der Umfang des Beins also weniger schnell abnehmen als bei dem gesunden Bein. Wenn man eine solche »langsame Entleerungskurve« misst, kann das ein Hinweis auf das Vorliegen einer Beinvenenthrombose sein.

Es folgt eine Ultraschalluntersuchung. Zum Ausschluss einer Thrombose wird sie mithilfe einer speziellen Technik vorgenommen, die man als **Kompressionsultraschall** bezeichnet. Mit einem normalen Ultraschall könnte man kleinere Gerinnsel im Gefäß nämlich eventuell übersehen. Beim Kompressionsultraschall drückt man deshalb mit dem Ultraschallkopf die Vene vollständig zusammen, indem man Druck ausübt. Wenn das gelingt, weiß man sicher, dass sich kein Thrombusmaterial in der Vene befindet. Das ist so ähnlich, als würde man auf einen Gartenschlauch treten: Sobald Sie eine Stelle erwischen, an der sich ein Steinchen im Schlauch befindet, könnten Sie ihn auch nicht komplett zusammendrücken. Beim Kompressionsultraschall wird also über die Länge des gesamten Beins mit dem Ultraschallkopf immer wieder Druck auf das Bein ausgeübt. Wenn die Patientin sowieso schon Schmerzen im Bein hat, kann das unangenehm sein. Umso wichtiger ist es, dass sie weiß, warum ihre Ärztin oder ihr Arzt sie so malträtiert.

Auch eine Blutentnahme kann einen Hinweis auf eine Thrombose liefern. Wenn ein Gerinnsel vorliegt, wird dieses durch »Fibrinspaltung« abgebaut. Die Zerfallsprodukte, die dabei entstehen, sind Eiweiße **(D-Dimere)**, und die kann man messen. (Das ist auch der Wert, der Reginas Hausarzt hat hellhörig werden lassen.) Wenn dieser Wert normal ist, schließt das eine akute Thrombose mit hoher Wahrscheinlichkeit aus. Sehr viel schwieriger lässt sich eine Aussage treffen, wenn der Wert erhöht ist, da das auch ganz andere Ursachen haben kann. Dazu zählen alle Formen von Infektionen und Entzündungen, operative Eingriffe, größere Blutergüsse, Tumorerkrankungen und eine Schwangerschaft. Auch mit zunehmendem Alter erhöht sich dieser Wert, selbst bei vollkommen gesunden Menschen: Etwa ab dem sechzigsten Lebensjahr steigt er langsam an. Ein erhöhter Blutwert ist daher zunächst nur ein Hinweis und muss weiter abgeklärt werden.

Durch die Voruntersuchungen, die Kompressionssonographie und die Bestimmung des D-Dimer-Wertes ist die Diagnose oder der Ausschluss einer Thrombose häufig eindeutig möglich. Es ist insgesamt eine schonende, nicht invasive Diagnosestellung. Wenn in seltenen Fällen der Ultraschall nicht eindeutig ist, benötigt man eventuell eine genauere **Bildgebungsuntersuchung**.

Dabei kann die **Phlebographie** eingesetzt werden, eine Untersuchung mittels Röntgenstrahlung. Der Patientin wird dabei über die Fußrückenvene ein Kontrastmittel gespritzt, dessen Verteilung durch das Venensystem des Beins unter Röntgendurchleuchtung für zehn bis fünfzehn Minuten verfolgt wird. Ist eine Vene durch ein Gerinnsel verstopft, zeigt sich das durch den Abbruch der Gefäßdarstellung. Vor allem auch kleine Thrombosen des Unterschenkels lassen sich mit der Phlebographie gut erkennen. Da es sich um eine invasive Untersuchung mit Strahlenbelastung handelt, müssen Nutzen und Risiko genau abgewogen werden.

In den letzten Jahren kommt auch immer häufiger die **Ma-**

gnetresonanztomographie (MRT) zum Einsatz. Wenn man diese Untersuchung speziell für die Venen durchführt, wird sie häufig als MR-Phlebographie bezeichnet. Bei der MRT macht man sich die Ausrichtung der Drehachse von Protonen im Gewebe zunutze. Die Protonen werden zunächst durch das starke Magnetfeld ausgerichtet, doch sobald es ausgeschaltet wird, kehren die Protonen in ihre ursprüngliche Drehachse zurück. Dieser Vorgang setzt Energie frei, die man messen kann und die für jedes Gewebe unterschiedlich ist. Am Computer werden die gewonnenen Informationen schließlich in Bilder übersetzt und ausgewertet. Vor allem bei Fragen der Ausdehnung einer Thrombose im Bereich des Beckens und in der Hohlvene kann diese Untersuchung notwendig werden.

■ REGINA

Beim Kompressionsultraschall hat Regina das mehrfache Drücken des Ultraschalls auf ihrem linken Bein mit kleinen Seufzern begleitet und ansonsten still über sich ergehen lassen. Sie wusste ja, dass es notwendig ist. Nun liegt sie auf der Liege und schaut mich mit großen Augen an.

»Sie haben tatsächlich eine venöse Thrombose in Ihrem linken Bein«, sage ich und setze mich zu ihr an den Liegenrand. »Die Thrombose reicht von der Kniekehlen-Vene bis zu den Venen des Unterschenkels.«

»Das habe ich mir schon gedacht. So ein Mist!«, bricht es aus Regina heraus, und ihr treten Tränen in die Augen.

Sie hat Angst, weil sie nicht weiß, wie es jetzt weitergeht und was das für sie bedeutet. Darum versuche ich sie möglichst schnell mit allen Informationen zu versorgen. Doch vor allem bin ich froh, dass Regina keine Anzeichen einer Komplikation zeigt.

Mögliche Komplikationen, auf die Sie achten sollten

Lungenembolie ***(Lungenarterienembolie)***
Die Lungenembolie ist eine Frühkomplikation, die sehr bedrohlich werden kann und daher sehr gefürchtet ist. Doch wie hängt sie mit der tiefen Beinvenenthrombose zusammen?

Bei einer akuten Beinvenenthrombose wird das Gerinnsel in der Vene vom Blutstrom umspült. Dabei können sich Anteile dieses Gerinnsels ablösen und mit dem Blutstrom mitgerissen werden – über die Beckenvene bis zum Herzen. Dieses kleinere Gerinnsel wird dann über den rechten Vorhof in die rechte Hauptkammer und von dort in die Lungenarterie gespült.

Im Gegensatz zum Venensystem, in dem der Gefäßdurchmesser in Strömungsrichtung des Blutes bis zum Herzen immer breiter wird, werden die Gefäße nun auf dem Weg zur Lunge immer feiner. Im Verlauf des Gefäßbaums kommt es dann unweigerlich dazu, dass das Gerinnsel in ein Gefäß gespült wird, dessen Durchmesser so klein ist, dass es durch das Gerinnsel vollständig verstopft wird. Das dahinterliegende Lungengewebe wird jetzt nicht mehr ausreichend versorgt. Außerdem staut sich das Blut in dem verschlossenen Gefäß zurück (manchmal bis zum Herzen) und belastet dadurch die rechte Herzhälfte, was im schlimmsten Fall zu einem Herzversagen führen kann.

Durch den Verschluss fließt außerdem insgesamt weniger Blut durch die Lunge zurück zur linken Herzhälfte, sodass die Organe eventuell nicht mehr ausreichend mit sauerstoffreichem Blut versorgt werden. Eine Lungenembolie kann daher sehr plötzlich zu einem lebensbedrohlichen Zustand werden. Man geht davon aus, dass etwa dreißig Prozent der Betroffenen an einer Lungenembolie versterben, wenn diese nicht erkannt und damit nicht behandelt wird. Daher muss jede Patientin, bei der eine Thrombose diagnostiziert wird, auch nach den Symptomen einer Lungenembolie gefragt werden.

Beim Eintreten einer Lungenembolie kommt es häufig zu einer akuten Atemnot, zu einem plötzlich einsetzenden Brustschmerz, hauptsächlich beim Einatmen, und zum Husten, manchmal sogar mit blutigem Auswurf. Bei vielen Menschen schlägt das Herz dann auch schneller. Die Betroffenen atmen hastig und flach, werden unruhig, greifen sich an die Brust oder den Hals, werden kaltschweißig, bekommen weniger Luft und große Angst. In einem solchen Fall muss man unbedingt sofort den Notruf wählen und die vorhandenen Symptome beschreiben! Es gilt, keine Zeit zu verlieren, denn jede Minute kann die entscheidende sein.

Postthrombotisches Syndrom *(PTS)*

Wenn die Beinvenenthrombose im Laufe der Zeit vom Körper abgebaut wurde und der venöse Strom wieder ungehindert die Venen passieren kann, ist das Schlimmste überstanden. Leider gibt es manchmal Veränderungen, die sich erst mit der Zeit, nach Monaten oder sogar erst nach Jahren, als Folge der tiefen Beinvenenthrombose bemerkbar machen. Man bezeichnet das dann eintretende Krankheitsbild als postthrombotisches Syndrom, abgekürzt PTS. Der Begriff »Post« bedeutet »nachfolgend«, das PTS beschreibt also ein Krankheitsbild, das zeitversetzt nach einer Thrombose auftritt. Die Zahl derer, die nach einer Beinvenenthrombose ein PTS erleiden, variiert in den wissenschaftlichen Studien stark. Man geht von einem Anteil zwischen zwanzig und fünfzig Prozent der ehemaligen Thrombosepatient*innen aus. Doch wie kommt dieses Krankheitsbild zustande, und was genau geschieht dabei im Körper?

Thrombosen bilden sich vor allem im Bereich der Venenklappen, denn hier bleiben die Gerinnsel besonders stabil haften. Wenn eine Thrombose dann nach und nach vom Körper wieder abgebaut wird, kann es sein, dass der Abbauprozess nicht vollständig erfolgt oder dass innerhalb des Gefäßes strukturelle

Schäden zurückbleiben, die man sich wie Narben der Venenwand vorstellen kann. Auch die zarten Klappensegel sind nach einer Thrombose häufig nicht mehr im gleichen Umfang beweglich. In der Folge kann es passieren, dass der für den Bluttransport notwendige Klappenschluss der Venenklappe nicht mehr vollständig erfolgt. Und wenn die Klappen im tiefen Venensystem nicht mehr komplett schließen, kommt es zu einem venösen Rückstrom ins Bein. Dies ist vergleichbar mit einem Krampfaderleiden, das im oberflächlichen System entsteht. (Vgl. hierzu Kapitel »Caroline«.) Im betroffenen Bein kommt es so teils Monate oder Jahre nach der Thrombose durch die Veränderungen an den Venenklappen zu Stauungsbeschwerden. Das kann mit einer Schwellneigung, Schmerzen, Schweregefühl, Hitzeempfinden, Juckreiz und Hautveränderungen einhergehen, und auch Schmerzen beim Gehen sind eine mögliche Komplikation. Es entsteht das Krankheitsbild der sogenannten chronisch venösen Insuffizienz, zu der es auch als Spätfolge eines unbehandelten Krampfaderleidens kommen kann. (Siehe hierzu ebenfalls das Kapitel »Caroline«.) Wenn sie nicht behandelt wird, besteht die Gefahr, dass die chronische venöse Insuffizienz zu massiven Hautveränderungen und sogar zu einem offenen Bein führt.

Am häufigsten tritt das postthrombotische Syndrom nach Thrombosen der Beckenvene und der oberen Oberschenkelvene auf. Bei isolierten Thrombosen des Unterschenkels ist das PTS deutlich seltener.

Diese postthrombotischen Veränderungen der tiefen Venen sind bis heute leider nicht heilbar. Deshalb sollte man möglichst frühzeitig versuchen, den Eintritt des Krankheitsbildes zu verhindern – also bereits unmittelbar mit der Behandlung der eigentlichen Thrombose. Zum einen ist es wichtig, den Körper durch eine effektive medikamentöse Blutverdünnung dabei zu unterstützen, dass möglichst das gesamte Gerinnsel abgebaut wird. Darüber hinaus kann man dem PTS am besten durch eine konsequente Kompressionstherapie entgegenwirken. Wir gehen davon aus, dass Patientinnen, die über einen längeren Zeitraum sehr konsequent Kompressionsstrümpfe tragen, seltener an den Spätfolgen einer Thrombose leiden. Die Kompression unterstützt das Bein beim venösen Abtransport des Blutes und die Venenklappen in ihrer Funktion. Außerdem verringert sie die Flüssigkeitsansammlung im Gewebe. Zusätzlich sollten sich Patientinnen nach einer Thrombose viel bewegen, um die Muskelpumpe der Beine zu betätigen.

Wiederauftreten einer Thrombose *(Rezidivthrombose)*

Eine weitere Spätkomplikation, die auch erst nach Jahren eintreten kann, ist eine erneute Thrombose. Mediziner sprechen dann von einer Rezidivthrombose, die quasi auf den Spuren der alten Thrombose entsteht. Denn die gerade beschriebenen dauerhaft bestehenden Veränderungen der Venenwand rauen die eigentlich glatte Innenschicht an – es entsteht also der erste der oben beschriebenen drei Zustände der Virchow-Trias. Die Überbleibsel und Gefäßschädigungen der letzten Thrombose erleichtern eine erneute Thromboseentstehung. Dadurch gehören alle Patientinnen, die eine erste Thrombose erlitten haben, anschließend automatisch zur Risikogruppe.

Die Diagnosestellung einer Rezidivthrombose ist generell schwerer als die der ersten Thrombose. Noch bestehende Veränderungen der Vene lassen sich im Ultraschall nicht immer von neu hinzugekommenen, frischen Gerinnseln unterscheiden. Eine wichtige Rolle bei der Diagnose spielt daher der D-Dimer-Wert. Bei typischen Thrombosesymptomen, einem auffälligen Ultraschallbefund und einem erhöhten D-Dimer-Wert gilt die Diagnose einer Rezidivthrombose als gesichert.

In erster Linie sind es jedoch die Patientinnen selbst, die nach einer Thrombose vermehrt auf Zeichen einer erneuten Thrombose achten sollten, insbesondere auf einen erneut auftretenden Beinschmerz und die Beinschwellung. Im Zweifelsfall sollten Betroffene umgehend eine Ärztin oder einen Arzt aufsuchen – lieber einmal zu oft als einmal zu wenig.

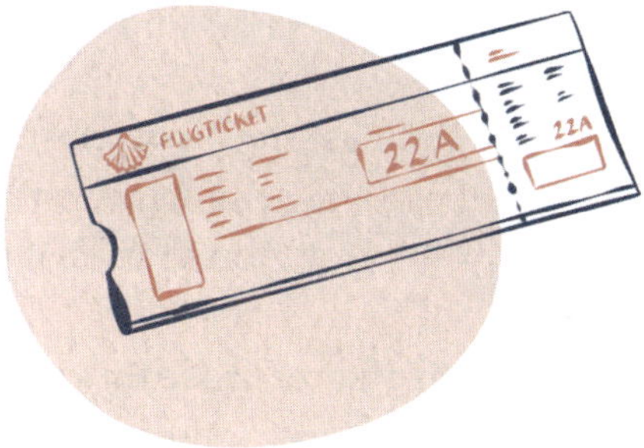

In den ersten Monaten nach einer Thrombose erfolgt jedoch ohnehin eine recht engmaschige Überwachung. Um das Risiko einer erneuten Thrombose zu verringern, sollte in allen Risikosituationen eine Thromboseprophylaxe erfolgen. Je nach Situation schließt das auch die Gabe von blutverdünnenden Medikamenten ein, zum Beispiel bei einer Operation oder Immobilisation und gegebenenfalls für den Zeitraum der Schwangerschaft und des Wochenbetts, aber auch bei einem Langstreckenflug, einer langen Bus- oder Autoreise – also bei recht alltäglichen Situationen, die man für gewöhnlich höchstens mit dem Reisebüro und nicht in einer Arztpraxis bespricht. Diese Risikofaktoren sollten Sie auf jeden Fall selbst im Blick haben, wenn Sie einmal eine Thrombose hatten.

Wenn es zu einer Rezidivthrombose kommt, wird sie meist genauso behandelt wie die erste Thrombose (siehe unten). Über die Dauer der medikamentösen Therapie entscheidet man immer im Einzelfall, denn selbst das Eintreten einer Rezidivthrombose bedeutet nicht zwingend, dass lebenslang blutverdünnende Medikamente eingenommen werden müssen.

Wie wird die Thrombose behandelt?

Aufgrund der möglichen Komplikation der Lungenembolie muss eine Beinvenenthrombose sofort behandelt werden, wenn sie diagnostiziert wurde. Unbehandelt besteht in jedem Moment die Gefahr der Fortleitung von Thrombusanteilen in die Lunge und des Eintritts einer tödlichen Lungenembolie. Die Thrombose wird zum einen mit einer medikamentösen Blutverdünnung und zum anderen mit Kompressionstherapie behandelt.

Medikamentöse Blutverdünnung als Therapie

Der Begriff »Blutverdünnung« ist eigentlich sehr verwirrend, genau genommen sogar regelrecht falsch – denn das Blut wird weder verdünnt noch flüssiger. Stattdessen handelt es sich bei den oft als »Blutverdünner« bezeichneten Medikamenten um Substanzen, die die Blutgerinnung hemmen. »Gerinnungshemmende Medikamente« oder »Gerinnungshemmer« ist daher die richtige Bezeichnung, medizinisch spricht man auch von »Antikoagulation«. Der Einfachheit halber verwenden wir hier jedoch auch weiterhin die Bezeichnung »Blutverdünner«.

Mit der medikamentösen Blutverdünnung, also der Unterdrückung der Gerinnung, greift man in die weiter vorne beschriebene Kettenreaktion der Gerinnungsfaktoren ein. Dadurch wird verhindert, dass die Thrombose weiter anwächst und sich Gerinnsel ausbilden können, die im weiteren Verlauf zu einer Lungenembolie führen. Außerdem unterstützen die Blutverdünner den Körper beim Abbauprozess der Thrombose.

Die Anwendung von Blutverdünnern kann auf unterschiedliche Arten erfolgen. Häufig wird direkt bei Diagnosestellung ein Medikament gespritzt, um die vorhandene Gefahr umgehend zu bannen. Es ist das sogenannte Heparin, eine Substanz, die auch im Körper selbst gebildet wird, um das Blutgerinnungssystem im Gleichgewicht zu halten. Im Anschluss an diese erste Spritze geht man dann häufig zur Einnahme von Tabletten über, die die Blutgerinnung unterdrücken.

Es gibt verschiedene Substanzen, die zur Blutverdünnung eingesetzt werden können. Sie nehmen jeweils einen Dominostein aus der Kettenreaktion der Gerinnungskaskade heraus, indem sie verhindern, dass er überhaupt gebildet wird oder zumindest kippt. Je nach Angriffspunkt wirken die Medikamente unterschiedlich schnell und auch unterschiedlich lange nach. Viele Menschen kennen das bekannte gerinnungshemmende Medikament mit dem Wirkstoff Phenprocoumon, meist unter dem Handelsnamen »Marcumar®«, das schon seit fast siebzig Jahren im Einsatz ist. Phenprocoumon ist ein Vitamin-K-Antagonist. Vitamin K wiederum ist ein wichtiger Baustein der Gerinnungskaskade und wird in den Vorstufen der Bildung der Gerinnungsfaktoren benötigt. Ein Vitamin-K-Antagonist greift daher indirekt in die Gerinnung ein, indem er die Bildung der wichtigen Faktoren verhindert. Bis zum Eintritt der Wirkung vergehen allerdings mehrere Tage, und auch nach Absetzen des Medikaments ist die Gerinnung noch für einige Tage verändert.

Vor einigen Jahren kam eine neue Medikamentengruppe auf den Markt, zunächst unter dem Begriff »Neue orale Antikoagulanzien« (Abkürzung NOAK), doch mittlerweile werden sie als »Direkte orale Antikoagulanzien« (DOAK) bezeichnet. Diese Gruppe besteht aus Medikamenten, die direkt in die Gerinnung eingreifen und dabei gezielt einen bestimmten Gerinnungsfaktor hemmen. Die Wirkung bei den neueren Wirkstoffklassen tritt deutlich schneller ein – und lässt auch sehr viel schneller wieder nach. Für Betroffene ist der relevanteste Unterschied, dass der Blutgerinnungswert bei den Vitamin-K-Antagonisten regelmäßig kontrolliert werden muss, um die Dosierung korrekt anzupassen, bei den DOAKS hingegen nicht.

Es gibt auch Einzelfälle, bei denen für den gesamten Zeitraum der Thrombosebehandlung nicht auf Tabletten umgestellt werden kann und weiterhin Heparinspritzen zum Einsatz kommen müssen. Gründe dafür sind zum Beispiel einige Krebserkrankungen oder Medikamentenunverträglichkeiten. Aber auch wenn während einer Schwangerschaft eine Thrombose behandelt (oder verhindert) werden soll, würde man der Patientin die Anwendung von Heparinspritzen empfehlen.

Die Behandlungsdauer mit Blutverdünnern ist sehr individuell und muss immer im Einzelfall festgelegt werden. Häufig kann die Einnahme der blutverdünnenden Medikamente zur Behandlung einer Thrombose nach einigen Monaten beendet werden.

Kompressionstherapie

Neben der Blutverdünnung ist die »mechanische« Unterstützung des Venensystems mittels Kompression das A und O der Thrombosebehandlung. Wenn sich ein Thrombus gebildet hat, ist das Venensystem enorm belastet. Mit jedem Pulsschlag wird arterielles Blut in das Bein gepumpt, der venöse Abstrom Richtung Herz ist jedoch maßgeblich blockiert, sodass das Blut über kleinere Umgehungswege abfließen muss. Doch ebenso wie im Straßenverkehr geht es auf den kleineren »Seitenstraßen« einfach nicht so schnell voran. Das führt unweigerlich zu einem Stau im Bein – medizinisch spricht man auch von einer Volumenbelastung, die sich durch eine Schwellung und Flüssigkeitsansammlungen bemerkbar macht.

Damit sich die Belastung im Rahmen hält, sollte von außen eine konsequente Kompressionstherapie erfolgen. Die ersten Tage ist die Schwellung oft so massiv und der Umfang des Beins verändert sich so schnell, dass es sinnvoll ist, zunächst mit einem Kompressionsverband zu arbeiten. Doch schon nach kurzer Zeit hat sich der Zustand in der Regel so weit stabilisiert, dass es möglich ist, das Bein abzumessen und einen passenden Kompressionsstrumpf zu bestellen. Ob er oberschenkel- oder unterschenkellang sein muss, ist von der Ausdehnung und dem Ort der Thrombose abhängig.

Man muss bei der Kompression mittels Strumpf unbedingt im Blick behalten, dass sich das Bein im Verlauf der Behandlung in seinem Umfang verändern wird: Nach der anfänglich akuten und sehr starken Schwellung wird die Stauung hoffentlich in den darauffolgenden Wochen zügig zurückgehen. Wenn Sie das Gefühl haben, dass der Strumpf irgendwann zu locker sitzt (kurzum: eher angenehm), dann wird es Zeit für einen neuen Kompressionsstrumpf. Am besten lassen Sie eine aktuelle Umfangmessung des Beins genau dort vornehmen, wo Sie bereits die erste Messung haben durchführen lassen. Hier kennt man Sie und Ihr Bein schon und kann die Änderungen besser beurteilen. Unterscheiden sich die Werte deutlich, sollten Sie ein neues Rezept ausgestellt bekommen, da der alte Strumpf dann keine ausreichende Wirkung mehr hat.

Operative Therapie mittels Katheter

Die operative Therapie der Beinvenenthrombose hat eine lange und bewegte medizinische Geschichte, über die man ein eigenes Buch schreiben könnte. Doch die früher gängige chirurgische Entfernung von Gerinnseln aus einer Beinvene wird heute allenfalls in schweren Ausnahmefällen durchgeführt. Studien haben gezeigt, dass bei Thrombosen der Beinvenen in aller Regel die medikamentöse Einstellung der Blutgerinnung die bessere Behandlungsform darstellt, da sie sicher, effektiv und schonender ist.

Eine Ausnahme ist eine Thrombose in der Beckenvene. Hier ist seit einigen Jahren eine minimalinvasive Operation mittels Katheter eine mögliche Option. Bei dieser Behandlungstechnik kann das Gefäß über den Katheter wiedereröffnet werden und zusätzlich ein kleines Gitter-Röhrchen aus Metall (ein sogenannter Stent) eingesetzt werden, um das Gefäß dauerhaft offen zu halten. Ein solcher Eingriff kann auch Frauen helfen, die im Bereich der Beckenvene eine anatomische Engstelle haben: Wenn sich Arterie und Vene im kleinen Becken überkreuzen, kann es mit der Zeit zu einer Einengung der Vene kommen. Es ist sogar möglich, dass die Vene an dieser Stelle ihre Struktur verändert, was als »Beckenvenensporn« oder »May-Thurner-Syndrom« bezeichnet wird. Welche Patientin sich einer Operation unterziehen sollte, wird individuell nach Befund entschieden.

Ursache identifizieren

Die Behandlung der Thrombose schließt auch die Suche nach dem Grund für die Thrombose mit ein. Das ist wichtig, um die Dauer der Blutverdünnung und das Risiko für eine Rezidivthrombose abschätzen zu können. Häufig ist der verursachende Auslöser klar: eine lange Flug-, Bus- oder Autoreise, eine Operation, eine Zeit liegend im Bett, ein Gips, Schwangerschaft oder Hormoneinnahme – oder sogar eine Kombination aus mehreren dieser Faktoren.

Manchmal ist die Ursache jedoch nicht klar. Dann sollten weitere Untersuchungen erfolgen, die den restlichen Körper mit einschließen. Denn auch eine bis dahin vielleicht noch nicht bekannte Erkrankung kann für eine Thromboseentstehung verantwortlich sein, allen voran eine Tumorerkrankung. Bitte kriegen Sie jetzt keinen Schreck, das kommt relativ selten vor. Aber auch diese Möglichkeit muss bedacht werden, um der Ursache auf den Grund zu gehen und letztlich die für Sie richtige Therapie festzulegen.

Es ist auch möglich, dass eine Störung der Blutgerinnung vorliegt. Um eine Gerinnungsstörung zu erkennen, wird eine sogenannte Thrombophilie-Diagnostik durchgeführt. Dabei wird anhand einer Blutanalyse nach Störungen der Blutgerinnung gesucht, die das Risiko für eine Thrombose deutlich erhöhen. Diese Erkrankungen können vererbt werden. Daher ein Wort unter uns Frauen und vor allem an die Mütter: Wenn bei Ihnen eine Gerinnungsstörung festgestellt wurde, sollten unbedingt auch nahe Angehörige untersucht werden. Da unter anderem die Pille ein zusätzliches Risiko für eine Thrombose darstellt, sollte vor allem bei heranwachsenden Töchtern geklärt werden, ob sie eventuell ebenfalls an einer Gerinnungsstörung leiden.

TIPPS UND TRICKS BEI EINER THROMBOSE

Was können Sie bei einer Thrombose selbst tun? Die **Kompressionstherapie** ist tatsächlich eine der wichtigsten Säulen der Behandlung. Jede Patientin, bei der eine Thrombose festgestellt wird, sollte einen Kompressionsstrumpf verordnet bekommen. Und meine eindringliche Bitte: Tragen Sie diesen auch konsequent! Neben der medikamentösen Blutverdünnung ist dies der wichtigste Hebel, um das Risiko für langfristige Spätfolgen der Thrombose zu senken. Die Kompressionstherapie sollte auch nicht nur auf einige Monate begrenzt werden. Mein Rat an alle Thrombosepatientinnen lautet daher: Integrieren Sie die Kompressionsstrümpfe, soweit es Ihnen möglich ist, in Ihr Leben! Überlegen Sie nicht, wann Sie die Dinger endlich wieder loswerden, sondern akzeptieren Sie die Strümpfe als Teil Ihrer täglichen Kleidung. Ja, sie sind nicht ganz leicht anzuziehen (Tipps dazu in Kapitel »Ashley«), aber sie wirken! Außerdem gibt es die Strümpfe mittlerweile in modischen Farben – selbst unter Röcken und Kleidern können bunte Kompressionsstrümpfe den Look ergänzen. Langfristig müssen es vermutlich auch nicht unbedingt die oberschenkellangen Strümpfe sein, häufig reichen auch Strümpfe, die nur bis zum Knie gehen. Und Sie müssen die Strümpfe auch nicht bei absolut allen Aktivitäten des Lebens tragen. Im Bikini am Strand oder unter dem Ballkleid beim Sommerfest können Sie auf den medizinischen Kompressionsstrumpf auch mal verzichten.

Ununterbrochenes langes Stehen und Sitzen sollten Sie als Thrombosepatientin weitestgehend aus Ihrem Alltag verbannen. Vor allem in Jobs, die langes Sitzen am Schreibtisch erfordern, ist dieser Rat allerdings nicht immer leicht umzusetzen, doch für die Beine gilt dasselbe wie für die Wirbelsäule: Die beste Sitzposition ist immer die nächste! Wenn Sie wissen, dass Sie die Tätigkeit am Schreibtisch oft so vereinnahmt, dass Sie darüber ganz die Zeit vergessen, dann stellen Sie sich einen Wecker, der Sie regelmäßig daran erinnert, aufzustehen und ein wenig herumzulaufen. Bewegung ist für alle Thrombosepatientinnen wichtig. Laufen Sie so viel, wie es Ihnen möglich ist.

Wenn Sie in die Risikogruppe fallen, müssen Sie unbedingt an eine **Thromboseprophylaxe** denken, wenn Sie einen Langstreckenflug planen. Das Risiko einer Reisethrombose ist andernfalls zu hoch. Das gilt grundsätzlich jedoch nur für Langstreckenflüge. Reden Sie im Vorfeld Ihrer Reise mit Ihrer Ärztin oder Ihrem Arzt, und lassen Sie sich ein Rezept für Heparinspritzen ausstellen. Jede Spritze deckt einen Zeitraum von vierundzwanzig Stunden ab, und bis zum Eintritt der Wirkung dauert es etwa vier bis fünf Stunden. Damit Sie nicht auf der Flughafentoilette tätig werden müssen, gilt für den Hinflug daher: Wenn Sie zu Hause noch einmal kontrollieren, ob der Herd aus ist und die Fenster alle zu sind, setzen Sie als letzte Aktion vor dem Aufbruch zum Flughafen die Heparinspritze. Und keine Sorge – auch wenn es ungewohnt erscheint, Sie schaffen es, sich die Spritze selbst zu geben! Für den Rückflug ist der finale Kontrollblick unter das Hotelbett der geeignete Zeitpunkt. Das setzt natürlich voraus, dass Ihre Anreise zum Flughafen nur einige Stunden dauert.

Bitte denken Sie außerdem daran, dass die Gabe einer zweiten Spritze notwendig werden kann, wenn die Reisedauer vierundzwanzig Stunden überschreitet. Lassen Sie sich von Ihrer Arztpraxis am besten eine englischsprachige Bestätigung ausstellen, die belegt, dass bei Ihnen das Mitführen von Heparinspritzen aus medizinischen Gründen notwendig ist. Das vermeidet unnötigen Ärger am Flughafen.

Frauenbeine – Was die frauenspezifische Gefäßmedizin so besonders macht

Östrogen steigert die Bildung von Gerinnungsfaktoren. Daher haben Frauen generell ein anderes Thromboserisiko als Männer – das Risiko schwankt aber auch in den verschiedenen Lebensphasen einer Frau. Insbesondere bei der Einnahme der Antibabypille, während einer Schwangerschaft und des Wochenbetts, aber auch wenn Hormonpräparate zur Behandlung der Wechseljahre-Beschwerden eingenommen werden, ist das Risiko erhöht. Lassen Sie uns daher gemeinsam auf diese Phasen des Lebens einen speziellen Blick werfen!

Thrombose unter hormoneller Verhütung

Die Pille feierte im Jahr 2020 ihren sechzigsten Geburtstag. Sie wird zu Recht als Segen der Emanzipation und des selbstbestimmten Lebens der Frau gefeiert. Eine kritisch zu betrachtende Nebenwirkung ist allerdings das erhöhte Risiko für das Eintreten einer Thrombose oder einer Lungenembolie. Verschiedene Arten der Pille erhöhen das Risiko unterschiedlich stark, was an der jeweiligen Zusammensetzung liegt.

Östrogen ist das Hormon, das Thrombosen begünstigen kann. Progesteron, in der Pille künstlich als Gestagen vorliegend, erhöht das Thromboserisiko hingegen nicht. Das bedeutet, dass reine Gestagen-Pillen ohne deutlich erhöhtes Thromboserisiko eingesetzt werden können. Diese östrogenfreie, früher auch als »Mini-Pille« bezeichnete Pille ist daher auch für Patientinnen mit einem erhöhten Thromboserisiko geeignet.

Die häufigste eingenommene Pillenart ist allerdings ein Kombinationspräparat, das sowohl Östrogen und Gestagen enthält. Die verschiedenen Kombinations-Pillenpräparate, die während der letzten sechzig Jahre auf den Markt kamen, unterscheiden sich hauptsächlich in der Art des verwendeten Gestagens. Interessanterweise unterscheidet sich das Thromboserisiko deutlich, je nachdem welches dieser Gestagene zusammen mit dem Östrogen eingesetzt wird. Die »älteren«, also zuerst eingesetzten, Gestagene erhöhen dabei das Risiko für Thrombosen weniger als die neueren.

Ohne hormonelle Verhütung erkranken statistisch zwei von zehntausend Frauen an einer Thrombose. Bei Einsatz einer älteren Pille, vor allem mit dem Gestagen Levonorgestrel, erhöht sich das Risiko für eine Thrombose auf fünf bis sieben Betroffene von zehntausend Frauen. Bei Gestagenen der neueren Generation steigt das Thromboserisiko hingegen deutlich – hier erleiden sechs bis zwölf von zehntausend Frauen eine Thrombose!

Die neueren Gestagene werden dennoch häufig verordnet, da sie zyklusabhängige Beschwerden wie Akne und Regelblutungsschmerzen effektiver lindern. Für viele Frauen bedeutet genau das eine deutliche Verbesserung ihrer Lebensqualität, sodass sie das erhöhte Risiko in Kauf nehmen. Wird das Thromboserisiko jedoch durch weitere Faktoren erhöht, sollten Sie eher zu einem anderen Präparat oder einer alternativen Verhütungsmethode greifen. Zu diesen weiteren Faktoren gehören zum Beispiel das Alter (über fünfunddreißig Jahre), Übergewicht und Rauchen. Das Risiko für eine Thrombose unter Pilleneinnahme ist im ersten Jahr der Einnahme am höchsten, sinkt bereits im zweiten Jahr und ist im dritten Jahr nur noch gering erhöht.

Die sogenannte Hormonspirale gibt übrigens kein Östrogen ab und birgt daher kein nennenswertes Thromboserisiko. Das Hormonpflaster, mit seinem hohen Östrogenanteil, sowie die Dreimonatsspritze, mit einer sehr hohen Dosis an Gestagen, erhöhen hingegen das Thromboserisiko.

Wie finden Sie sich nun zurecht in diesem »Pillen-Dschungel«? Nur im Gespräch mit Ihrer behandelnden Ärztin oder dem Arzt. Gemeinsam müssen Sie den Einsatz eines Hormonpräparates für Sie passend abstimmen – und zwar vor jeder Verordnung erneut, da sich das individuelle Thromboserisiko verändern kann.

Ein wichtiger Hinweis für den Fall, dass es während der Pilleneinnahme zu einer Thrombose kommt

Meine wichtigste Botschaft gleich vorab: Bitte setzen Sie bei Feststellung einer Thrombose nicht sofort reflexartig Ihre Pille ab! Das erlebe ich in meiner täglichen Praxis leider nur zu oft.

Doch die fortgesetzte Einnahme der Pille kann die vorhandene Thrombose nicht verschlimmern, sofern mit der notwendigen Blutverdünnungstherapie begonnen wird. Sie schützt allerdings weiterhin vor einer ungewollten Schwangerschaft. Und dass es dazu kommt, sollte in diesem Zustand, auch aus medizinischen Gründen, unbedingt verhindert werden. Denn parallel zu einer frischen Thrombose schwanger zu werden, bedeutet aufgrund der aktivierten Gerinnung durch die Schwangerschaft eine deutlich erhöhte Komplikationsgefahr, insbesondere, da die zwingend notwendige Einnahme blutverdünnender Medikamente während einer Schwangerschaft für Mutter und Kind Risiken mit sich bringt.

Meine Empfehlung lautet daher, nach der Diagnosestellung die Pille nicht abzusetzen, aber umgehend mit einer Blutverdünnung zu beginnen. Damit ist die Patientin vor weiteren Komplikationen (Voranschreiten der Thrombose und Eintritt einer Lungenembolie) geschützt. Im Anschluss kann man dann in aller Ruhe überlegen, wie es mit der Verhütung weitergehen soll.

Die wichtigsten Fragen, die es zu klären gilt: Kann auf eine reine Gestagen-Pille umgestiegen werden? Oder kann die Patientin sich sogar vorstellen, auf alternative Verhütungsmethoden zurückzugreifen, sodass auf eine Pille ganz verzichtet werden kann? Für die Beantwortung dieser Fragen hat man bis zum Ende der Blutverdünnung Zeit – und das sind häufig einige Monate. Auch ist es möglich, in diesem Zeitraum eine Gerinnungsdiagnostik durchzuführen, um das individuelle Thromboserisiko der Patientin besser abschätzen zu können.

Thrombose in der Schwangerschaft und im Wochenbett

Auch während der Schwangerschaft und in der Zeit des Wochenbetts befinden sich Frauen in einer Phase des erhöhten Thromboserisikos. Fünfzehn Prozent aller Todesfälle während einer Schwangerschaft sind auf eine Thrombose zurückzuführen! Das Risiko ist in diesen Monaten erhöht, weil der Körper die Blutgerinnung aktiviert, um schwere Blutungen zu vermeiden und so Mutter und Embryo zu schützen. Der veränderte Hormonstatus wirkt sich zudem auf die Elastizität der Gefäßwände aus. Die Venen werden erweitert und der Blutfluss verlangsamt – ein Umstand, der zusätzlich noch durch einen deutlichen Anstieg des Blutvolumens von vier bis fünf Liter auf sechs bis sieben Liter verstärkt wird. Um das Risikoprofil perfekt zu machen, wird der venöse Abfluss im Becken durch das wachsende Baby beeinträchtigt – es braucht einfach Platz, sodass die Gefäße weichen müssen.

Schon mit Beginn der Schwangerschaft ist das Thromboserisiko für die werdende Mutter erhöht. Das Risiko steigt dann im Verlauf der Schwangerschaft weiter an und ist rund um die Entbindung und im Wochenbett am höchsten. Ganz besonders hoch ist das Risiko für Frauen, die während der Schwangerschaft länger liegen müssen, bei denen eine Gerinnungsstörung vorliegt oder die bereits zuvor eine Thrombose erlitten haben. Weitere Risikofaktoren sind Lebensalter (über fünfunddreißig), Übergewicht, Rauchen, künstliche Befruchtung und Kaiserschnitt. All diese Frauen sollten besonders intensiv betreut werden und sich und ihren Körper auch selbst sehr genau beobachten. Dabei ist es ganz wichtig, dass die werdenden Mütter, bei denen ein erhöhtes Thromboserisiko festgestellt wurde, gut über die möglichen Anzeichen einer Thrombose aufgeklärt werden. So können sie auf diese Symptome verstärkt achten und sich gegebenenfalls umgehend ärztliche Hilfe holen.

Eine Thrombose, die während der Schwangerschaft eintritt, wird in aller Regel mit Heparinspritzen behandelt. Die oben genannten Tabletten zur Blutverdünnung werden aufgrund möglicher Schäden für das Kind und der Gefahr von Blutungen während der Schwangerschaft nicht verschrieben. Frauen mit einem bekannten höheren Risiko für eine Thrombose erhalten meist im gesamten Zeitraum der Schwangerschaft bis zum Ende des Wochenbetts täglich Heparin, um das Risiko zu minimieren, und sollten außerdem konsequent Kompressionsstrümpfe tragen. Unabhängig vom Risikoprofil sollten Schwangere sich möglichst viel bewegen und auf ausreichend Flüssigkeitszufuhr achten – beides reduziert das Risiko einer Thrombose.

Thrombose unter Hormonersatztherapie während der Wechseljahre

Wenn Frauen in die Wechseljahre kommen, verändert sich ihr Hormonhaushalt erneut dramatisch. Im Verlauf der verschiedenen Abschnitte der Menopause, die man in prä- (vor), peri- (während) und post- (nach) einteilt, sinken der Östrogen-, der Progesteron- und der Testosteronspiegel im weiblichen Körper. Dieses Absinken der Hormone führt zu Veränderungen, die mit deutlichen Beschwerden einhergehen können. Die Lebensqualität vieler Frauen leidet zum Beispiel durch Hitzewallungen und Schweißausbrüche, Schlafstörungen, depressive Stimmungslagen oder Libidoverlust. Man geht allerdings davon aus, dass etwa ein Drittel aller Frauen die Menopause ganz ohne Beschwerden durchläuft, ein weiteres Drittel unter leichten Beschwerden leidet und nur ein Drittel durch ausgeprägte Symptome in der Lebensqualität maßgeblich beeinträchtigt wird. Zugegeben, das ist wenig tröstlich, wenn man zum letzten Drittel gehört. Diese Gruppe von Frauen benötigt eventuell Unterstützung, um unbeschadet durch die Menopause zu kommen.

Prinzipiell haben betroffene Frauen die Wahl zwischen einer hormonellen Behandlung, einer nicht hormonellen Behandlung (z. B. mit Wirkstoffen auf pflanzlicher Basis) oder nichtmedikamentösen Therapieformen (psychotherapeutische Begleitung).

Bei der medikamentösen Therapie mit Hormonen, der sogenannten Hormonersatztherapie (HRT), wird der zunehmende Mangel an Hormonen durch die Einnahme künstlicher Hormone ausgeglichen. Dabei soll die Einnahme die bisherigen Hormonkonzentrationen nicht wiederherstellen, sondern lediglich die Beschwerden lindern. Es stehen unterschiedliche Präparate mit Östrogenen und Gestagenen zur Verfügung. Grundsätzlich gibt es die Möglichkeit, Östrogene allein oder in einer Kombination mit Gestagen zu verabreichen.

Auch bei einer Hormonersatztherapie gilt, dass Östrogen das Risiko für eine Thrombose erhöht. Allerdings ist das Thromboserisiko bei der Behandlung von Beschwerden in der Menopause geringer als bei der Antibabypille. Die Präparate sind in Form von Tabletten, Pflastern, Cremes und Gels erhältlich. Die Art der Anwendung hat dabei ebenfalls einen Einfluss auf das Risiko für die Thromboseentstehung: Wird das Östrogen als Tablette eingenommen, steigt das Risiko auf das Doppelte. Die Aufnahme über die Haut erhöht das Risiko für den Eintritt einer Thrombose statistisch hingegen nicht.

Dass das Thromboserisiko zu Beginn der Therapie immer am größten ist und mit der Einnahmedauer sinkt, gilt übrigens auch für die Hormonersatztherapie und nicht nur für die Pille.

Und auch das individuelle Thromboserisiko jeder Frau sollte vor der Entscheidung für eine Hormonersatztherapie abgeklärt werden. Diese Risikoeinschätzung gilt es dann bei der Wahl der Behandlungsmethode zu berücksichtigen.

Ein Hinweis von Frau zu Frau

Leider muss ich regelmäßig Patientinnen in meiner Praxis mitteilen, dass eine tiefe Beinvenenthrombose vorliegt. Und glauben Sie mir, auch nach vielen Jahren in meiner Praxis ist das kein Alltag für mich. Trotz aller Erfahrung und des Wissens um die gute Prognose kann ich den Schreck der Patientinnen jedes Mal mitempfinden. Häufig trifft die Diagnose die Frauen wie ein Schock, und die Reaktionen sind dementsprechend emotional. Beruhigen und trösten sind dann ebenso wichtig, wie über die aktuelle Situation so gut es geht aufzuklären.

Die Diagnose »Thrombose« ist, so überraschend sie die betroffene Person auch ereilen mag, keine vollkommene Tragödie. Heutzutage ist eine rechtzeitig erkannte Thrombose sehr gut behandelbar. Die Einnahme der Blutverdünner ist, dank der neueren Medikamente, unkompliziert und der Kompressionsstrumpf bei den meisten Patientinnen schon bald so in den Alltag integriert, dass er kaum noch auffällt.

Die ärztlichen Empfehlungen von früher, dass man mit einer Thrombose wochenlang das Bett hüten muss, sind inzwischen überholt. Stattdessen sollen die Betroffenen ihren Alltagsgewohnheiten und sportlichen Aktivitäten ganz normal nachgehen.

Für die meisten Menschen bleibt die Thrombose ein einmaliges Ereignis in ihrem Leben. Natürlich gibt es selten auch schwerwiegende Verläufe und Komplikationen, aber für die überwiegende Anzahl der Patientinnen verläuft die Erkrankung weniger dramatisch, als sie es im ersten Moment erwarten. Daher empfehle ich meinen Patientinnen und Ihnen, liebe Leserin, zunächst einmal tief durchzuatmen und sich einen Moment Ruhe zu gönnen, um die Diagnose zu verarbeiten. Informieren Sie sich, und besprechen Sie all Ihre Fragen mit Ihrer Phlebologin oder Ihrem Phlebologen. Versuchen Sie, Ihren Alltag ganz normal fortzuführen, und lassen Sie Ihr Leben nicht von der Diagnose beherrschen. Haben Sie keine Angst – die größte Gefahr, nämlich dass es zu einer Lungenembolie kommt, bestand vor der Diagnosestellung und dem Beginn der Blutverdünnung. Ab dem Moment der Behandlung geht es nur noch bergauf!

■ EIN WIEDERSEHEN MIT REGINA

Seit dem Tag der Diagnosestellung in meiner Praxis ist nun ein Jahr vergangen. Heute kommt Regina ein weiteres Mal zur Verlaufsuntersuchung. In der Zwischenzeit war sie mehrmals zur Befundkontrolle bei mir. Die Einnahme der Blutverdünnung konnte schon nach einigen Monaten wieder beendet werden. Zum einen, weil es ihre erste tiefe Beinvenenthrombose war, die noch dazu eindeutig den auslösenden Ereignissen, dem Langstreckenflug und der Einnahme der Hormonpräparate, zugeordnet werden konnte. Zum anderen, weil die Thrombose sich gut zurückgebildet hat.

Einen Kompressionsstrumpf trägt Regina am Unterschenkel aber konsequent weiter. Sie sagt, sie habe sich mittlerweile an den Strumpf gewöhnt und fühle sich mit ihm sogar wohler als ohne. Zum Glück ist das linke Bein durch die ausgeheilte Thrombose insgesamt nicht sehr belastet – nur selten bemerkt Regina, dass es anschwillt. Im Ultraschall sieht man von der ehemaligen Thrombose fast nichts mehr. Minimale Veränderungen in der Kniekehlenvene links sind das letzte Überbleibsel der Thrombose. Wahrscheinlich werden diese Strukturen dort für immer bestehen und nachweisbar sein.

Eine Insuffizienz der Klappen hat die Thrombose nicht hinterlassen – vermutlich auch, weil Regina die Therapie so konsequent durchgezogen hat. Alle Venenabschnitte funktionieren erfreulich gut. Regina strahlt, als ich ihr den Befund mitteile. Sie weiß, dass sie in bestimmten Situationen mehr aufpassen muss als andere Menschen und dass sie gut auf ihr Bein achten muss. Bei einem erneuten Verdacht oder entsprechenden Schmerzen, verspricht sie mir, wird sie sofort wieder in meine Praxis kommen.

Die Hormonpräparate hat sie inzwischen abgesetzt. Sie versucht ihre Wechseljahre-Beschwerden nun mit alternativen Möglichkeiten in den Griff zu bekommen. Bald steht der nächste Besuch bei ihrer Tochter an – die Heparinspritzen sind schon im Gepäck! Regina hat also mit dem Thema Thrombose ihren Frieden gemacht und dieses Kapitel erst einmal abgeschlossen. Und wir, liebe Leserinnen, hiermit auch!

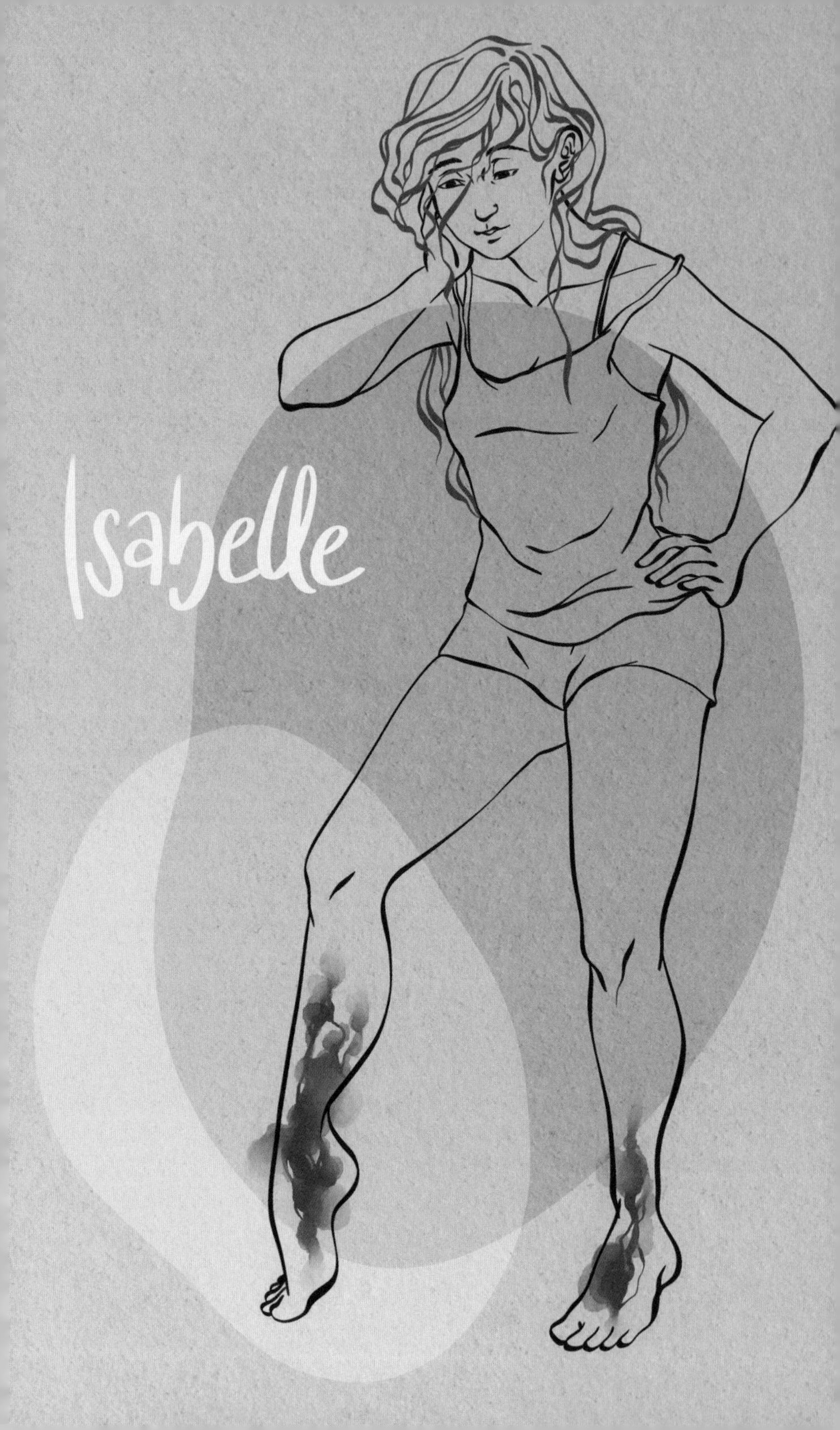
Isabelle

Isabelle

Kalte Füße | *Akrale Zyanose*

Kalte Füße. Immer. Oder fast immer. Wenn sich fünf Freundinnen auf einen Kaffee treffen, wird mindestens eine von ihnen kalte Füße haben oder zumindest regelmäßig an ihnen leiden. Wahrscheinlich sind es sogar fast alle Anwesenden. Und obwohl es kein Krankheitsbild ist, das auf dramatische Weise die Lebenszeit verkürzt oder zu schweren funktionalen Störungen führt, können kalte Füße die Lebensqualität der betroffenen Frauen ganz gewaltig einschränken. Die Kälte kann von den Füßen die Beine nach oben kriechen, den Körper erfassen, sich in Schmerz verwandeln. Oder die Angst vor der Kälte wird so groß, dass sich die Frauen gar nicht mehr in eine Situation begeben wollen, in der sich ihre Füße möglicherweise in Eiszapfen verwandeln könnten. Das bedeutet vielleicht auch den Verzicht auf etliche schöne Freizeitaktivitäten. Und wieder andere Frauen haben so ausgeprägte Beschwerden, dass sie befürchten, das Kälteempfinden könnte sich steigern und im weiteren Verlauf zu relevanten Durchblutungsstörungen und vielleicht gar zu einem Absterben der Zehen führen.

Die Unsicherheit zu diesem Krankheitsbild ist groß, der Leidensdruck auch. Zeit, damit aufzuräumen.

■ ISABELLE

Ich trete in den Behandlungsraum und blicke in das wunderschöne Gesicht der zarten Frau, die im Schneidersitz auf meiner Behandlungsliege sitzt. Isabelle ist zweiundzwanzig Jahre alt, studiert Mediendesign in Köln, liebt Sport und die Natur. Ihre Körperhaltung ist aufrecht und voller Spannung, ihre goldenen langen Haare fallen gewellt über ihre Schultern. Sie lächelt etwas verlegen und legt den Kopf schief.

»Hallo«, sage ich und setze mich zu ihr. »Was genau führt Sie denn in meine Praxis?«

»Also, meine Füße sind einfach immer kalt. Immer«, sagt Isabelle. Wie um ihre Worte zu unterstreichen, beginnt sie, ihre Füße zu massieren. »Im Winter und bei Kälte ist es ganz besonders schlimm. Und dabei gehe ich doch so gerne mit meinem Freund in die Berge. Eigentlich liebe ich Skifahren, aber ich kann es gar nicht mehr genießen. Und mein Freund wiederum kann überhaupt nicht verstehen, wie unangenehm es ist.« Isabelle seufzt. »Wissen Sie«, Isabelles stahlblaue Augen blicken mich gerade an, »ich habe richtig Angst, dass bei der nächsten Skitour meine Zehen abfrieren. Diese irre Sorge, mit schwarzen Zehen wieder nach Hause zu kommen, verfolgt mich dann die ganze Zeit.«

Ich nicke. Isabelle ist nicht die einzige Patientin, die solche Ängste quälen.

»Okay«, sage ich, »ich untersuche zunächst einmal, wie viel sauerstoffreiches Blut bei Ihnen an den Füßen ankommt, und dann überlegen wir gemeinsam, wie wir Ihre Lebensqualität verbessern können.«

Isabelle schenkt mir ein wunderschönes, offenes Lächeln. Ich bin froh, ihr helfen zu können.

Wie kommt es dazu, dass Füße kalt werden?

Die gute Nachricht direkt vorweg: Meist sind die Ursachen für kalte Füße ganz harmlos! Doch die Auslöser für ein Kälteempfinden an den Füßen sind mannigfaltig und so individuell wie die Menschen selbst. Daher lässt sich auf die Frage nach der Ursache keine Antwort geben, die für jede Frau und für jede Situation pauschal passt.

Eine große Rolle spielt die Umgebungstemperatur. Damit die zentralen Organe des Körpers problemlos funktionieren, muss die Körperkerntemperatur bei etwa 37 °C liegen. Sinkt die Umgebungstemperatur, verengen sich die peripheren Gefäße der Gliedmaßen, damit alle Wärme im Zentrum des Körpers verbleibt, wo sie zur Aufrechterhaltung der lebenswichtigen Funktionen gebraucht wird. Die Füße können auf unter 10 °C abkühlen und tun trotzdem noch brav ihren Dienst. Entsprechend ist ungemütliches, frostiges Wetter eine häufige Ursache für ein ausgeprägtes Kälteempfinden – vor allem in Kombination mit nicht ausreichend warmem Schuhwerk oder feuchten Füßen. Viele Frauen tragen Schuhe, die der Witterung nicht unbedingt angepasst und zusätzlich häufig zu eng sind. Doch die Enge der Schuhe verursacht zum einen, dass die kleinsten Blutgefäße abgedrückt werden und so die Durchblutung eingeschränkt wird. Zum anderen fehlt in zu engen Schuhen der Platz für die Luftschicht, die maßgeblich zur Isolierung beiträgt. Etwas weitere Schuhe erleichtern eine unproblematische Durchblutung und geben den Füßen Raum, eine warme Schicht aufzubauen. In diesem Fall hilft tatsächlich: Kaufen Sie sich neue Schuhe! Ja, das ist ein medizinischer Rat – achten Sie einfach nur auf die richtige Passform und lassen Sie sich beraten, wenn Sie unsicher sind.

Weitere mögliche Ursachen für kalte Füße:

- Niedriger Blutdruck. Häufig spielt der Kreislauf der Frauen eine entscheidende Rolle beim Eintreten von Kälteempfinden. Der bei den Betroffenen eher niedrige Blutdruck verstärkt das Beschwerdebild und sorgt oft zusätzlich für kalte Hände.
- Relevante Gefäßerkrankungen wie die Gefäßwandverkalkung, die sogenannte Arteriosklerose. In diesem Fall bestehen jedoch neben den kalten Füßen zusätzliche Beschwerden wie schmerzende Beine beim Gehen. (Siehe hierzu das Kapitel »Erika«.)
- Hormonelle Störungen wie eine Schilddrüsenunterfunktion, die die Wärmeregulation des Körpers ganz maßgeblich beeinflussen kann.
- Ein Mangel an Vitamin D, Magnesium, Kalium oder Eisen kann ebenfalls die Ursache eines verstärkten Kälteempfindens sein.
- Die Einnahme spezieller Medikamente, die auf das vegetative Nervensystem wirken. Dazu zählen manche Antibabypillen, Antidepressiva, Diuretika und einige Medikamente gegen Bluthochdruck. Auch Tabletten zur Behandlung von Migräne, sogenannte Ergotamine, oder von Erkältungen/Heuschnupfen (Wirkstoff: Pseudoephedrin) können Gefäßengstellungen verursachen und damit ein Kälteempfinden verstärken.
- Psychische Beeinträchtigungen wie Depressionen und Angstzustände können körperliche Auswirkungen haben und uns frösteln lassen. Nicht umsonst heißt es, dass man »kalte Füße bekommt«, wenn die Angst in einem aufsteigt.
- Eine Überfunktion des Sympathikus im Rahmen einer genetisch bedingten Steuerungsstörung im vegetativen Nervensystem führt zu Engstellungen der peripheren

Gefäße. Begleitend treten häufig Weitstellungen der Gefäße im Kopfbereich (Erröten) und übermäßiges Schwitzen (Hyperhidrose) auf.

- Stress, Übermüdung und Erschöpfung führen ebenfalls dazu, dass wir nicht nur schlapp und ausgelaugt sind, sondern auch leichter frieren.

Doch neben diesen traditionellen Ursachen gibt es noch einen weiteren wichtigen Faktor, der bei der Entstehung von kalten Füßen eine Rolle spielt: der Vagusnerv. Seine Bedeutung und die Auswirkungen von Stress auf kalte Füße sind bislang kaum beschrieben. Gehen Sie mit mir gemeinsam auf Forschungsreise!

Schauen wir uns dafür unser vegetatives Nervensystem einmal etwas genauer an. Das autonome Nervensystem ist von unserer direkten willentlichen Beeinflussung losgelöst: Es arbeitet unabhängig von der gezielten Steuerung des Körpers, es funktioniert eigenständig, das heißt ohne Mitwirkung unseres Bewusstseins. Dieses Nervensystem steuert alles, was zur Lebenserhaltung von alleine funktionieren muss, also zum Beispiel Herzschlag, Verdauung, Atmung, Durchblutung.

Das autonome Nervensystem wird wiederum in das sympathische Nervensystem und das parasympathische Nervensystem unterteilt. Diese beiden Systeme sind Gegenspieler und ermöglichen dem Menschen sowohl körperliche Höchstleistung als auch Zustände tiefster Entspannung.

Das sympathische Nervensystem hat nichts mit Sympathie zu tun. Es ist unser Stresssystem, das Betriebssystem für die Momente der Aufregung und wird häufig als »fight and flight«-System bezeichnet. Es ist für alle Geschehnisse der Aktion zuständig. Es zentralisiert den Körper, schützt also die zentralen Organe, insbesondere Herz und Gehirn, vor der Kälte und ermöglicht so dem Menschen ein Überleben in einer kritischen Situation.

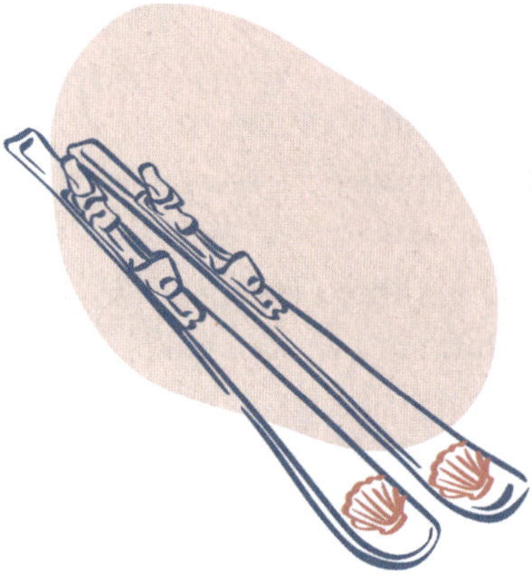

Ein Beispiel? Wenn Sie mit einem Bären zusammentreffen, regelt der Sympathikus alles, damit Sie so schnell wie irgend möglich wegrennen können: Ihr Kreislaufsystem und Ihre Atmung werden angekurbelt, damit die Muskeln mit Sauerstoff, Energie und Nährstoffen versorgt werden. Alle für die Flucht unwichtigen Systeme werden dafür herunterreguliert, darunter zum Beispiel das Sexual- und das Verdauungssystem. Rennt man um sein Leben, ist es eher unpraktisch, wenn man erst einmal gemütlich hinter dem nächsten Busch verschwindet, weil die Verdauung oder die Lust rufen. In solchen Momenten stellt der Sympathikus außerdem alle Gefäße in der Peripherie eng und zieht das Blutvolumen zentral zusammen, um die Versorgung der wichtigsten Organe zu sichern. Und die Füße sind Teil der Peripherie. Verengen sich hier die Gefäße, kommt weniger Blut und damit auch weniger Wärme in ihnen an.

Der Gegenspieler des Sympathikus ist der Parasympathikus mit seinem Hauptnerv, dem Vagus. Der Vagusnerv steuert alle Reaktionen in Ruhe, er ist für die »rest and digest Reaktion« zuständig. Dabei lautet der Befehl an Muskulatur, Kreislauf und letztlich alle »Aktions-Systeme«: Ruht euch aus! Stattdessen laufen die Systeme, für die im Trubel des Alltags erst mal wenig Zeit bleibt, auf Hochtouren. Der Vagus ist unter anderem für die Verdauungsreaktion, die Ausscheidung und die sexuelle Stimulation zuständig. In Momenten der Ruhe müssen nicht vorrangig die zentralen, überlebenswichtigen Organe versorgt werden. Daher sind die Gefäße in der Peripherie auch nicht eng, sondern weit gestellt. Die Hände und Füße sollten gut durchblutet und damit warm sein.

Kommen wir noch einmal zu unserem Bären. Vermutlich ist

Ihnen aufgefallen, dass es eher unwahrscheinlich ist, dass Sie einem begegnen. Warum also sollte der Bär ein Grund für Ihre kalten Füße sein?

Das Stress-System wurde von Mutter Natur zwar »erfunden«, um lebensbedrohliche Situationen wie die Begegnung mit einem Bären zu überleben. Doch es reagiert auf alles, was uns stresst, und darum befinden sich so viele Frauen in einer ständigen Sympathikus-Aktivität. Unser modernes Leben ist von vielen Stressfaktoren beeinflusst, es beinhaltet sehr viel mehr Aufregungsmomente als Zeiten der Entspannung. Zeitpläne müssen abgearbeitet und Vorgaben erfüllt werden, das Smartphone verlangt als ständiger Begleiter fast pausenlos unsere Aufmerksamkeit, wir haben viele Ängste und Verpflichtungen. Die Kinder müssen transportiert und Schulfeste organisiert werden, wir kommunizieren auf dem Weg zur Arbeit, gegessen wird im Gehen, während wir gleichzeitig den Flug buchen und den Abend mit den Schwiegereltern organisieren. Wir sind in der Daueraktivierung. Zu viele Reize, zu viele Ängste, zu viel Aktivität.

Der Sympathikus jubelt und fühlt sich gebraucht. Er steuert unseren Herzschlag, der Ruhepuls will gar nicht mehr sinken, und der Blutdruck steigt. Er lässt uns flach und schnell atmen und stellt außerdem in Händen und Füßen die Gefäße eng. Wenig Blut. Wenig Wärme. Kalte Füße.

Wenn man bewusst darüber nachdenkt, erscheint das alles nicht verwunderlich. Aber wer erkennt schon den direkten Zusammenhang zwischen kalten Füßen und dem eigenen stressigen, schnellen Lebensstil? Insbesondere, wenn die Ruhe fehlt, sich darüber bewusst zu werden.

Am Anfang einer Veränderung steht immer die Erkenntnis über den Istzustand. Und daher ist es so wichtig, dass wir Frauen uns bewusst werden, wie hektisch wir leben und wie wichtig es ist, die Systeme wieder ins Gleichgewicht zu bekommen. Nicht nur, um wieder wärmere Füße zu haben.

Auf der Suche nach der richtigen Diagnose

Bei einer Patientin, die mit kalten Füßen in die Praxis kommt, werden prinzipiell die gleichen Untersuchungen durchgeführt wie bei einer Patientin, die sich zur Abklärung einer arteriellen Schaufensterkrankheit vorstellt. (Näheres hierzu im Kapitel »Erika«.) Daher erfolgt zunächst eine ausführliche **körperliche Untersuchung**, bei der die Beine begutachtet werden. Dabei achte ich genau auf Farbe, Temperatur und etwaige Veränderungen der Haut. Wie erscheinen die Zehen? Sind sie rosig und gut durchblutet, blass oder sogar bläulich verfärbt? Liegen Verletzungen der Haut vor?

Anschließend überprüfe ich, wie schnell die sogenannte **Rekapillarisierung** erfolgt. Dabei geht es darum zu schauen, wie schnell die Haut wieder rosig wird, wenn durch kurzen Druck auf das Nagelbett eine Stelle weniger stark durchblutet wurde. Dauert es länger als eine Sekunde, bis die Ausgangsfarbe wieder zu sehen ist, liegt eine verzögerte Rekapillarisierung vor.

Danach erfolgt die Messung der sogenannten **Verschlussdruckindizes**: Der Blutdruck an beiden Armen und der Blutdruck knapp oberhalb beider Sprunggelenke wird gemessen und aus diesen Werten der Quotient bestimmt. Da der Blutdruck am Arm und am Bein im Idealfall identisch ist, sollte der Quotient 1.0 sein. Auch 0.9 und 1.1 gelten noch als normal. Alles, was darunter ist, deutet auf eine Durchblutungsstörung hin. Alles, was darüber liegt, könnte auch ein Zeichen für veränderte Gefäßwände sein, wie sie zum Beispiel bei einer Zuckererkrankung auftreten.

Nun erfolgt die immer notwendige **Ultraschalluntersuchung** der Gefäße. Die Beinarterien werden von oben bis unten begutachtet, Gefäßengstellungen und Verschlüsse gesucht und Veränderungen der Gefäßwand beurteilt.

■ ISABELLE

Isabelles Beine sind vollkommen unauffällig. Die Haut ist normal (in der Medizin wird dies oft als »regelrecht« bezeichnet), intakt, rosig und warm. Es gibt keine Veränderungen der Pigmentierung, keine vermehrte Gefäßzeichnung oder gar Krampfadern. Lediglich ihre Zehen sind an beiden Füßen eiskalt. Der Blutdruck an den Beinen ist identisch zu dem Blutdruck an den Armen. Nach der ausführlichen Ultraschalluntersuchung weiß ich sicher, dass bei Isabelle keine relevante Durchblutungsstörung der Beine vorliegt.
Gibt es trotzdem besondere Situationen und Komplikationen, auf die Isabelle achten sollte? Und was können wir jetzt tun, damit es ihr besser geht?

Mögliche Komplikationen, auf die Sie achten sollten

Leider ist es immer möglich, dass sich hinter dem lästigen Beschwerdebild der kalten Füße eine ernsthafte Erkrankung verbirgt.

Wenn es um kalte Füße geht, steht dabei zuerst immer die Frage nach einer **schweren arteriellen Durchblutungsstörung** im Raum, die ich bei Isabelle glücklicherweise ausschließen konnte. Eine schwere Durchblutungsstörung äußert sich in aller Regel auch mit Schmerzen der Beine bei Bewegung – im fortgeschrittenen Stadium sogar in Ruhe. Auch Verletzungen, die über einen langen Zeitraum nicht heilen, können auf eine Durchblutungsstörung hinweisen. Diese Erkrankung muss in jedem Fall ausgeschlossen werden. Sollte die Patientin unter einer schweren Durchblutungsstörung leiden, muss diese unbedingt und umgehend behandelt werden.

Des Weiteren kann eine Minderdurchblutung der Extremitäten auch bei der **Zuckererkrankung**, **Herz- und Lungenkrankheiten**, einer komplexen **Schmerzerkrankung** (z. B. Fibromyalgiesyndrom), im Rahmen einer **Gefäßentzündung** (Kryoglobulinämie) oder bei einer **Magersucht** auftreten.

Sofort gehandelt werden muss, wenn der Fuß oder das Bein ganz plötzlich kalt werden, stark schmerzen oder die Haut blass oder bläulich wird! Auch in allen Fällen, in denen die Beschwerden zwar nicht dramatisch und akut sind, aber über einen längeren Zeitraum anhalten, ist es immer sinnvoll, sich in Behandlung zu begeben. Mögliche Anlaufstellen, um die Grunderkrankung abklären zu lassen, sind die Kolleginnen und Kollegen der hausärztlichen Versorgung, der Inneren Medizin, Dermatologie, Rheumatologie oder Neurologie.

Wie werden kalte Füße behandelt?

So einfach es nun auch für Ihre Ohren klingen mag: Das Allerwichtigste für kalte Füße ist ...

... Wärme, Wärme, Wärme und nochmals Wärme.
Nichts ist für kalte Füße so furchtbar wie Kälte, denn sie verstärkt die Gefäßengstellung. Wenn die Umgebungstemperatur sinkt, reagiert der menschliche Körper, indem er zentralisiert. Dazu werden die Gefäße in der Peripherie eng gestellt und das Blutvolumen ins Zentrum »zurückgeholt«.

Darum sollten Frauen, die unter einem Kälteempfinden der Füße leiden, auf dauernde Wärme achten. Das klingt erst einmal nicht besonders geistreich, aber viele Frauen beachten diesen einfachen Grundsatz nicht, obwohl sie es intuitiv besser wissen. Woran liegt das?

Daran, dass wir uns immer noch von unserem Umfeld damit aufziehen lassen müssen, verfroren zu sein. Daran, dass unsere Partner und Partnerinnen uns damit necken, dass wir eine Frostbeule sind und dass es einen lästigen Kampf um höhere Zimmertemperaturen oder Kuscheldecken gibt. Als ob das Kälteempfinden eine Geisteshaltung wäre oder man es mit einer positiven, »warmen« Einstellung verändern könnte!

Daher liegt der erste Schritt zur Verbesserung des unangenehmen Kälteempfindens darin, selbst zu erkennen, dass im eigenen Köper die Temperaturregulation nun einmal etwas anders abläuft und man deshalb einfach mehr Wärme braucht. Punkt.

Also Wärme, Wärme, Wärme!

Wärme kann von innen und von außen auf den Körper einwirken. Von innen können Sie Ihren Körper mit heißen Getränken, Suppen oder einem scharfen Gericht wärmen. Von außen gibt es zahlreiche Möglichkeiten:

Legen Sie zum Beispiel Ihre Strümpfe auf die Heizung – dann können Sie gleich morgens in vorgewärmte Socken schlüpfen. Das Gleiche gilt für unter der Heizung wartende Schuhe. Achten Sie dabei unbedingt auf das richtige Material: Die Socken sind am besten aus Wolle, da Ihre Füße in vielen synthetischen Materialien verstärkt schwitzen und die Nässe auf der Haut wiederum die Zehen kühlen kann. Aus dem gleichen Grund sollten Ihre Schuhe über eine hohe Atmungsaktivität verfügen. Außerdem gibt es spezielle Hausschuhe, die Sie in der Mikrowelle oder im Ofen aufheizen können. Warme Fußbäder, versetzt mit Rosmarin, Arnika oder ätherischen Ölen der Nadelhölzer (Latschenkiefer, Fichte, Tanne), sind dann genauso ein Muss wie das Kirschkernkissen oder die Wärmflasche (mit Überzug als Schutz vor Verbrennungen!), die frau sich abends mit ins Bett nimmt.

Schauen Sie auch nach weiteren geeigneten Hilfsmitteln, zum Beispiel wärmende Einlegesohlen in den Schuhen. Bei ausgeprägter Kälte helfen auch elektrisch beheizte Schuhsohlen oder Wärmepads. Wählen Sie im Winter lieber Schuhe mit möglichst dicken Sohlen, damit die Wärme nicht über die Fußsohlen verloren geht.

Für alle Frauen, die viel am Schreibtisch sitzen: Es gibt beheizbare Fußbodenmatten, auf denen die Füße wunderbar warm gehalten werden, bis Sie im Homeoffice oder im Büro fertig sind. Ähnlich gut funktionieren auch elektrische Fußwärmer mit einem gemütlichen, warmen Sack zum Einkuscheln der Zehen. Eine Fußmassage mit wärmendem Sesamöl oder Rizinusöl kann ebenfalls guttun. Die so eingecremten Füße werden dann abends in vorgewärmte, dicke Socken gepackt, und über Nacht sorgt das Öl dafür, dass die Füße gut durchblutet werden und so schön warm bleiben.

Auch die Anwendung von sogenannten Wärmecremes kann helfen. Es gibt Cremes, die speziell für die Füße angeboten werden; meist enthalten sie eine Mischung aus verschiedenen Kräutern. Leider sind diese Cremes allerdings oft sehr begrenzt in ihrer Wärmewirkung auf die Haut.

Alternativ können Sie Wärmecremes verwenden, die normalerweise für Muskelbeschwerden eingesetzt werden. Sie sind häufig mit Teufelskralle und Brennnessel versetzt, was die Haut sehr gut wärmt. Aber Vorsicht! Nicht alle Hauttypen sind dafür geeignet, und nicht jede Frau empfindet sie als angenehm. Ist die Creme einmal aufgetragen, lässt sie sich nur schwer wieder entfernen – manche werden bei Kontakt mit Wasser sogar als noch heißer empfunden. Daher unbedingt vorher an einer kleinen Hautstelle testen.

Noch ein Wort zur Wärme- und Kälteregulation: Vielfach wird empfohlen, die Füße und Beine mit Wechselbädern zu bearbeiten, also die Beine mit heißem und kaltem Wasser abzuduschen oder ein solches Fußbad zu machen. Die Wirkung eines solchen Wechselbades mag für den Gesamtorganismus in Bezug auf Kreislaufanregung, Wohlbefinden oder Stärkung des Immunsystems eine positive Wirkung haben. Die Vorstellung, wenn man die Gefäße nur oft genug von Kalt zu Warm und zurück behandelt, ergebe sich ein »Lern- oder ein Trainingseffekt« der Gefäße im Sinne einer dauerhaften Verbesserung der Gefäßweitstellung, ist jedoch leider falsch und physiologisch unsinnig. Kälte macht die Gefäße eng, daher bei kalten Füßen alles Kalte vollständig verbannen!

Vagustraining

Viele Frauen leben, wie schon beschrieben, ein stressiges Leben, das vom Sympathikus dominiert wird: Der Herzschlag ist schnell, die Atmung flach, Füße und Hände sind kalt. Wir düsen von einem Termin zum nächsten, organisieren, kommunizieren und diskutieren – und unser Sympathikus frohlockt. Was aber können wir selbst tun, um aus dem Sympathikus bestimmten Leben in ein vom Parasympathikus dominiertes Leben zu kommen? Gibt es Möglichkeiten, den Vagusnerv gezielt zu aktivieren?

Da unser autonomes Nervensystem auf den ersten Blick nicht willentlich beeinflussbar ist, erscheint dieses Vorhaben eher schwierig. Dennoch gibt es sie, die Hintertür zur Steuerung dieses komplexen Systems, das sich im Laufe der Evolution ausgebildet hat. Über bestimmte Verhaltensmaßnahmen können Sie das System zu Ihren Gunsten gezielt stärken und beeinflussen.

Dazu muss man allerdings wissen, dass das sympathische Nervensystem die Gefäße direkt ansteuern und reflektorisch verengen kann. Der Parasympathikus hingegen, also der Vagusnerv, kann die Gefäße nicht direkt ansteuern und gezielt weiten. Er nimmt einen Umweg – genau genommen wendet er sich an die Chefetage: Der Vagus kann als Gegenspieler des Sympathikus auf zentraler Ebene dessen Einfluss dämpfen und damit unter anderem für eine Weitstellung der Gefäße sorgen.

Eine Stärkung des Parasympathikus kann durch ein sogenanntes Vagustraining erreicht werden. Das Grundprinzip dabei lautet, Druck abzubauen und eine Art inneren Wohlfühlort zu etablieren und zu stärken. Das Training des Vagusnervs funktioniert über eine Kombination aus Atemübungen, Bewegungsübungen und der Einnahme einer positiven Grundhaltung. Sich mit diesem Themenkreis ausführlicher zu beschäftigen, lohnt sich auf jeden Fall. Und wenn Sie sich mit dem Vagustraining intensiver auseinandersetzen wollen, kann ich Sie dazu nur ermutigen! Sie werden überrascht sein, welche enormen Veränderungen Sie im Alltag durch dieses komplex anmutende Feld erreichen können. Sie tauchen in Ihr eigenes autonomes Nervensystem ein und kommen gestärkt und gelassener daraus hervor.

In der jüngsten Vergangenheit haben sich viele Ratgeber mit diesem Thema beschäftigt. In diesem Kapitel möchte ich Ihnen nur einige wenige Übungen mit an die Hand geben, die Ihnen beim Wärmen Ihrer kalten Füße helfen können.

Probieren Sie es aus! Vielleicht bemerken Sie eine spontane Verbesserung.

Unser Atem

Die Atmung ist deshalb so besonders spannend, weil sich hier bewusste und unbewusste Steuerung der Körpervorgänge treffen. Sie können Ihre Atmung willentlich regulieren, indem Sie zum Beispiel den Atem anhalten oder tief Luft holen, grundsätzlich jedoch übernimmt unser Körper die Steuerung von Ein- und Ausatmung. Sie läuft ganz automatisch ab, ohne unser Zutun. Diese autonome Steuerung reagiert über Regelkreise auf die Umstände. Treiben wir zum Beispiel Sport, steigen der Sauerstoffbedarf der Muskeln und die Atemfrequenz.

Auch die Psyche beeinflusst die Atmung. Unter Stress atmen wir eher flach, wenn wir entspannt sind, tief und ausgeglichen. Die Atmung zeigt dadurch den Zustand unseres vegetativen Nervensystems.

Und genau an dieser Stelle können wir ansetzen, indem wir den Spieß umdrehen und über eine gezielte Veränderung der Atmung Einfluss auf dieses Nervensystem ausüben. In Erregungszuständen, wenn der Sympathikus aktiviert ist, steigt der Sauerstoffbedarf, die Bauchdecke ist angespannt, und der Mensch schaltet eher auf die Atmung im Brustkorbbereich um. Ist der Parasympathikus aktiv, atmen wir langsamer, benötigen weniger Sauerstoff und atmen eher in den Bauchraum. Wenn wir nun also unsere Atmung bewusster steuern, können wir mit der richtigen Technik vermehrt in eine Aktivierung des Vagus kommen – und so zu einer entspannteren Grundhaltung. Gönnen Sie sich Zeit und Ruhe sowie einen Raum für Gelassenheit, an dem Sie nichts ablenkt.

Eine mögliche Übung für eine bewusste Atmung ist es, das Atmen zu vertiefen. Setzen Sie sich dazu aufrecht hin, am besten an der vorderen Kante Ihrer Sitzgelegenheit. (Dadurch ist Ihr Rücken fast automatisch gerade.) Ihre Füße stehen gut geerdet und entspannt auf dem Boden.

Nun atmen Sie eine ganze Weile einfach nur ein und aus, ohne die Atmung aktiv zu beeinflussen. Beobachten Sie Ihre Atmung. Was merken Sie? Ist Ihre Atmung flach oder tief, angestrengt oder leicht?

Nun legen Sie Ihre Hände auf den Bauch und atmen ganz bewusst tief ein, sodass sich auch die Bauchdecke hebt. Halten Sie die Luft einen Moment an, und atmen Sie dann langsam durch den Mund wieder aus. Wiederholen Sie das für mindestens ein bis zwei Minuten. Spüren Sie nach, wie sich anschließend die Atmung verändert hat.

Unsere Stimme

Der Vagus liebt das Singen! Singen Sie, wo immer Sie können und es sich zutrauen. Wenn es stimmlich nicht für den Chor reicht und Sie andere Menschen nicht belästigen wollen, singen

Sie laut unter der Dusche oder im Auto. Singen Sie aus vollem Hals, schräg, laut und mit viel Leidenschaft. Die Vibrationen der Stimmbänder übertragen sich auf die Äste des Vagusnervs, die auf beiden Seiten des Halses verlaufen und nah an Kehlkopf und Luftröhre vorbeiziehen. Sie werden merken, wie sich eine positive Grundstimmung in Ihnen ausbreitet.

Der innere Wohlfühlort

Für jeden sieht er anders aus, der innere Wohlfühlort, und nicht für jeden ist es tatsächlich ein Ort. Das macht nichts. Es dürfen auch Geschichten sein, in die Sie sich hineindenken, Traumreisen, die Sie machen, Menschen oder Fabelwesen, die Sie besuchen – Hauptsache, Sie fühlen sich wohl.

Innere Bilder haben eine enorme Kraft. Erschaffen Sie sich in Ihrem Geist eine Welt, in der Sie sich sicher und absolut wohl fühlen. Bestimmen Sie selbst die Farben dieses Ortes, die Landschaft, die Gerüche und Geräusche. Reisen Sie an den Ort Ihrer Fantasie, wann immer Sie Ruhe, Sicherheit und innere Wärme benötigen.

Vielleicht ist es ein Ort oder eine Begebenheit aus Ihrer Vergangenheit, an dem Sie besonders glücklich waren, oder es ist Ihr geheimer Sehnsuchtsort, an den Sie immer schon einmal reisen wollten? So oder so, dieser Ort gehört nur Ihnen und ist für Sie da, wann immer Sie eine Auszeit aus Ihrem stressigen Alltag benötigen. Seien Sie sich sicher, dass Ihr Vagus in solchen Momenten sehr glücklich ist und Ihr Stressnerv für den Augenblick zur Ruhe kommt.

Medikamente zur Gefäßerweiterung?

Medikamente, die gezielt die Durchblutung verbessern sollen, werden bei dem relativ undramatischen Beschwerdebild kalter Füße in aller Regel nicht eingesetzt. Sie kommen ausschließlich bei schweren Durchblutungsstörungen zur Anwendung oder bei Patientinnen, die offene Wunden haben, die über lange Zeit nicht heilen. Dabei werden meist sogenannte Kalzium-Antagonisten eingesetzt, die zu einer Gefäßerweiterung führen und damit den Blutdruck senken. Nebenwirkungen können Kopfschmerzen, Schwindel und Übelkeit sein. Wer auf pflanzlicher Basis etwas einnehmen möchte, kann es mit Ginkgo-Produkten versuchen. Die aus dem asiatischen Ginkgo-biloba-Baum gewonnenen Extrakte sollen die Durchblutung fördern und die Gefäße erweitern.

Gewöhnen Sie sich das Rauchen ab!

Im Tabakrauch sind mittlerweile fast fünftausend verschiedene giftige Substanzen nachgewiesen worden, darunter auch Nikotin, das viele nachteilige Effekte auf den Körper hat. Eine Wirkung, die im Zusammenhang mit kalten Füßen zu nennen ist, ist die Gefäßengstellung. Nikotin aktiviert zum einen das sympathische Nervensystem, und zum anderen steigert es die Freisetzung des Hormons Vasopressin. Beides verstärkt das Zusammenziehen der kleinsten arteriellen Gefäße in der Peripherie. Jede Zigarette verursacht eine direkte Verengung der Gefäße und dadurch ein verstärktes Kälteempfinden. Hinzu kommen langfristige Folgen für das Gefäßsystem wie die Verstärkung der Gefäßwandverkalkung, die eine relevante Einschränkung der Durchblutung verursachen kann.

Schon allein wegen Ihrer kalten Füße kann der gute Rat daher nur lauten: Versuchen Sie, auf Nikotin zu verzichten. Oder, wenn das nicht möglich ist, reduzieren Sie die Anzahl der Zigaretten so weit wie möglich. Denken Sie bei jeder zweiten Zigarette an dieses Buch sowie an Ihre kalten Füße, und lassen Sie diese eine Zigarette dann weg. Ihre Zehen werden es Ihnen umgehend und langfristig mit mehr Wohlbefinden danken!

■ ISABELLE

Isabelle verabschiedet sich von mir und will das Behandlungszimmer gerade verlassen. An der Tür dreht sie sich noch einmal um.
»Also, in einem Jahr komme ich wieder. Ich habe viel mitgenommen aus unserem Gespräch und werde Ihnen berichten, wie es mir ergangen ist!«
Sie lächelt und macht sich auf den Weg.

TIPPS UND TRICKS FÜR KALTE FÜSSE

Kalte Füße brauchen viel **Bewegung**. Wer ständig unter kalten Füßen leidet, setzt am besten auf Ausdauersport. Insbesondere Bewegung an der frischen Luft regt den Kreislauf an und sorgt im ganzen Körper für angenehme Wärme.

Auch gezielte Bewegungen oder ein Fußtraining können regelrecht Wunder wirken. Die Füße freuen sich nicht nur darüber, mit kräftigen **Massage**griffen oder einer Bürstenmassage regelmäßig durchgeknetet zu werden, sondern sollten auch aktiv trainiert werden. **Fußgymnastik** ist angesagt!

Nutzen Sie alle Fähigkeiten Ihrer Füße beziehungsweise bauen Sie diese aus. Wann immer es sich in Ihren Alltag integrieren lässt, greifen Sie Gegenstände mit den Zehen auf, zum Beispiel einen Stift oder einen Legostein im Kinderzimmer. Halten Sie den Gegenstand eine Zeit lang fest, und legen Sie ihn dann zur Seite.

Zeichnen Sie Luftballons in die Luft! Wenn Sie am Schreibtisch sitzen, heben Sie regelmäßig ein Bein an, und lassen Sie den Fuß im Sprunggelenk kreisen. Keine Sorge, das muss nicht auf Augenhöhe geschehen. Die Füße abwechseln.

Nehmen Sie die Füße in die Hand! Legen Sie in sitzender Position einen Fuß auf das Knie des jeweils anderen Beins. Umfassen Sie mit der Gegenhand die Zehen Ihres Fußes, und kreisen Sie sanft Ihren Fuß im Sprunggelenk. Dann dehnen Sie die Zehen zum Fußrücken und in die Gegenrichtung.

Machen Sie sich ganz klein, um groß rauszukommen! Ziehen Sie Ihren Fuß ganz eng zusammen, und ballen Sie eine »Fußfaust«. Halten Sie diesen Zustand einen Moment, dann strecken Sie den Fuß und spreizen alle Zehen weit auseinander.

Spitze, Hacke, Spitze, Hacke ... Strecken Sie Ihr Bein und

dann auch Ihren Fuß wie eine Primaballerina, und halten Sie ihn für einen Moment. Anschließend ziehen Sie Ihre Zehen so weit wie möglich in Richtung Schienbein. Das geht auch wunderbar im Stehen: Stellen Sie sich auf die Zehen, dann auf die Ferse, und wippen Sie auf die Art ein paarmal hin und her.

Benutzen Sie außerdem Igelbälle oder Fußroller (es tut auch mal ein Tennisball), und bewegen Sie regelmäßig Ihre Füße über den Ball – zum Beispiel jeden Morgen beim Zähneputzen. Dabei rollen Sie mit leichtem Druck von der Ferse bis zum Zehenballen und zurück. So aktivieren Sie die Durchblutung Ihrer Füße.

Über die **Ernährung** können Sie außerdem versuchen, Ihren »inneren Ofen« ein wenig anzuheizen. Probieren Sie es zum Beispiel mit Ingwertee, oder kochen Sie mit scharfen und feurigen Gewürzen wie rotem Pfeffer, Paprika oder Chili. Das darin enthaltene Capsaicin stimuliert im Körper dieselben freien Nervenenden, die für die Wahrnehmung von Hitze zuständig sind, sogenannte polymodale Nozizeptoren, und unser Körper fällt auf ganzer Linie darauf herein. Die eigentlich auf Hitze reagierenden Nerven können nur weitergeben, dass sie aktiviert wurden, und das Gehirn reagiert auf den vermeintlichen Hitzeschock mit sofortigen Gegenmaßnahmen: Es sorgt für eine starke Durchblutung, eine Erhöhung der Pulsfrequenz, eine Entspannung der Blutgefäße und eine Ausschüttung von Endorphinen. Capsaicin soll außerdem entzündungshemmend und antioxidativ wirken.

Frauenbeine – Was die frauenspezifische Gefäßmedizin so besonders macht

Warum haben Frauen so viel häufiger kalte Füße als Männer? Das ist eine unglaublich spannende Frage. Um es vorwegzunehmen: Nein, es lässt sich nicht damit erklären, dass Frauen dadurch immer einen Grund haben, ihre Füße unter die Bettdecke des Liebsten oder der Liebsten zu stecken. Es gibt verschiedene Theorien zu diesem Thema, bislang jedoch keine abschließende Antwort.

Neuste Studien belegen, dass acht von zehn Frauen unter ihren kalten Füßen leiden. Warum Männer nicht?

Die gängigste medizinische Antwort ist, dass es an der Muskelmasse im Verhältnis zum Körpergewicht liegt: Männer haben im Verhältnis zum Körpergewicht fast die doppelte Muskelmasse. Während Männer im Durchschnitt vierzig Prozent Muskelmasse aufweisen, bestehen bei Frauen nur rund dreiundzwanzig Prozent der Körpermasse aus Muskeln. Muskeln produzieren Wärme, und diese Wärme verteilt sich im ganzen Körper.

Außerdem besteht bei den Männern ein für den Wärmehaushalt günstigeres Verhältnis von Körperoberfläche zu Körpermasse. Vereinfacht kann man sagen, dass die Wärme in der Körpermasse produziert und über die Körperoberfläche abgegeben wird. Um warm zu bleiben, ist daher ein größeres Körpervolumen in Relation zur Oberfläche gut. Da Männer in der Regel bei gleicher Größe eine höhere Körpermasse haben als Frauen, kommt es bei ihnen zu einer geringeren Abgabe von Wärme.

Hinzu kommt, dass Frauen im Schnitt eine um fünfzehn Prozent dünnere Haut haben als Männer. Auch dadurch geht mehr Wärme an die Umgebung verloren.

Ein weiterer Grund für die unterschiedliche Wärmeregulation liegt in dem weiblichen Geschlechtshormon Östrogen. Östrogen macht die Kapillaren für die Temperaturregulation empfindlicher. Daher schwanken die Köpertemperaturen der Frauen und auch das Kälteempfinden zyklusabhängig. Die gefäßerweiternde Wirkung von Östrogen hingegen entfaltet sich hauptsächlich zentral und leider nicht in der Peripherie.

Um kurz bei Hormonen zu bleiben: Frauen setzen im Vergleich zu Männern geringere Mengen von Schilddrüsenhormonen frei, die den Stoffwechsel aktivieren und im Prinzip unser »innerer Motor« sind.

Mit einem weit verbreiteten Fehl-Argument könnten wir bei der Gelegenheit gleich auch aufräumen: Immer wieder heißt es, dass der höhere Körperfettanteil von Frauen ja eigentlich verhindern sollte, dass sie frieren. Es stimmt zwar, dass Frauen im Verhältnis mehr Körperfett haben als Männer – Fett kann Wärme jedoch nur isolieren, nicht aber produzieren. Abgesehen davon spielt diese Isolationsleistung des Fetts an den Füßen keine Rolle, da sich das Fettgewebe hier nicht konzentriert.

Man geht inzwischen zudem davon aus, dass bei Frauen der Sympathikus stärker als beim Mann die Gefäßengstellung der kleinsten peripheren Gefäße bewirkt, wobei noch fraglich ist, ob bei Frauen die Gesamtaktivität des sympathischen Nervensystems höher ist oder ob die Empfangsstellen in der Peripherie, die sogenannten Rezeptoren, stärker reagieren (weil sie z. B. in höherer Anzahl vorhanden oder sensibler sind). Viele Fragen, die die zukünftige medizinische Forschung noch zu beantworten hat.

Ein Hinweis von Frau zu Frau

Liebe unter eiskalten Füßen leidende Leserin, meine Bitte an Sie lautet: Stehen Sie zu Ihrem Bedürfnis nach Wärme! Nur Sie können in Ihren Körper hineinfühlen. Was Sie empfinden und was Sie brauchen, ist vollkommen richtig! Kälteempfinden ist keine Geisteshaltung, und Sie müssen sich vor niemandem rechtfertigen, wenn Sie in der jeweiligen Situation leiden. Ignorieren Sie bitte alle Witze über Ihr Frieren, und überhören Sie alles Stöhnen über Ihre Eiszehen unter der Bettdecke. Nehmen Sie es selbst in die Hand, und schaffen Sie ein warmes Wohlfühlumfeld für Ihre Füße.

Ihre Füße tragen Sie durch Ihr ganzes Leben, die gesamte Schwere Ihres Alltags lastet auf ihnen! Tun Sie Ihren Füßen etwas Gutes, und kümmern Sie sich aufmerksam um sie.

Denken Sie immer an: Wärme, Wärme, Wärme. Aktivieren Sie außerdem liebevoll Ihren Vagus, und beruhigen Sie damit sanft Ihren Stressnerv. Sie tun das für sich und für mehr Wohlbefinden in Ihrem Leben. Und Sie sind es sich wert!

■ EIN WIEDERSEHEN MIT ISABELLE

Ein Jahr später sitzt die junge Frau wieder vor mir.
»Und, wie kommen Sie inzwischen mit den kalten Füßen zurecht?«, erkundige ich mich.
Isabelle legt ihren Kopf wieder schräg und überdenkt ihre Antwort.
»Um ehrlich zu sein, sie werden immer noch kalt, immer wieder mal. Aber das Gute ist, dass ich damit nun viel besser umgehen kann. Ich weiß, dass es nicht wirklich schlimm ist und mir nichts passieren kann. Außerdem habe ich durch viele Maßnahmen im Alltag die Kälte aus meinem Leben verbannt. Ich habe immer Ihre Worte im Ohr: Wärme, Wärme, Wärme.« Die junge Frau lächelt. »Und die beherzige ich. Dadurch ist es deutlich besser geworden. Der Vagus hat nun viel mehr Aufmerksamkeit, und ich habe es ein klein wenig geschafft, einen Teil der Hektik aus meinem Alltag zu verbannen.«
Ich nicke, während sie spricht. Alles was sie erzählt kann, ich gut verstehen. Und ich bin froh, dass sie die Beschwerden im Alltag besser im Griff hat.

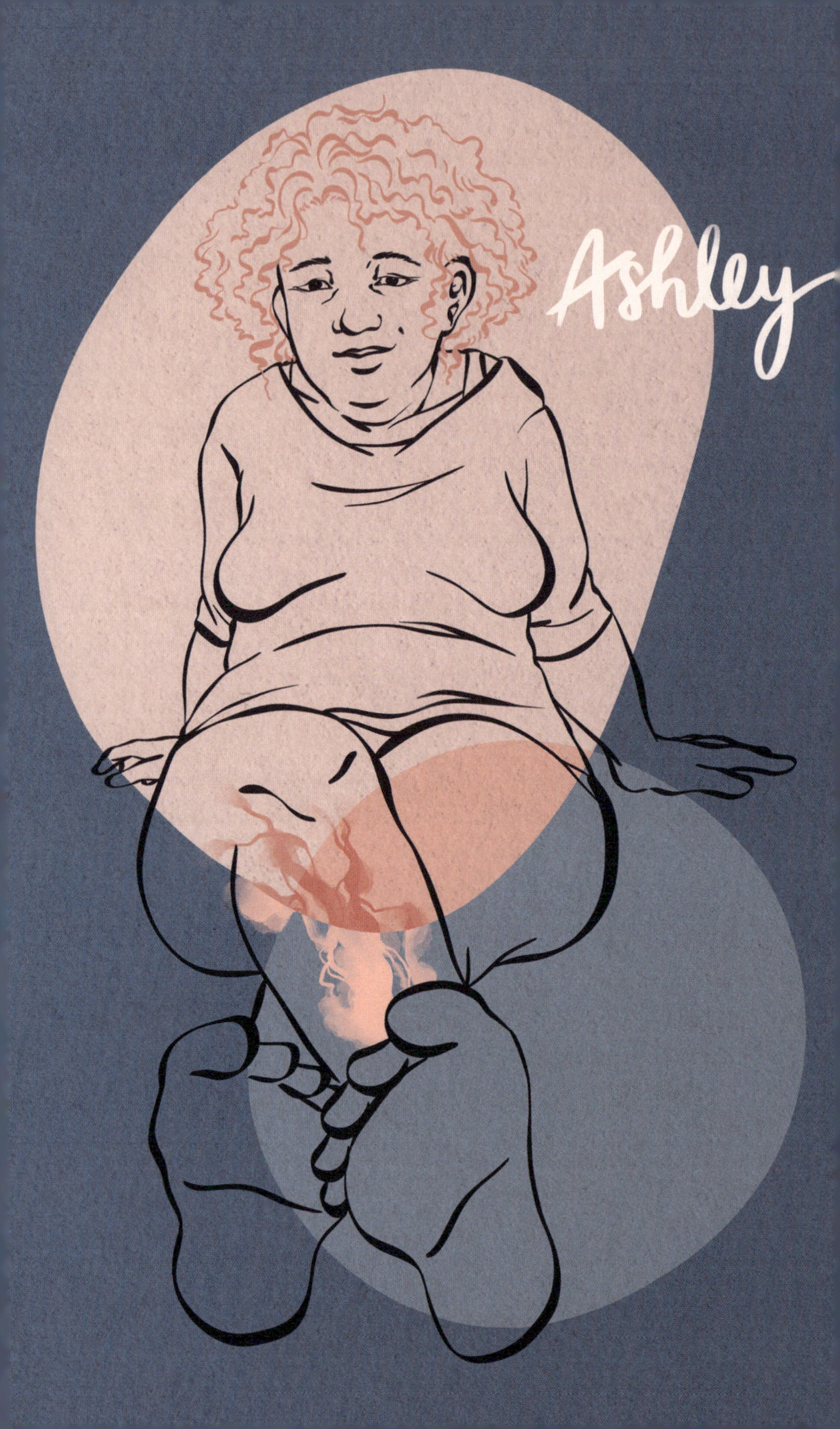
Ashley

Ashley

Geschwollene Beine | *Lymphödem*

Das Wort »Ödem« bedeutet Schwellung und beschreibt einen Zustand, bei dem es zu Flüssigkeitseinlagerungen im Gewebe der Unterhaut kommt. Dicke, geschwollene Beine am Abend, Einschnürungen durch Sockenbündchen, zu enge Stiefelschäfte, klobige, schmerzende Füße an einem heißen Sommerabend bei der Grillparty: Ödeme der Beine sind unglaublich häufig und betreffen im Laufe des Lebens fast jeden Menschen. Und sie schränken bei vielen von ihnen die Lebensqualität ganz maßgeblich ein!

Die Betroffenen haben viele Fragen. Warum sind die Beine geschwollen? Ist das langfristig gefährlich, und gibt es eine Lösung, damit die dicken Beine uns nicht nach unten ziehen?

■ ASHLEY

Bereits auf dem Weg in den Behandlungsraum höre ich das tiefe, warme Lachen der Patientin, die dort auf mich wartet. Ich klopfe an und öffne die angelehnte Tür. Die Patientin sitzt auf der Untersuchungsliege und telefoniert. Sie spricht mit energischer, fröhlicher Stimme. Schnell sprudeln die Worte aus ihr heraus.

Als sie mich sieht, verabschiedet sie sich freundlich von ihrem Gesprächspartner, legt das Telefon zur Seite und schaut mich erwar-

tungsvoll an. Sie hat eine sympathische Ausstrahlung, und aus ihren dunklen Augen sprüht Lebensfreude. Unruhig wippt sie mit den Beinen und streicht sich mit einer routinierten Bewegung einige ihrer schwarzen Zöpfe aus dem Gesicht. Ashley ist zweiundsechzig Jahre alt und hat offenbar so viel Energie, dass viele Zwanzigjährige nicht mithalten könnten.

Ihre Beine sind bereits entkleidet, und so erkenne ich auf Anhieb das Problem. Sie bemerkt meinen Blick.

»Ich hoffe, Sie können mir helfen, Frau Schick«, sagt sie und streicht dabei mit den Händen über ihre bloßen Beine.

Schon jetzt, am späten Vormittag, sind beide Unterschenkel stark geschwollen. Die Knöchelkontur ist eigentlich nicht mehr zu erkennen, die Haut gespannt und gerötet.

»Jeden Abend sind meine Beine furchtbar dick. Sie spannen so sehr, dass ich beinah das Gefühl habe, sie platzen.« Auf einmal ist die Fröhlichkeit aus ihrem Gesicht verschwunden, und das versteckte Leid kommt an die Oberfläche. »Meine Beine sind spätestens abends schwer und schmerzen. Ich vermute, es ist ein Lymphödem, und wollte das gerne bei Ihnen abklären lassen.«

Die Patientin arbeitet als Krankenschwester in einer Klinik, ist jeden Tag viele Stunden auf den Beinen. Unermüdlich läuft sie über die Station im Einsatz für die Patientinnen und Patienten. Abends zwingen ihre Beine sie dann aufs Sofa, sie wollen hochgelegt werden. Aber der Spannungsschmerz wird dadurch kaum besser.

»Gut, dass Sie gekommen sind«, sage ich. »Wir werden schon herausfinden, woran es liegt, dass Ihre Beine so stark anschwellen.«

Ich setze mich zu der Patientin und lächle ihr freundlich zu, während ich den Schallkopf des Ultraschallgeräts aufnehme. Da kommt das Leuchten der Augen wieder, und die Patientin lässt sich auf die Liege zurückfallen.

Was ist ein Lymphödem, und wie kommt es zu den geschwollenen Beinen?

Das Lymphsystem ist die Kläranlage unseres Körpers. Es transportiert eiweißhaltige Flüssigkeit ab, die sich in den Zellzwischenräumen ansammelt und unter anderem Abfallstoffe aus den Zellen enthält. Der Abtransport dieser Zellzwischenraumflüssigkeit beginnt mit den kleinsten Lymphgefäßen, den Lymphkapillaren. Von dort gelangt sie zu Sammelstellen, den sogenannten Lymphkollektoren, von denen es weiter zu den Lymphknoten geht. Am Ende gelangt sie zum zentralen Abfluss der Lymphe, dem Venenwinkel, der in der linken Schlüsselbeingrube liegt und in den Blutkreislauf führt. Täglich werden hierüber bereits in Ruhe zwei bis vier Liter Lymphflüssigkeit abtransportiert, und bei Belastung kann die Menge sogar um ein Vielfaches ansteigen. Unser Lymphgefäßsystem ist also unglaublich gefordert!

Bei einem Lymphödem kommt es durch einen gestörten Abfluss zu einem Rückstau der Flüssigkeit in den Zellzwischenräumen und dadurch zu einer Schwellung unter der Haut.

Eine solche Abflussstörung im Lymphgefäßsystem kann seit der Geburt bestehen oder im Laufe des Lebens durch bestimmte Umstände erworben werden. Die angeborene Schädigung des Lymphsystems nennt man »primäres Lymphödem« – es macht etwa zehn Prozent aller Lymphödeme aus. Dabei sind Abschnitte entweder nicht richtig ausgebildet oder fehlen komplett.

Ein Lymphödem, das erst im Laufe des Lebens eintritt, nennt man »sekundär«. Dabei kommt es zum Beispiel durch Tumorerkrankungen, Verletzungen, Verbrennungen, Bestrahlungen oder Operationen zu einer Schädigung des Lymphgefäßsystems.

Wenn die Flüssigkeitseinlagerung ärztlich untersucht wird und die Diagnose Lymphödem feststeht, wird die Ausprägung in vier unterschiedliche Stadien eingeteilt.

Stadium 0: Die betroffene Patientin hat keine Beschwerden. Das Lymphsystem kann trotz vorhandener Einschränkung den Abtransport ausreichend gewährleisten.
Stadium 1: Hier zeigt sich zwar eine Schwellung des Gewebes, diese kann sich aber immer wieder zurückbilden. Dauerhafte Veränderungen sind bislang nicht eingetreten, und das Gewebe ist weich.
Stadium 2: Es liegen bereits sichtbare Veränderungen der Haut vor. Der Körper bildet zusätzliches Bindegewebe (Fibrose), was zu Verhärtungen (Sklerose) führt. Die Haut zeigt Veränderungen der Struktur, und die Schwellungen bilden sich nicht mehr zurück.
Stadium 3: Es kommt zu ausgeprägten Schwellungen sowie deutlich verdickter und verhärteter Haut, die Verfärbungen zeigt. Man bezeichnet dieses Stadium auch als Elephantiasis. Häufig entstehen nun auch flächige Entzündungen der Haut. In diesem Stadium gibt es kaum noch eine Chance, dass sich die Veränderungen zurückbilden.

Auf der Suche nach der richtigen Diagnose

Wenn eine Patientin mit geschwollenen Beinen zu mir kommt, stelle ich zunächst einige Fragen zur **Krankheitsgeschichte (Anamnese)**. Seit wann besteht das Ödem? Hat die Patientin Schmerzen, oder ist das Bein entzündet? Gab es zuvor Eingriffe oder Operationen? Trägt die Patientin bereits Kompressionsstrümpfe? Bildet sich das Ödem nach Hochlagern der Beine zurück? Die Antworten helfen mir bei der Diagnosestellung.

Anschließend folgt eine ausführliche **körperliche Untersuchung**. Die Beine werden dabei genau untersucht und abgetastet, die Haut in Farbe, Beschaffenheit und Wärme beurteilt und Hautveränderungen registriert. Vor allem aber wird das Vorhandensein von Flüssigkeitseinlagerungen überprüft: Ist das Gewebe weich oder verhärtet? Bilden sich Dellen beim Drücken?

Um das herauszufinden, drückt man mit dem Daumen recht kräftig in das geschwollene Areal und zählt langsam bis zehn. Wenn nach zehn Sekunden und gleichbleibend starkem Druck eine deutliche Delle im Hautrelief zurückbleibt, liegt definitiv ein Ödem vor. Diesen Test können Sie auch einfach an sich selbst durchführen, um festzustellen, ob Wassereinlagerungen vorhanden sind oder nicht.

Ein typisches Merkmal eines Lymphödems sind die sogenannten Kastenzehen. Dabei handelt es sich um eine deutliche Verdickung der Zehen, die in der Folge quaderförmig aussehen und dem Symptom den Namen gaben. Ein weiteres klinisches Symptom ist das Stemmersche Zeichen. Es geht auf den Phlebologen Robert Stemmer zurück, der erstmals in den 1970er-Jahren die nach ihm benannte Hautveränderung über den Zehengrundgelenken beschrieben hat: Im Normalfall kann man am zweiten Zeh eine kleine Hautfalte abheben, doch bei Vorliegen eines Lymphödems ist die Haut an den Zehen so sehr verdickt, dass ein Abheben der Falte nicht mehr möglich ist. Man spricht dann von einem »positiven Stemmer-Zeichen«.

Allerdings kann es auch vorkommen, dass sich die Hautfalte trotz eines Lymphödems noch abheben lässt und das Zeichen deshalb »falsch negativ« ist. Das Stemmersche Zeichen ist demnach kein eindeutiger Beweis, sondern eher eine Unterstützung bei der Diagnosefindung.

Im Anschluss an die körperliche Untersuchung erfolgt eine **Ultraschalluntersuchung.** Bei dieser werden immer auch das oberflächliche und das tiefe Venensystem beurteilt. Ziel ist es dabei, andere Erkrankungen auszuschließen, zum Beispiel ein Krampfaderleiden, eine Thrombose oder eine Leitveneninsuffizienz. (So bezeichnet man eine Funktionsstörung der tiefen Venen des Beines, bei der die Venenklappen nicht mehr richtig schließen und dadurch nicht mehr als Ventil funktionieren können. Siehe hierzu das Kapitel »Caroline«.) Auch ein Problem im Venensystem kann nämlich zu einer Stauung in den Beinen führen.

Ganz besonders entscheidend für die Beurteilung der Ödemsituation ist die Ultraschall-Begutachtung des Gewebes direkt unter der Haut: Beim Vorliegen eines Ödems zeigen sich, je nach Ausprägung, schmale oder sogar sehr breite Lymphspalten, die wie Wasserstraßen durch das Gewebe ziehen.

Es gibt noch eine weitere Möglichkeit, die Lymphgefäße darzustellen: Sollten noch Zweifel an dem Vorhandensein einer Abflussstörung bestehen, können durch eine sogenannte **Lymphografie** beziehungsweise eine Sonderform, die **Lymphszintigrafie**, die Lymphbahnen und -knoten sichtbar gemacht werden. Beide Untersuchungsmethoden arbeiten mit einem Kontrastmittel, das in die Lymphgefäße eingebracht wird. Bei der klassischen Lymphografie handelt es sich um ein jodhaltiges Kontrastmittel, dessen Verteilung im Anschluss in einem Röntgenbild festgehalten wird. Bei der Lymphszintigrafie hingegen wird ein radioaktiv markiertes Kontrastmittel verwendet. Die schwache Strahlung kann dann mit geeigneten Detektoren registriert und in eine anatomische Darstellung der Lymphbahnen umgewandelt werden. Beide Verfahren helfen, den anatomischen Verlauf des lymphatischen Abstroms relativ detailgetreu nachzuverfolgen und Störungen des Lymphabflusses zu identifizieren. Diese Form der Untersuchung wird aufgrund der Invasivität und Strahlenbelastung allerdings nur bei sehr speziellen Fragestellungen vorgenommen.

Weitere mögliche Ursachen eines Lymphödems

Flüssigkeitseinlagerungen in den Beinen können verschiedene Ursachen haben. Wie bereits erwähnt, können sie zum Beispiel in dem beschriebenen primären oder sekundären Lymphödem begründet sein. Es gibt jedoch noch weitere Auslöser, die eine Schwellung in den Beinen verursachen können. So ist beispielsweise eine eingeschränkte Nierenfunktion genauso eine mögliche Ursache von Wassereinlagerungen wie eine verminderte Herzfunktion, eine Lebererkrankung oder eine Schilddrüsenstörung. Neben der Abklärung der Venen gehören deshalb immer auch weitere Untersuchungen durch Spezialistinnen oder Spezialisten der Inneren Medizin mit zur Ödemdiagnostik. Die Patientinnen müssen also zusätzlich zum Besuch in meiner Praxis bei ihrer Hausärztin oder ihrem Hausarzt vorstellig werden, um die Nieren- und Herzfunktion überprüfen zu lassen. Zeigen sich Auffälligkeiten, kann auch eine Überweisung an Kolleginnen und Kollegen der Kardiologie oder Nephrologie nötig sein.

Das Gewicht spielt ebenfalls eine große Rolle bei der Entstehung von Ödemen: Patientinnen, die stark übergewichtig sind, leiden häufig auch unter einem erschwerten Rückstrom, wodurch es selbst bei vollkommen intakter Venen- und Lymphgefäßfunktion zu einer Ödemneigung kommen kann.

Ein weiterer Faktor, der Flüssigkeitseinlagerungen begünstigt, sind verschiedene Medikamente. So kann es zum Beispiel durch die Einnahme von Blutdrucksenkern, Tabletten zur Behandlung der Zuckererkrankung oder von entzündungshemmenden Medikamenten zu einer Schwellneigung der Beine kommen.

Die Behandlung von Wassereinlagerungen umfasst daher natürlich auch die Behandlung einer eventuell vorhandenen Grunderkrankung, die das Ödem verursacht. Sehr häufig findet sich jedoch selbst nach umfangreichen Untersuchungen keine eindeutige Ursache. Das Ödem selbst wird jedoch immer auf dieselbe Art behandelt, die weiter unten beschrieben wird.

Mögliche Komplikationen, auf die Sie achten sollten

Wenn in den Beinen Flüssigkeitseinlagerungen vorhanden sind, ist das zunächst meistens kein Problem – wenn es ein vorübergehendes Problem ist! Einige wenige Tage stellen in der Regel keine Gefahr dar.

Ganz anders sieht es allerdings aus, wenn die Ödeme über einen langen Zeitraum von mehreren Wochen oder gar Monaten vorhanden sind. Denn die ödematöse Stauung verursacht Störungen im Gewebe und kann zu dauerhaften Veränderungen der Haut und der Unterhaut führen: Das Hautbild verändert sich. Meistens wird die Haut zunächst rötlich, nach längerer Zeit auch bräunlich pigmentiert, sie ist trocken, schuppig und juckt. Die Haut bekommt eine derbe knotige Struktur, was medizinisch auch als »**Stauungsdermatose**« bezeichnet wird. Diese Veränderungen sind meistens nicht mehr umkehrbar.

Sollten die Veränderungen schon bestehen, so ist es das vorrangige Ziel, dass sie sich nicht verschlimmern oder ausdehnen, vor allem aber, dass es nicht zu weiteren Komplikationen kommt. Erscheint die Haut noch unauffällig oder bildet sich die Verfärbung immer wieder zurück, ist es das erklärte Ziel, dauerhafte Veränderungen zu verhindern.

Durch eine Stauungsdermatose kann es zu einer akuten Entzündung der Haut an den Beinen kommen, einer sogenannten **Stauungsdermatitis**. Die Haut wird flammend rot, es kommt eventuell zu brennenden Schmerzen. Es ist ein sehr akutes Krankheitsbild, das dringend einer ärztlichen Versorgung bedarf.

Auch die Unterhaut eines langfristig gestauten Beins ist stark in Mitleidenschaft gezogen. Durch die Flüssigkeitseinlagerungen hat sich die Stoffwechselbilanz des Unterhautfettgewebes so verändert, dass die Immunabwehr des Gewebes deutlich reduziert sein kann. Gelangen Keime durch Verletzungen der Haut in das darunterliegende Gewebe, kommt es aufgrund der geschwächten Immunabwehr schnell zu einer unkontrollierten Ausbreitung der Entzündung. Rund um eine Verletzung tritt dann vielleicht eine ausgeprägte flächige Rötung auf, die den ganzen Unterschenkel oder auch das gesamte Bein betreffen kann. Mediziner sprechen von einer **Wundrose (Erysipel)**. Sie ist ein sehr ernstes akutes Krankheitsbild und muss umgehend durch eine Ärztin oder einen Arzt behandelt werden.

■ ASHLEY

Der Ultraschallkopf gleitet über die Haut der Patientin. Bei jedem erneuten Drücken auf die Unterschenkel zuckt Ashley vor Schmerz zusammen. Ihre Beine sind heute ganz besonders berührungsempfindlich. Genauso geht es ihr häufig im Alltag. So erzählt sie zum Beispiel, dass sie immer laut aufschreien könnte vor Schmerz, wenn ihr kleiner Hund abends auf ihre Beine springt. Sie möchte diese Beschwerden endlich loswerden!

Auf dem Ultraschall-Monitor zeigen sich schwarze Linien im hellen Gewebe der Unterhautschichtung: Lymphspalten. Damit ist klar, dass Ashley an Flüssigkeitseinlagerungen leidet. In ihrem Kopf wirbeln die Fragen wild durcheinander. Was kann sie nun tun?

Wie wird das Lymphödem behandelt?

Die zentrale Säule der Behandlung aller Ödeme an den Beinen ist die »Komplexe Physikalische Entstauungstherapie« (KPE). Diese Therapie beinhaltet die Anwendung einer Kompressionstherapie mittels Kompressionsverband oder -strumpf, die Durchführung einer manuellen Lymphdrainage, ausreichende und richtige Bewegung sowie die tägliche Hautpflege. Berücksichtigt die Patientin diese Aspekte konsequent, können die Beschwerden des Ödems deutlich verringert werden.

Kompressionstherapie

Eine Kompressionstherapie kann mittels eines Kompressionsverbands oder eines Kompressionsstrumpfes erfolgen. Bei jeder Form der Kompressionstherapie wirkt ein definierter Druck von außen auf das Bein. Der Druck überträgt sich auf das Gewebe und übersteigt, richtig angewendet, den Druck, der im lymphatischen und venösen Gefäßsystem besteht. Da Flüssigkeiten immer vom hohen zum niedrigen Druck fließen, werden die Einlagerungen in die Gefäße zurückgedrückt und so ihr dauerhafter Übertritt in das Gewebe verhindert. Das Bein bleibt schlanker.

Wie wird ein Kompressionsverband angelegt?

Das Anlegen eines Kompressionsverbands sollte am besten durch geschulte Fachleute erfolgen, da er weder zu viel noch zu wenig Druck ausüben darf. In der Regel wird er als Wickelverband angelegt. Wichtig ist, dass sich die Binden überlappen und faltenfrei am Bein anliegen – es könnte sonst zu Schnürfurchen und Druckstellen kommen. Wie beim Anlegen eines Gipsverbandes gilt auch beim Kompressionsverband: Die Patientin hat immer recht! Wenn sie im angelegten Kompressionsverband Schmerzen bekommt, muss er abgenommen werden, auch wenn er von außen unauffällig aussieht.

Der Vorteil eines Kompressionsverbands liegt darin, dass jeder neu angelegte Verband dem aktuellen Schwellungszustand des Beins perfekt angepasst werden kann und er daher sehr gut zur akuten Entstauung geeignet ist. Ein morgens angelegter Kompressionsverband kann jedoch im Laufe des Tages an Druck verlieren, sodass die Binden eventuell nach unten rutschen. Bei einem Kompressionsstrumpf hingegen bleiben die Druckverhältnisse über den gesamten Tag hinweg gleich stark.

Der medizinische Kompressionsstrumpf

Welche Unterschiede gibt es?
Auch der Kompressionsstrumpf soll, genau wie der Kompressionsverband, mit einem definierten Druck von außen auf das Bein einwirken und damit den venösen und lymphatischen Abtransport zurück zum Herzen unterstützen. Der medizinische Kompressionsstrumpf wird auf Rezept verordnet und in der Apotheke oder im Sanitätsfachgeschäft durch geschultes Personal an das Bein der Patientin angepasst. Damit der Strumpf auch wirklich optimal passt, erfolgt zuvor in der Regel eine Abmessung des Beins.

Ein Kompressionsstrumpf kann in vier verschiedenen Kompressionsklassen verschrieben werden. Diese Klassen unterscheiden sich in der Stärke des Anpressdrucks auf das Gewebe, der in der Einheit Millimeter-Quecksilbersäule (mmHg) angegeben wird. Dabei entspricht 1 mmHg dem Druck, der von einer Quecksilbersäule von einem Millimeter Höhe ausgeübt wird. Kompressionsstrümpfe der Klasse I verursachen einen Anpressdruck von 18–21 mmHg, solche der Klasse II von 23–32 mmHg, die Klasse III liegt zwischen 34 und 46 mmHg und Klasse IV über 49 mmHg Anpressdruck. Klasse III wird sehr selten, Klasse IV fast nie verordnet. Beide kommen nur zum Einsatz, wenn ein extrem ausgeprägtes Ödem vorliegt.

Doch nicht nur in den Druckstärken unterscheiden sich die Kompressionsstrümpfe, sondern auch in der Länge. Manche reichen bis zum Knie, andere enden knapp unterhalb der Leiste am Oberschenkel. Außerdem gibt es Strumpfhosen.

Kompressionsstrümpfe können in verschiedenen Maschenstricktechniken hergestellt werden. Es gibt den sogenannten rundgestrickten und den flachgestrickten Kompressionsstrumpf. Dabei unterscheidet sich die Art der Maschenherstellung. Der rundgestrickte Kompressionsstrumpf wird in einer

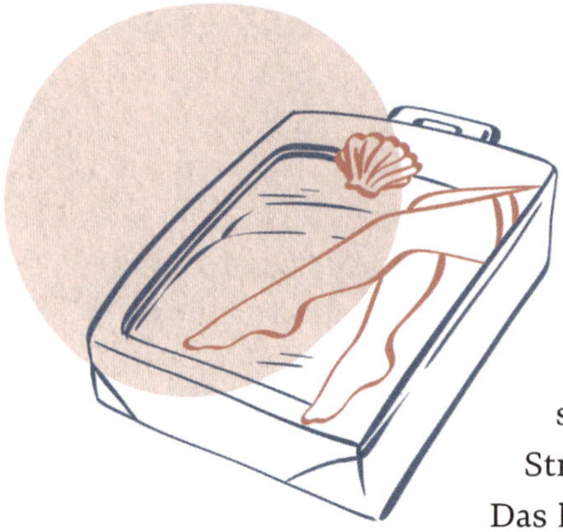

Rundstrickmaschine auf einem runden Zylinder schlauchförmig nahtlos gestrickt. Bei einem Flachstrickstrumpf hingegen wird in Reihe gestrickt. Durch die Anzahl der Maschen ergibt sich der anatomische Verlauf des Strumpfes und die Druckverteilung. Das kräftige Material des flachgestrickten Strumpfes bedingt, dass er weniger dehnbar ist. Er eignet sich vor allem für Patientinnen mit einem chronischen Lymphödem.

Die auf Rezept verordneten medizinischen Kompressionsstrümpfe darf man übrigens nicht mit den medizinischen **Thromboseprophylaxestrümpfen** (MTPS) verwechseln, die vor allem dann eingesetzt werden, wenn man aufgrund einer Erkrankung lange Zeit im Bett liegen muss. Die MTPS üben einen deutlich geringeren Kompressionsdruck auf das Bein aus, in der Regel zwischen 13 und 18 mmHg. Da sie aber nicht korrekt abgemessen werden, sondern nur in wenigen verschiedenen Größen vorliegen, die sich nach dem Knöchelumfang richten, kann der individuell ausgeübte Druck sehr unterschiedlich sein.

Außerdem gibt es ohne Rezept auch die sogenannten **Stützstrümpfe** zu kaufen. Diese haben meistens noch weniger Anpressdruck und werden ebenfalls nicht dem Beinumfang angepasst. Sie eignen sich zum Beispiel für Frauen, die nur unter geringen oder selten auftretenden Wassereinlagerungen leiden. Und natürlich in kurzen Situationen starker Belastung, wie zum Beispiel bei langen Flugreisen.

Wie bekommen Sie den Kompressionsstrumpf an Ihr Bein?
Viele Patientinnen haben große Probleme beim Anziehen ihrer Kompressionsstrümpfe, manche auch beim Wiederausziehen.

Doch zum Glück gibt es einige Tipps und Tricks, die dabei helfen. Ziehen Sie die Kompressionsstrümpfe gleich morgens an, weil die Beine da noch schlanker sind. Am besten tragen Sie dafür Gummihandschuhe – damit haben Sie mehr Grip und schützen gleichzeitig den Strumpf vor einer Beschädigung durch die Fingernägel. Sie können spezielle Anziehhandschuhe im Fachhandel kaufen oder einfach die Handschuhe benutzen, die für die Hausarbeit gedacht sind. Die tun es auch!

Und es ist völlig klar, dass die nachfolgenden Sätze für viele Frauen nicht gerade attraktiv klingen, aber mit langen, scharfen Fingernägeln ist das Anziehen eines Kompressionsstrumpfs erschwert, und der Strumpf ist gefährdet, Laufmaschen zu bekommen. Runde, kurze Fingernägel sind daher (leider) sinnvoller. Auch Schmuck, der sich verhaken könnte, wie große Ringe, liegt beim Anziehen am besten noch im Schmuckkästchen.

Was für die Fingernägel beim Anziehen gilt, gilt natürlich auch für die Fußnägel beim Tragen des Strumpfes: Achten Sie auf kurze Fußnägel und gepflegte Füße, um das Material des Strumpfes möglichst zu schonen. Lackiert dürfen die Nägel ja trotzdem sein!

Der Trick beim Anziehen besteht darin, den Strumpf nicht von unten nach oben zu ziehen, sondern die Strumpflänge portionsweise über das Bein anzulegen. Und so geht es: Drehen Sie Ihren Strumpf auf links. Ziehen Sie den auf links gedrehten Strumpf bis zur Ferse über den Fuß. Nun wird der Strumpfanteil, der sich in der Fußmitte befindet, nach oben über die Ferse gezogen. Anschließend wird der Strumpf nach und nach portionsweise über den Unterschenkel gezogen.

Ist der Strumpf in ganzer Länge am Bein, sollte der korrekte Sitz kontrolliert werden. Eventuell vorhandene Falten müssen beseitigt werden, und es ist wichtig, dass der Strumpf trotz des kraftaufwendigen Anziehprozesses nicht zu weit nach oben gezogen wird. Ein unterschenkellanger Strumpf endet zwei Finger breit unterhalb der Kniekehle, der Oberschenkelstrumpf knapp unterhalb der Gesäßfalte.

Kompressionsstrümpfe werden übrigens grundsätzlich nur tagsüber getragen und am Abend wieder ausgezogen. Das hat den Vorteil, dass sich nachts, wenn der physikalische Effekt der Kompression nicht mehr effektiv wirkt, die Haut wieder erholen und »durchatmen« kann. In einigen seltenen Fällen ist das Ödem allerdings so ausgeprägt, dass man auch im Liegen nicht auf eine Kompression verzichten kann.

Achten Sie bei konsequentem Tragen von Kompressionsstrümpfen unbedingt auf eine gute Pflege der Haut. Häufig kommt es zu starkem Juckreiz unter der Kompressionstherapie. Die Haut wird schuppig und trocken. Wenn Sie den Strumpf abends ausziehen, rieseln die Hautschuppen herab. Dann braucht die Haut besonders in der »strumpffreien« Nachtzeit viel Pflege.

Lymphdrainage

Bei der manuellen Lymphdrainage (MLD) wird eine ganz spezielle Massagetechnik angewandt, bei der die betroffene Extremität mit den Händen massiert und das Gewebe entstaut wird. Man nennt sie deshalb auch »manuelle Entstauungstherapie«. Es gibt verschiedene Grifftechniken, die von der Lymphtherapeutin oder dem Lymphtherapeuten angewendet werden. Das Lymphsystem wird durch die Griffe aktiviert und die Pumpleistung der Lymphgefäße gesteigert. Die MLD ist ein spezieller Teil der Ausbildung von Physiotherapeut*innen und wird daher in entsprechenden Praxen durchgeführt. Wenn die Notwendigkeit der Behandlung von einem Arzt oder einer Ärztin festgestellt wurde, wird sie in der Regel von den Krankenkassen bezahlt.

Apparative intermittierende Kompression
Seit einigen Jahren gibt es alternativ zu der durch eine Therapeutin oder einen Therapeuten manuell durchgeführten Lymphdrainage auch die Möglichkeit, dass diese von einer Maschine übernommen wird. Die Patientinnen schlüpfen dazu in eine Art Hose, in der mehrere Kammern eingearbeitet sind. Diese werden hintereinander vom Fuß bis zur Leiste mechanisch aufgepumpt und die Lymphflüssigkeit dadurch, ähnlich wie bei einer manuellen Lymphdrainage, nach oben zum Brustkorb entstaut.

Zur Effektivität dieser apparativen Kompressionstherapie gibt es sehr unterschiedliche Beurteilungen. Für viele Patientinnen ist sie aber in jedem Fall eine Möglichkeit, zusätzlich und unabhängig von den Öffnungszeiten der Physiotherapiepraxis, am Wochenende oder am Abend auf dem Sofa, ihre Beschwerden zu lindern und eine deutliche Verbesserung ihrer Lebensqualität zu erzielen. Auch diese Form der Lymphdrainage kann grundsätzlich verschrieben werden, wird derzeit aber nur von den Krankenkassen gezahlt, wenn bestimmte Voraussetzungen erfüllt sind.

Lymphtape
Viele kennen die bunten Bänder auf der Haut vor allem aus der Sportmedizin, wo sie häufig im Bereich von Gelenken geklebt werden. Diese Tapes können aber auch zur Unterstützung der Lymphdrainage eingesetzt werden. Durch Bewegung kommt es unter den angelegten Tapes zur Lockerung des Bindegewebes. Dabei werden Eiweißbrücken gelöst, die die Bindegewebsschichten regelrecht »verkleben«, und die Lymphe kann schneller abfließen. Sogar der langfristige Umbau des Gewebes mit Strukturveränderungen durch Fibrose und Sklerose kann verlangsamt werden! Das korrekte Aufkleben der Lymphtapes sollten Sie sich am besten von einer fachkundigen Person zeigen lassen und mit dieser auch gemeinsam üben.

Bewegung

Ein weiterer wichtiger Baustein der komplexen physikalischen Entstauungstherapie (KPE) ist die Bewegung, da sie den Lymphfluss anregt. Durch Kräftigung der Muskulatur wird der Rücktransport in den Lymphgefäßen maßgeblich aktiviert. Allerdings fällt durch eine verstärkte Durchblutung der Muskulatur auch eine höhere Lymphlast an. Deshalb ist es wichtig, dass Patientinnen mit einem Lymphödem ihren Sport mit angelegten Kompressionsstrümpfen ausüben.

Wichtig für alle Lymphödem-Patientinnen ist, nicht an ihre Grenzen zu gehen. Eine Überlastung des Ödems führt eher zu einer verstärkten Schwellung und Verhärtung. Besser ist eine gemäßigte, aber tägliche Belastung der Beine, die durch eine geringere Erhöhung der Durchblutung keine zusätzliche Last für den lymphatischen Abtransport darstellt. Gut geeignet sind zum Beispiel (Nordic) Walking, Trampolin-Springen, Fahrradfahren oder Schwimmen.

Hautpflege

Die richtige Hautpflege ist bei Ödem-gequälten Beinen von großer Bedeutung. Die Hautpflege erfolgt am besten abends nach dem Ablegen der Kompressionstherapie. Dabei gilt, ähnlich wie bei der Bewegungstherapie, der Grundsatz, dass vor allem die regelmäßige Anwendung wichtig ist. Suchen Sie daher eine Hautpflege, die für Sie angenehm in der Anwendung ist, sodass Sie sie auch täglich nutzen wollen.

Achten Sie darauf, dass die Produkte möglichst frei von Duftstoffen und zusätzlichen Inhaltsstoffen sind, damit die Haut nicht unnötig gereizt wird. Die Kaufentscheidung wird leider häufig vom Geruch des Produktes bestimmt. Insgesamt bergen Zusatzstoffe aber immer die Gefahr von Allergien.

Ein sinnvoller Inhaltsstoff ist Urea, also Harnstoff, der einen Anteil von fünf bis zehn Prozent an dem Produkt haben sollte.

Generell sollten Sie auf Pflegeprodukte mit einer fettenden Grundlage achten. Auch zum Duschen und Baden sollten Sie ölhaltige Waschlotionen verwenden, die eine rückfettende Wirkung haben.

Entwässerungstabletten (Diuretika)

Ein Wort zu Entwässerungstabletten. Diuretika sind Medikamente, die die Entwässerung über die Nieren sehr effektiv fördern. Sie bewirken das Ausschwemmen größerer Mengen von Urin durch eine Beeinflussung des komplexen Harnbildungssystems der Nieren. Man würde daher zunächst annehmen, dass sie im Fall von Wassereinlagerungen genau das Richtige sind.

Leider kann das beim Lymphödem aber ein Trugschluss sein. Diuretika sind hervorragende Medikamente zum Beispiel bei Herz- und Niereninsuffizienz, bei Bluthochdruck und auch bei einer Reihe weiterer Krankheiten. Diuretika verändern jedoch auch die Zusammensetzung der Elektrolyte und können außerdem bestimmte Hormonspiegel erhöhen, darunter Aldosteron, das im Volksmund als Dursthormon bezeichnet wird, und Adiuretin, das Antidiuretische Hormon. Die Erhöhung dieser Hormonspiegel kann wiederum zu einer verstärkten Wassereinlagerung führen, was dann die Steigerung der Dosierung der Entwässerungstabletten notwendig macht. Ein Teufelskreis beginnt. Daher muss die Einnahme von Entwässerungstabletten immer ausführlich mit den behandelnden Ärzt*innen besprochen werden.

Eine Entwässerung auf pflanzlicher Basis ist hingegen eine wunderbare Möglichkeit für betroffene Patientinnen, den Köper sanft auszuschwemmen. Hier gibt es eine Vielzahl von Möglichkeiten, darunter zum Beispiel Tees aus getrockneter Brennnessel oder Löwenzahn. Auch Petersilie hat eine entwässernde Wirkung und hilft, Ihren Körper auf eine schonende Weise von etwas überschüssigem Wasser zu befreien.

TIPPS UND TRICKS FÜR GESCHWOLLENE BEINE

SELBSTBEHANDLUNG

Helfen Sie sich selbst, und versuchen Sie es mal mit einer Selfmade-Lymphdrainage! Ob die langjährige Physiotherapeutin im Urlaub oder man selbst auf Dienstreise ist, manchmal gilt schlichtweg: Selbst ist die Frau! Probieren Sie es mal mit einer Lymphdrainage zu Hause. Diese kann die professionell durchgeführte manuelle Lymphdrainage allerdings nicht ersetzen, sondern nur als zusätzliche Behandlung oder zur Überbrückung dienen. Am einfachsten und sichersten ist es, wenn Sie sich die einzelnen Schritte einmal von Ihrer Therapeutin oder Ihrem Therapeuten zeigen lassen und dann gemeinsam üben.

Und los geht's:

Tragen Sie gemütliche Kleidung, achten Sie darauf, dass Sie ein paar Minuten Ruhe für sich finden, und machen Sie es sich in Rückenlage bequem.

Stellen Sie die Beine angewinkelt an, oder legen Sie die Beine erhöht auf ein Kissen.

Atmen Sie mehrmals tief ein und aus, und versuchen Sie dabei möglichst ruhig und entspannt zu atmen.

Wir beginnen mit der Vorbehandlung und der Aktivierung des zentralen Lymphabstroms am Brustkorb. Streichen Sie an beiden Halsseiten von den Ohrläppchen zu den Schultern. Legen Sie anschließend Ihre Hände seitlich auf Ihren Hals, und lassen Sie die Hände sanft kreisen. Legen Sie Ihre Fingerspitzen in die Schlüsselbeingrube, und machen Sie auch hier kreisende Bewegungen. Zum Abschluss lassen Sie dann die Schultern kreisen. Atmen Sie mehrere Atemzüge bewusst tief und ruhig ein und aus.

Nun folgt die Beinbehandlung. Streichen Sie zunächst mit

etwas Druck über die Flanke der betroffenen Seite Richtung Achselhöhle. Streichen Sie anschließend mehrmals vom Fuß bis zur Leiste. Platzieren Sie dann Ihre Fingerspitzen in der Leiste, kreisen Sie mit sanften Bewegungen und geringem Druck, und streichen Sie dann zur Oberschenkelaußenseite aus. Es folgen kreisende Bewegungen am Oberschenkel, immer mit Druck Richtung Leiste, kreisende Bewegungen in der Kniekehle sowie an der Innen- und Außenseite des Knies. Kreisende Bewegungen am Unterschenkel mit Druck Richtung Knie, kreisende Bewegungen am Innen- und Außenknöchel und am Fußrücken, ebenfalls mit Druck Richtung Knie.

Streichen Sie erneut das Bein vom Fuß bis zur Leiste aus.

Im Anschluss ist es sinnvoll, genau wie nach der manuellen Lymphdrainage in der Praxis, die Kompressionsstrümpfe direkt anzuziehen, es sei denn, Sie führen die Lymphdrainagen direkt vor dem Schlafgehen durch.

Nehmen Sie sich diese Viertelstunde für sich und Ihren Körper, auch wenn der Alltag stressig ist und Sie meinen, eigentlich keine Zeit zu haben. Machen Sie Ihre Selfmade-Lymphdrainage zu einem festen Ritual, zu einem Wohlfühlmoment für sich selbst.

■ SELBSTHILFEGRUPPEN

Liebe Leserin, Sie sind nicht alleine! Da so unglaublich viele Frauen unter geschwollenen Beinen leiden, gibt es eine Vielzahl von sehr aktiven Selbsthilfegruppen. Diese helfen Ihnen nicht nur aus dem Gefühl heraus, die Einzige zu sein, deren Beine ständig anschwellen – in Selbsthilfegruppen bekommen Sie auch hilfreiche Tipps aus dem Alltag der anderen betroffenen Frauen. Nutzen Sie die Möglichkeit, sich auszutauschen und Ihren Sorgen Luft zu machen.

■ ÖDEME IM SOMMER

Ein wichtiges Thema ist immer wieder, wie es möglich ist, den Sommer trotz eines Lymphödems zu genießen. Gerade in den heißen Monaten werden für die Betroffenen die Wassereinlagerungen zu einer unglaublichen Belastung. An einem heißen Sommerabend scheinen manch einer Patientin die Beine geradezu zu platzen. Vor allem um die Fußknöchel und am Fußrücken ist die Haut dann oft schmerzhaft gespannt. Der wunderschöne gemeinsame Picknickabend am See wird damit zur Qual.

Viele Frauen lassen in den Sommermonaten ihre Kompressionsstrümpfe ganz bewusst im Schrank. Schon die Vorstellung, bei dieser Hitze zusätzlich dicke Strümpfe am Bein zu erdulden, erscheint ihnen unerträglich. Meine dringende Bitte: Gerade jetzt brauchen Ihre Beine die Kompression. Die Wärme verschlimmert die Ödemneigung, und die Schwellungen nehmen deutlich zu. Feuchten Sie die Strümpfe leicht an. Die Verdunstungskälte kann dann bei ausgeprägter Hitze etwas Kühlung bringen. Auch kühlende Körpersprays können Ihren Beinen ein wenig Abkühlung verschaffen.

Und noch etwas: Achten Sie auch im Sommer auf ausreichend Bewegung und Sport. Gerade Schwimmen und Wassergymnastik unterstützen das lymphatische System bei Hitze ganz hervorragend.

Der Sommer birgt noch einige weitere Gefahren für chronisch geschwollene Beine. Wie bereits erwähnt, bringt jede kleinste Verletzung das Risiko einer Infektion. Und im Sommer kann das Gewebe der Unterhaut, das bei gestauten Beinen eine geschwächte Immunabwehr aufweist, bereits durch einen scheinbar harmlosen Insektenstich überfordert sein. Auch beim Barfußlaufen kann man sich leichter verletzen. Alle Patientinnen mit chronisch geschwollenen Beinen sollten daher unbedingt auf Verletzungen – auch auf kleinste – und Insektenstiche achten, sie ernst nehmen und vor allem desinfizieren. Sollte sich eine Entzündung entwickeln und ausbreiten, ist umgehend ärztliche Hilfe einzuholen. Eventuell wird auch eine Therapie mit einem Antibiotikum notwendig.

■ ERNÄHRUNG

Frauen, die zu Ödemen neigen, sollten bei Ihrer Ernährung auf einige Punkte achten.

Gehen Sie sparsam mit Salz um. Zu viel davon führt dazu, dass Wasser im Körper gebunden wird und die Wassereinlagerungen verstärkt werden. Ersetzen Sie Salz lieber durch besonders geschmacksintensive Kräuter.

Achten Sie außerdem auf eine ausreichende Versorgung mit Vitaminen, Magnesium und Kalium. Diese Stoffe können den Abtransport von überschüssigem Wasser fördern. Bevorzugen Sie daher grüne Gemüsesorten, Bananen, Hülsenfrüchte und Nüsse. Nutzen Sie außerdem die Wirkung von Heilpflanzen wie zum Beispiel Steinklee, der nicht nur entzündungshemmend und krampflösend wirken soll, sondern außerdem in der Lage ist, Ihre Blutgefäße zu stärken.

Frauenbeine – Was die frauenspezifische Gefäßmedizin so besonders macht

Insgesamt ist die Wassereinlagerung in den Beinen ein Problem, das Frauen häufiger betrifft als Männer, denn die Kapillardurchlässigkeit der kleinsten Blutgefäße und Lymphsammelgefäße ist bei Frauen generell höher als beim Mann. Die Ursache dafür ist das Hormon Östrogen, da es die Wasseraufnahme steigert und die Lymphgefäßfunktion schwächt.

Im Leben einer Frau gibt es zudem Phasen, in denen die Ödemneigung hormonell bedingt stärker ausfällt.

Bei jeder Frau kommt es zu einer **zyklusabhängigen Veränderung des Östrogenspiegels**. Östrogen fördert die Wassereinlagerungen. Steigt der Östrogenspiegel kurz vor dem Eisprung an, lagert der Körper mehr Wasser ein. Auch in den Tagen vor der Periode bemerken viele Frauen Wassereinlagerungen und eine damit verbundene Gewichtszunahme. Der Körper fühlt sich wie aufgeschwemmt an. Mit Einsetzen der Menstruation und dem Abfall des Östrogenspiegels wird das Wasser langsam wieder abtransportiert. Manche Frauen bemerken dies auch an einem verstärkten Harndrang.

Mit dem Beginn der **Wechseljahre** können wir einen ähnlichen Effekt beobachten: Der Gegenspieler des Östrogens, das Gelbkörperhormon Progesteron, wird immer weniger produziert, und damit ist das Östrogen dominant. Es fördert wieder die Wassereinlagerungen, die von vielen Frauen als erstes Anzeichen der Hormonumstellung wahrgenommen werden.

Auch in der **Schwangerschaft** kann es durch hohe Östrogenspiegel zu massiven Wassereinlagerungen kommen, die vielen Schwangeren im letzten Trimenon große Probleme bereiten. Das zusätzlich produzierte Progesteron führt schon sehr früh in der Schwangerschaft zu einer Erweiterung der Blutgefäße und zu einer Lockerung des Bindegewebes. Schwere, dicke Beine begleiten die allermeisten Frauen daher durch diese neun Monate ihres Lebens.

Ein Hinweis von Frau zu Frau

Keine Therapie ist in der Lage, das zu ersetzen, was Sie selbst tun können – auf Ihren Körper zu hören! Wenn sich Ihre Beine schwer anfühlen, geschwollen und gerötet sind, dann gönnen Sie ihnen das, was sie brauchen: Entlastung! Legen Sie Ihre Beine hoch, und machen Sie eine Pause. Ihre Beine tragen Sie jeden Tag durch die Herausforderungen des Alltags, Sie selbst verlangen Ihren Beinen viel ab. Gönnen Sie ihnen die Möglichkeit der Erholung.

Denken Sie an die Unterstützung durch Kompression, und bewegen Sie sich viel, wann immer es geht. Hören Sie Ihrem Körper zu, und gönnen Sie Ihrer Haut Streicheleinheiten sowie die Pflege, die sie braucht. Die Hautpflege für geschwollene Beine ist eine wichtige Säule für intakte Hautverhältnisse. Dabei ist es wichtig, der gestressten Haut nicht nur feuchtigkeitsspendende Lotionen anzubieten, sondern sie auch täglich mit rückfettenden Cremes zu versorgen und damit geschmeidig zu halten.

■ EIN WIEDERSEHEN MIT ASHLEY

Ich laufe zügig über den sterilen Gang im städtischen Klinikum. Ich habe gerade eine Bekannte besucht, die hier vor zwei Tagen operiert wurde. Fast pralle ich mit einer Krankenschwester zusammen, die um die Ecke geschossen kommt. Überrascht bleiben wir direkt voreinander stehen. Als unsere Blicke sich begegnen, huscht ein strahlendes Lächeln über das Gesicht der Krankenschwester. Auch ich erkenne in ihr die Frau wieder, die noch vor einigen Monaten auf meiner Liege saß. Mit einer geschmeidigen Bewegung zieht sie ihr rechtes Hosen-

bein hoch und entblößt dabei einen leuchtend pinken Kompressionsstrumpf. Dann richtet sie sich auf und nimmt mich kurz in die Arme. Ich bin überrascht von so viel spontaner Herzlichkeit.

»Viel besser!«, höre ich es an meinem Ohr.

Dann ist die Umarmung auch schon wieder vorüber, und Ashley wirbelt den Gang an mir vorbei und huscht zum nächsten Patienten. Auch die stärksten Frauen brauchen ab und zu jemanden, der sich um sie kümmert, denke ich und gehe weiter den neonbeleuchteten Krankenhausflur entlang.

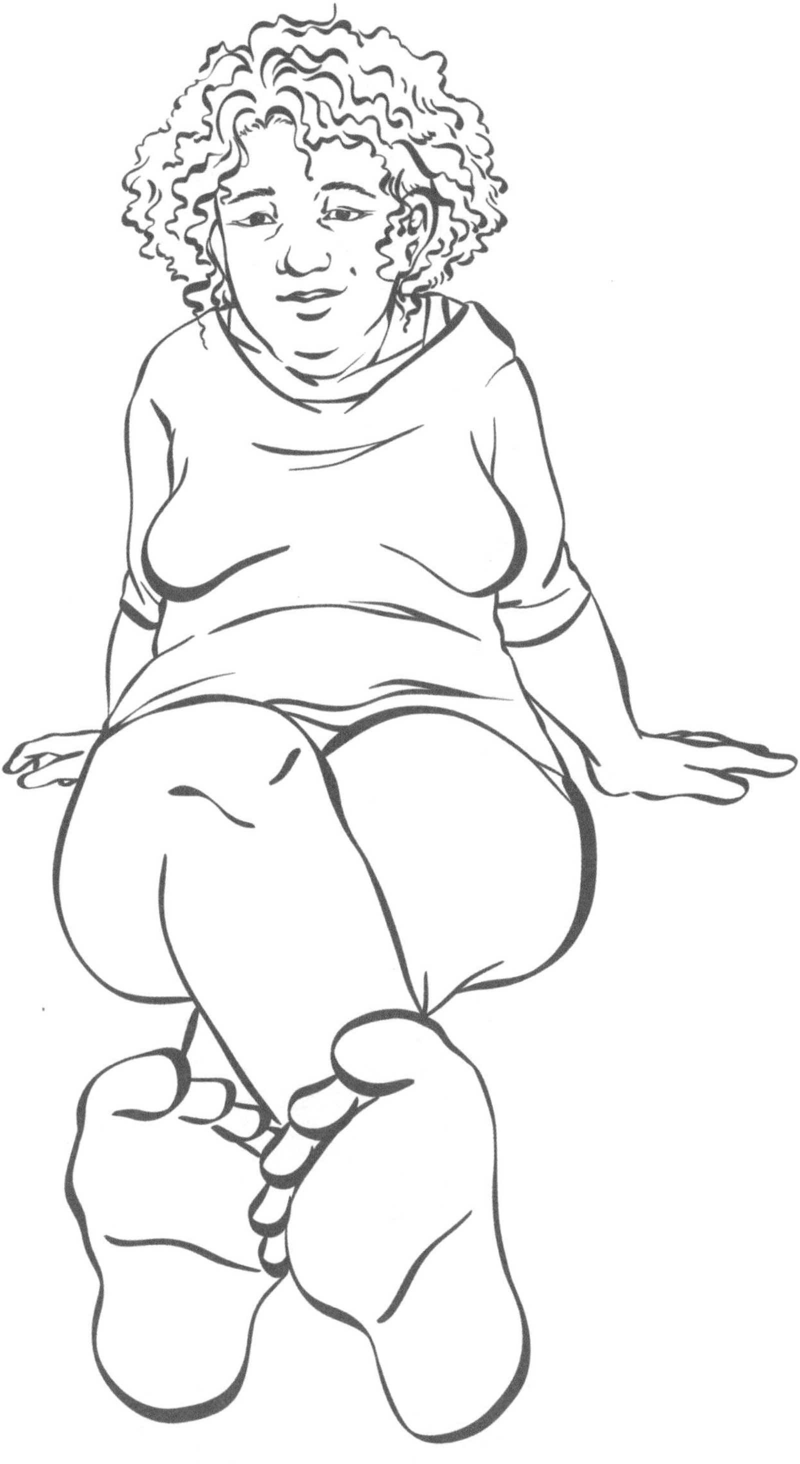

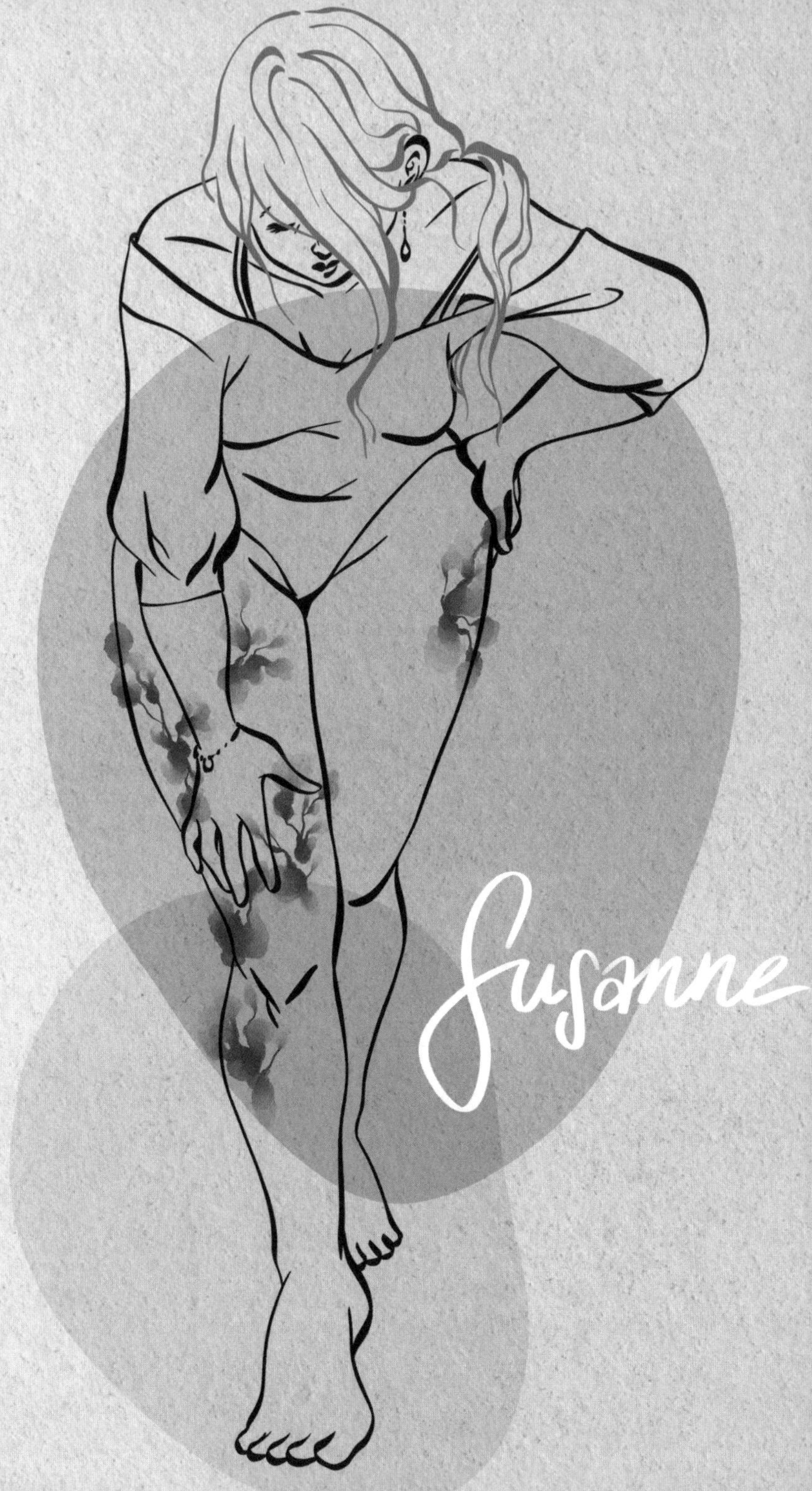
Susanne

Susanne

Besenreiser | *Retikuläre Varikose*

Wie Reisig sehen sie aus, die feinen Verästelungen auf den Beinen vieler Frauen. Und damit wie der sogenannte Besenreisig am Ende eines Besens, den wir heute in erster Linie unter dem Namen »Hexenbesen« kennen. Doch als die Menschen vor Jahrhunderten den Begriff der Besenreiser für die feinen, sichtbaren Venen an den Beinen geprägt haben, war dies das Standard-Kehrgerät, und so entstand wohl die Assoziation. Makellose, glatte Beine hatten damals wahrscheinlich noch nicht denselben Stellenwert wie in unserer heutigen Gesellschaft, in der viele Frauen sich sehr am Anblick der unruhigen Hautoberfläche stören. Einige fühlen sich damit so unwohl, dass sie ihre Kleidung danach auswählen und sogar auf einige Aktivitäten verzichten. So auch Susanne, die sehr unter den sichtbaren Venen an ihren Beinen leidet.

■ SUSANNE

Ich höre die Absätze durch meine Praxis klappern, als die Patientin von einer Mitarbeiterin in den Behandlungsraum geführt wird. Das könnten High Heels sein – und das macht mich neugierig. Als ich wenige Minuten später nachkomme, erwartet mich Susanne. Sie ist dreiunddreißig Jahre alt, und ihre langen blonden Haare sind zu

einem lockeren Pferdeschwanz zusammengefasst. Einzelne Haarsträhnen, die sich gelöst haben, umrahmen ihr fröhliches Gesicht. Susanne trägt nicht nur High Heels, sondern ist insgesamt herrlich extravagant gekleidet – und damit die wohl schillerndste Grundschullehrerin, die mir jemals begegnet ist.
Sie kommt heute zu mir, um die sichtbaren Veränderungen an ihren Beinen abklären zu lassen. Susanne erzählt mir, dass sie schon vor vielen Jahre die ersten kleinen Hautvenen an ihren Oberschenkeln bemerkt hat. Mit der Zeit wurden es dann immer mehr. Inzwischen sind sie an manchen Stellen flächig aufgezweigt wie ein Fächer.
Wenn Susanne ihre Beine nicht anschaut, hat sie eigentlich keine Probleme. Schmerzen oder dicke Beine bemerkt sie nur sehr selten – und das, obwohl sie als Grundschullehrerin jeden Tag viele Stunden stehen muss!
Susanne ist lebensfroh und möchte sich nicht länger von ihren Beinen die Kleidung vorschreiben lassen. Wegen der unschönen Venen hat sie sich nämlich schon länger nicht mehr getraut, ihre Beine zu zeigen. Jetzt, wo der Sommer vor der Tür steht, will sie endlich etwas tun.

Was sind Besenreiser, und wie kommt es zu den unschönen Hautveränderungen?

Besenreiser sind erweiterte feinste Hautvenen mit einem Durchmesser zwischen einem und drei Millimetern. Vor allem bei hellen Hauttypen können sie aufgrund ihrer Erweiterung deutlich sichtbar werden.

An Besenreisern leiden sehr viele Menschen. Eine groß angelegte Studie, die als »Bonner Venenstudie« bekannt ist, hat ergeben, dass etwa sechzig Prozent der Deutschen Besenreiser haben, ohne dass bei ihnen eine funktionale Venenschwäche vorhanden ist.

Die bläulich oder rötlich gefärbten Besenreiser können vereinzelt am Bein vorhanden sein oder in sogenannten »Besenreisernestern« auftreten. Häufig bilden sie fächerförmige Ausprägungen, die größere Flächen am Bein überziehen. Prinzipiell können alle Regionen am Bein betroffen sein, besonders häufig befinden sich Besenreiser jedoch an den Außenseiten von Ober- und Unterschenkel, an den Innenknöcheln und in den Kniekehlen.

Für Besenreiser hat man entweder die Veranlagung, oder man gehört zu den Glücklichen, die sie eben nicht haben. Ich sehe achtzigjährige Frauen, die nicht einen einzigen Besenreiser an ihren Beinen haben, und andererseits gibt es Zwanzigjährige, deren Beine von oben bis unten davon übersät sind.

In den allermeisten Fällen verursachen Besenreiser ausschließlich ästhetische Probleme. Nur in den flächenförmigen Ausbreitungen und den Besenreisernestern bemerken viele Patientinnen auch mal ein leichtes Ziehen, Hitzeempfindungen oder einen Juckreiz.

Es gibt einen Unterscheid zwischen den echten Krampfadern und Besenreisern. Häufig werden beide Begriffe allerdings vermischt – selbst von Medizinerinnen und Medizinern. Im Gegensatz zu den feinen Besenreisern sind Krampfadern Erweiterungen der großen Hautvenen. Sie entstehen durch nicht richtig funktionierende Venenklappen, was zu veränderten Druckverhältnissen im venösen Abstrom des Beins führt. (Mehr dazu im Kapitel »Caroline«.)

An unseren Beinen können entweder nur Krampfadern, nur Besenreiser oder beide Formen zusammen auftreten. Wenn beide Venenveränderungen gleichzeitig vorliegen, ist es zwingend notwendig, zunächst die venöse Insuffizienz zu behandeln, bevor man sich der Hautoberfläche widmet. Warum?

Stellen Sie sich vor, die Stammvene wäre ein senkrecht in der Wand verlaufendes Rohr. Normalerweise sollte innerhalb dieses

Rohres die Flüssigkeit nach oben gepumpt werden. Da die Rückschlagklappen aber nicht mehr funktionieren, fließt die gesamte Flüssigkeit leider ständig der Schwerkraft folgend nach unten, tritt am Boden aus und sammelt sich in Pfützen, die irgendwie echt stören. Natürlich kann man jetzt ständig die Wasserlachen wegwischen, aber Sie werden mir zustimmen, dass dieses Unterfangen nicht von Erfolg gekrönt sein kann, solange das Rohr nicht repariert ist. Also muss der erste Schritt sein, das Rohr stillzulegen, erst anschließend können auch die Pfützen erfolgreich beseitigt werden.

In einem Bein ist es nicht anders: Wenn eine Stammvene nicht mehr funktioniert, muss zunächst diese behandelt werden, und erst dann kann die Therapie der Besenreiser starten. Wenn man diese Reihenfolge nicht einhält – und vielleicht ohne Kenntnis der Venenfunktion an der Hautoberfläche arbeitet –, wird die Behandlung höchstwahrscheinlich keinerlei ästhetische Verbesserung bringen. Schlimmstenfalls kann es sogar zu einer deutlichen Zunahme der sichtbaren Besenreiser kommen: Da der Druck im Hautvenensystem noch immer zu groß ist, sucht sich das Blut einen anderen Weg und staut sich in den noch feineren Seitenästchen des verödeten Abschnitts. Dadurch entstehen zusätzlich flächige, rötliche Verfärbungen mit Beteiligung von sehr vielen kleinsten Hautvenen. Man nennt diesen Effekt »Matting«. Die Behandlung des Mattings wiederum ist schwierig und erfordert sehr viel Geduld. In manchen Fällen bleibt diese Hautveränderung auch dauerhaft bestehen. Daher lautet mein dringender Rat, bitte immer die Reihenfolge der Behandlung einzuhalten: erst große Krampfadern, dann kleine Besenreiser!

Auf der Suche nach der richtigen Diagnose

Vor jeder Besenreiser-Behandlung muss immer und ausnahmslos eine genaue **Untersuchung der Beinvenen** erfolgen! Sollten Sie vorhaben, sich in eine ästhetische Behandlung der sichtbaren Besenreiser zu begeben, dann fordern Sie die Untersuchung Ihrer Beinvenen bitte aktiv ein, sofern Sie darauf noch nicht untersucht wurden. Kommt man diesem Wunsch nicht nach, wechseln Sie bitte die Behandlerin oder den Behandler! Erst wenn Sie und Ihre Ärztin oder Ihr Arzt wissen, was in Ihren Beinen wirklich los ist, darf die Behandlung der Hautoberfläche beginnen. Wie die Untersuchung der Beinvenen im Detail abläuft, können Sie im Kapitel Caroline nachlesen. Erst wenn feststeht, dass an den Venen alles in Ordnung ist, kann mit der Behandlung der Besenreiser begonnen werden.

Vor der Behandlung sollte das Ausmaß der Besenreißer mittels einer detaillierten **Fotodokumentation** festgehalten werden. Bis zum eigentlichen Erfolg der Behandlung vergeht meist einige Zeit, und Wochen später ist es oft schwierig, sicher sagen zu können, wie effektiv die Therapie tatsächlich war. Ein objektiver Vergleich der Fotos von den behandelnden Stellen bringt da Klarheit.

Mögliche Komplikationen, auf die Sie achten sollten

Varizenblutung

Besenreiser sind medizinisch vollkommen harmlose Hautveränderungen, eine Behandlung ist nicht zwingend notwendig. Bei einigen Menschen jedoch erweitern sich einzelne feinste Hautvenen so weit, dass sie die Haut ausdehnen und sogar tastbar werden. Man bezeichnet diese Veränderungen dann meistens als »Phlebektasien«. Die Haut, die diese kleinen Gefäße überspannt, wird dadurch immer dünner. Wird diese zarte Hautschicht verletzt, kann auch die Venenwand der kleinsten Gefäße aufreißen. Dies kann zum Beispiel beim Arbeiten im Garten passieren oder nach dem Duschen, wenn die Gefäße aufgrund der Wärme eher erweitert sind und das raue Handtuch beim Abtrocknen über die Venen scheuert. Bei einer solchen Verletzung kommt es zwar nicht zu einer stark spritzenden arteriellen, sondern nur zu einer sickernden venösen Blutung, aber auch diese kann sehr eindrucksvoll sein.

Eine Patientin erzählte mir einmal ihre Leidensgeschichte: Während einer Amerikareise hatte sie in ihrem Hotelzimmer eine solche Varizenblutung erlitten. Da der amerikanische Hotelmanager für den desaströsen Anblick des Zimmers keine sinnvolle Erklärung hatte und es ihm recht wahrscheinlich erschien, dass es hier zu einem Gewaltverbrechen gekommen war, rief er die Polizei. Die arme Varizenpatientin musste daraufhin einer amerikanischen Spezialeinheit Rede und Antwort stehen.

Solche dramatischen Umstände sind zum Glück selten. Aber die von Patientinnen geschilderten Blutungserlebnisse sind auch ganz ohne Polizeieinsatz und im heimischen Umfeld oft sehr eindrücklich und nichts, was die Betroffenen schnell wieder vergessen werden.

In der Regel bedeutet diese Art von Blutung jedoch keine Lebensgefahr, wenn man sie zügig versorgt. Bei Blutungen lautet der Grundsatz: Durchgehend komprimieren! Das gilt auch für eine venöse Blutung. Nehmen Sie sich daher bitte eine Kompresse oder ein sauberes Handtuch, und drücken Sie das Material für einige Minuten kräftig auf die Blutungsstelle. Wenn die Blutung damit zum Stillstand gebracht werden konnte, sollte die Stelle mit einem Pflaster oder einem Verband abgedeckt und so vor einer erneuten Verletzung geschützt werden. Doch selbst wenn Sie damit vermeintlich wieder Ruhe haben, suchen

Sie bitte unbedingt zeitnah eine Gefäßmedizinerin oder einen Gefäßmediziner auf, damit das verletzte Gefäß übernäht oder verödet werden kann. Wenn die Blutung nicht zum Stillstand kommt, was zum Beispiel während der Einnahme von blutverdünnenden Medikamenten passieren kann, muss umgehend Hilfe durch die Rettungsleitstelle angefordert oder eine Notaufnahme aufgesucht werden.

Wie wird die retikuläre Varikose behandelt?

Zur Behandlung der Besenreiser gibt es verschiedene Möglichkeiten. Welches die für Sie passende Behandlungsmethode ist, finden Sie gemeinsam mit Ihrer Ärztin oder Ihrem Arzt heraus. Dabei spielen vor allem die Art der Besenreiser und ihre Ausdehnung eine Rolle, eventuell aber auch die Erfahrungen und Vorlieben der Patientin.

Sklerotherapie – Verödung

Schon seit dem frühen 20. Jahrhundert versucht man, sichtbare Venen durch das Einspritzen von verschiedenen Stoffen zum Verschluss zu bringen. Dabei kamen zunächst auch ziemlich gruselige Mittel zum Einsatz. 1967 wurde schließlich ein spezieller Alkohol (Polidocanol) zur Verödung von Venen zugelassen, der sehr gut verträglich ist. Es ist bis heute das einzige zugelassene Medikament geblieben. Dieser Alkohol schädigt nach dem Einspritzen in die Vene ihre innerste Schicht. Daraufhin zieht sich das Gefäß zusammen, und es kommt zu einer Anheftung von Blutplättchen, wodurch die Vene dauerhaft verschlossen wird. Sie wird dann vom Körper nach und nach in Bindegewebe umgebaut und verschwindet. Dies geschieht nur unmittelbar um die Stelle, in die der Alkohol eingespritzt wird, denn er wird sofort verdünnt und vom Körper auf dem gleichen Weg wie ein

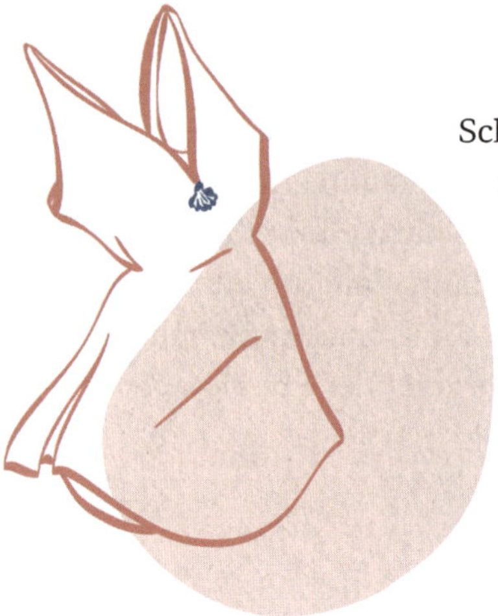

Schluck Wein verstoffwechselt. Es bleibt nichts davon im Körper zurück.

Um Venen in verschiedenen Größen behandeln zu können, gibt es den Alkohol in unterschiedlichen Konzentrationen. Für die feinsten Besenreiser kommt am häufigsten die niedrigste verfügbare Konzentration, 0,25 %, zum Einsatz, feine Hautvenenäste werden vielleicht auch schon mit 0,5 % oder sogar mit 1 % behandelt. Der Alkohol kann mit Raumluft aufgeschäumt werden und bekommt dadurch die Konsistenz von Milchschaum. Dadurch nimmt er mehr Raum ein als im flüssigen Zustand. So kann man mit sehr geringen Mengen die Gefäßwand gut erreichen, was vor allem für die Behandlung größerer Venen wichtig ist.

Das Einspritzen erfolgt über eine ganz feine Kanüle, deren Einstich lediglich als kurzer Piks wahrgenommen wird. Die Verteilung des Verödungsmedikaments innerhalb der Vene sollte dann nicht spürbar sein, da es in der Venenwand keine Nerven gibt. Sollte es während der Verödungsbehandlung trotzdem zu einem brennenden Schmerz kommen, ist das Verödungsmittel ins umliegende Gewebe gelaufen. Da mit sehr geringen Konzentrationen und Mengen gearbeitet wird, ist das nicht weiter gefährlich. Dennoch sollten Sie der Ärztin oder dem Arzt während der Verödung sofort die Rückmeldung geben, dass es brennt, damit die Behandlung umgehend unterbrochen wird.

Um den Körper nicht unnötig zu belasten, darf in jeder Sitzung nur eine vorgegebene Menge an Verödungsmittel angewendet werden. Das bedeutet, dass bei einem sehr umfangreichen Befund vielleicht nicht alle sichtbaren Bereiche sofort behandelt werden können. Am besten macht man sich daher schon vor Behandlungsbeginn Gedanken, welche Stellen einen am meisten stören, damit mit diesen Arealen begonnen werden kann.

Im Anschluss an die Sklerosierung wird in der Regel ein Kompressionsstrumpf oder -verband angelegt. Die Dauer der Kompressionstherapie kann recht unterschiedlich sein, weil es hierzu keine eindeutige Empfehlung gibt. Man kann aber davon ausgehen, dass ganz grundsätzlich eine Kompressionstherapie nach der Verödung das Ergebnis verbessert. In meiner Praxis empfehlen wir das Tragen eines Kompressionsstrumpfes für sieben bis zehn Tage nach der Sklerosierung.

Was ist sonst noch wichtig? Direkt nach der Sklerosierung sollte man sich für ca. zwanzig Minuten bewegen, am besten ein wenig spazieren gehen. Planen Sie diese Zeit bitte gleich bei der Vereinbarung eines Termins mit ein. Alltag und Beruf können ansonsten unverändert weitergehen, eine Krankmeldung ist genauso wenig notwendig wie körperliche Schonung. Meiden Sie in den ersten Tagen allerdings Sauna und heiße Bäder. Außerdem sollten Sie mindestens vier Wochen lang vermeiden, dass die behandelten Körperstellen der direkten Sonnenstrahlung ausgesetzt werden. Durch die Verödung der Gefäße kommt es eventuell zu einer Mitreaktion der darüberliegenden Haut, die sich in einer bräunlichen Pigmentierung zeigt. In aller Regel bildet sich diese Veränderung über die nächsten Wochen und Monate langsam von allein zurück. Trifft aber UV-Licht zu früh auf diese Pigmentierungen, können sie dadurch verstärkt werden oder sich manifestieren.

Ganz wichtig zu wissen: Die sichtbaren Hautvenen wurden durch die Sklerosierung nicht »weggehext«, sondern sind durch das Verödungsmittel zunächst lediglich verschlossen. Sie sind also noch einige Wochen sichtbar, bis der Körper sie abgebaut hat. Wenn man also am ersten Tag nach der Verödung den Strumpf ablegt und die kleinen Pflästerchen entfernt, wird die Enttäuschung über den Anblick groß sein. Die behandelten Stellen sehen vielleicht schlimmer aus als vorher, vielleicht hat sich ein Bluterguss gebildet, vielleicht sind die kleinen Venen dunkel und dadurch sogar stärker sichtbar als zuvor. Erschrecken Sie nicht! Sie wissen ja: Der Anblick wird sich bald verbessern, und nach einigen Wochen wird sich das Ergebnis einstellen, das Sie sich erhofft haben.

Häufig ist einige Wochen nach der ersten Behandlung dennoch eine Nachbehandlung der Stellen sinnvoll, um ein wirklich zufriedenstellendes Ergebnis zu erzielen. Planen Sie also genug Zeit ein, und starten Sie Ihre Behandlung mit ausreichend Abstand zum nächsten Sommer(urlaub).

Nicht alle Menschen können mit einer Sklerotherapie behandelt werden. Es gibt bestimmte Umstände, die eine medikamentöse Verödung unmöglich machen. Dazu gehören unter anderem eine akute Beinvenenthrombose, bekannte Allergien auf das Verödungsmittel, schwere Allgemeinerkrankungen, Infektionen im Behandlungsbereich, ein Loch in der Herzscheidewand (Foramen ovale) sowie eine fortgeschrittene arterielle Durchblutungsstörung. Und da es sich um einen Eingriff aus ästhetischen Gründen handelt, gilt generell auch, dass die Therapie nicht während der Schwangerschaft und Stillzeit durchgeführt wird.

Lasertherapie

Die alternative Methode zur Behandlung feinster Besenreiser ist die Hautlasertherapie. Laserstrahlen werden schon seit vielen Jahrzehnten erfolgreich in verschiedenen Bereichen der Medizin eingesetzt. Es handelt sich dabei immer um elektromagnetische Wellen verschiedener Wellenlängen. Das Lasergerät bewirkt eine starke Bündelung dieser Strahlen. Die gebündelten Strahlen werden gezielt auf das zu behandelnde Gewebe gerichtet und bewirken dort eine Hitzeentwicklung und einen thermischen Schaden in der jeweiligen Schicht der Eindringtiefe.

Im Fall der Hautvenen trifft der Laserstrahl auf den Blutfarbstoff der roten Blutkörperchen (Erythrozyten), das sogenannte Hämoglobin. Dort wird die Energie des Laserstrahls in Hitze umgewandelt, wodurch das Blut in einem sehr kleinen Bereich zum Kochen gebracht wird. Die innerste Gefäßwand wird geschädigt, und es kommt an dieser Stelle zu einem dauerhaften Verschluss der Vene. Der Effekt ist also lokal begrenzt. Um eine längere Strecke zu behandeln, muss das kleine Gefäß in seinem Verlauf mehrmals »beschossen« werden. Aufgrund der großen Hitze ist es entscheidend, die Hautoberfläche gleichzeitig zu kühlen, da es sonst zu Hautschäden kommen kann.

Ist der Besenreiser auf diese Art erfolgreich behandelt, liegt er verschlossen im Gewebe und wird – ebenso wie nach einer Verödung – in den darauffolgenden Wochen vom Körper abgebaut. Bei der Laserbehandlung gilt daher wie bei der Sklerosierung, dass das Ergebnis weder im Anschluss an die Behandlung noch in der ersten Zeit danach erkennbar ist. Wie erfolgreich die Behandlung tatsächlich war, erkennt man leider erst nach einigen Wochen. In den Tagen nach der Laserbehandlung kann die Haut darüber hinaus gereizt und fleckig rötlich verfärbt sein. Auch bei dieser Behandlungsmethode können sich Pigmentierungen einstellen, und auch hier gilt, dass man auf ein Sonnenbad unbedingt erst einmal verzichten sollte. Eine Kompressionstherapie ist im Anschluss an die Lasertherapie allerdings nicht notwendig, und der reguläre Alltag kann uneingeschränkt weitergehen.

Die Laserbehandlung nehmen die meisten Patientinnen als etwas schmerzhafter wahr, wobei das individuelle Schmerzempfinden erfahrungsgemäß stark variiert. Bei der Behandlung tasten sich Patientin und Therapeut*in daher gemeinsam an die richtige Energieleistung heran.

Der Laserstrahl wird übrigens nicht nur von Hämoglobin, sondern auch von Wasser absorbiert, was auch für die Schmerzentstehung verantwortlich ist. Der Wassergehalt im Gewebe spielt also eine Rolle bei der Schmerzintensität, und da er durch Östrogen verstärkt wird, ist eine Laserbehandlung in Zeiten eines erhöhten Östrogenspiegels etwas schmerzhafter. Dies betrifft zyklusabhängig vor allem die prämenstruelle Phase beziehungsweise alle Frauen unter Einnahme östrogenhaltiger Hormonpräparate. Falls der Terminplan es zulässt, ist die Behandlung im Zyklusabschnitt nach dem Einsetzen der Periodenblutung entsprechend am sinnvollsten.

Achten Sie übrigens bei der Behandlung selbst mit darauf, dass man Ihnen eine Laserschutzbrille anbietet und dass diese auch gut sitzt. Ein Laserstrahl, der anstatt auf Ihrem Bein aus Versehen auf einen anderen Gegenstand im Raum trifft, kann von dort überallhin reflektiert werden – auch direkt in Ihr Auge. Die Schädigung, die der Laserstrahl auf der Netzhaut hinterlässt, kann irreversibel sein und im schlimmsten Fall sogar zu einer Erblindung führen. Also keine Laserbehandlung ohne (für die eingesetzte Wellenlänge passende) Schutzbrille!

Ein weiterer wichtiger Punkt für eine erfolgreiche Behandlung ist die richtige Vorbereitung: Die Haut darf innerhalb der vorangegangenen vierundzwanzig Stunden auf keinen Fall eingecremt worden sein. Die feine Fettschicht auf der Haut könnte den Laserstrahl reflektieren, der dabei seine Energie an diesem Punkt auf die Haut abgibt. Die Folge wären Verbrennungen an der Hautoberfläche. Daher denken Sie zu Ihrem eigenen Schutz daran, die Haut nicht einzucremen. Und sollten Sie, dem morgendlichen Ritual folgend, die Beine doch eingecremt haben, verschweigen Sie es nicht, nur weil Sie schon so lange auf diesen Termin gewartet haben und die Behandlung unbedingt durchziehen wollen. Sie schaden sich damit nur selbst.

Wann Sklerotherapie, wann Laser?

Ob für Sie eine Verödungstherapie oder eine Laserbehandlung das geeignete Verfahren ist, sollten Sie mit der Behandlerin oder dem Behandler besprechen. Bietet ein Behandlungszentrum beide Verfahren an, können Sie am ehesten von einer differenzierten Beratung ausgehen. Grundsätzlich können die meisten Besenreiser mit beiden Methoden effektiv behandelt werden, und beide Verfahren sind bei regulärer Durchführung sicher und nachhaltig. Generell kann man sagen, dass man eher zu Laser greift, je kleiner, roter und flächiger die winzigen Hautvenen sind, die behandelt werden sollen. Je größer die Venen werden, desto eher sollte man sie sklerosieren.

Bei beiden Therapien gilt: Geduld ist angesagt! Die Veränderungen treten erst nach einiger Zeit ein, und vielleicht sieht es eine Weile sogar »schlimmer« aus als vorher.

TIPPS UND TRICKS FÜR BESENREISERFREIE BEINE

Die Lebensumstände scheinen grundsätzlich eher unerheblich zu sein: sportlich oder gemütlich, schlank oder weiblicher geformt, sitzende Tätigkeit oder ständig auf Achse – Besenreiser können jede Frau treffen. Wenn die Veranlagung vorhanden ist, kommen sie vermutlich, unabhängig davon, wie man lebt. Man geht aber davon aus, dass einige Umstände die Entstehung von Besenreisern begünstigen.

Die Wahrscheinlichkeit für das Auftreten von Besenreisern steigt tendenziell mit den Lebensjahren, genauso wie im Rahmen hormoneller Veränderungen, wie sie beispielsweise während der Schwangerschaft auftreten. Nicht selten können Frauen einzelne Besenreisernester ihrer Schwangerschaft direkt zuordnen. Auch ist eine Tätigkeit, bei der man lange am Stück steht oder sitzt, grundsätzlich nicht gut für die Venen. Ebenso kann das Übereinanderschlagen der Beine eventuell für eine vermehrte Venenzeichnung in den Kniekehlen verantwortlich sein, genauso wie die Zunahme der sichtbaren Hautvenen der Beine bei exzessiven Saunagängerinnen. All diese Faktoren können jedoch nur den Zeitpunkt der Entstehung sowie das Maß der Ausprägung beeinflussen. Sicherlich aber nicht das »ob«.

Das konsequente Tragen von Kompressionsstrümpfen kann einer deutlichen Vermehrung der Besenreiser sinnvoll entgegenwirken, vor allem natürlich während der Schwangerschaft. Dem Einsatz von Medikamenten zur Therapie von Besenreisern sollte man allerdings sehr skeptisch gegenüberstehen. Zu kaufen gibt es Salben, Gels und Sprays, die alle versprechen, die sichtbaren Venen bei dauerhaftem Auftragen zu reduzieren. Dass Besenreiser dadurch verschwinden, erscheint mir aus medizinischer Sicht jedoch mehr als fragwürdig.

Wenn man ganz kurzfristig das perfekte Bein möchte, weil zum Beispiel die Hochzeit der besten Freundin ansteht, kann man zu Trick siebzehn greifen und die Besenreiser wegpinseln. Es gibt spezielles Make-up (sogenannte Camouflage-Cremes), das die Besenreiser dank seiner starken Deckkraft unsichtbar macht. Das Geheimnis ist der große Anteil an enthaltenen Hautpigmenten. Zusätzliches Abpudern hilft beim unauffälligen optischen Eindruck!

Frauenbeine – Was die frauenspezifische Gefäßmedizin so besonders macht

»Tolle Beine sind keine Frage der Schönheit, sondern eine Sache der Ausstrahlung«, sagte die US-amerikanische Modedesignerin Donna Karan, und ich finde, sie hat völlig recht.

Besenreiser sind absolut genderkorrekt, sie betreffen anscheinend genauso viele Männer wie Frauen. Und trotzdem beträgt der Frauenanteil in meiner Praxis, wenn es um die Behandlung von Besenreisern geht, mindestens fünfundneunzig Prozent. Also scheint es doch einen gewichtigen Geschlechterunterschied zu geben: Frauen stört das optische Erscheinungsbild, ähnlich wie bei den Krampfadern, sehr viel mehr als die Männer. Doch woher kommt dieses vollkommen unterschiedliche Körperempfinden?

Tatsächlich sehe ich sehr viele nicht besonders attraktive Männerbeine. Fast alle Besitzer dieser eher unschön anmutenden Beine sind allerdings von sich und der Schönheit ihrer unteren Extremitäten restlos überzeugt und kämen nicht im Traum auf die Idee, an deren optischem Eindruck zu zweifeln. Im Gegensatz dazu hadern die meisten meiner Patientinnen mit ihren Beinen – und das vollkommen unabhängig vom tatsächlichen Aussehen. Die langbeinige Patientin ohne eine sichtbare Vene ist meist genauso unglücklich wie die besenreiserübersäte Patientin, bei der kaum ein Quadratzentimeter venenfreies Hautareal übrig geblieben ist! Kaum eine Frau kann den Satz »Ich liebe meine wunderschönen Beine« mit Überzeugung aussprechen.

Woher kommt das weibliche Dilemma mit den eigenen Beinen? Wann und von wem bekommen wir diesen absurden Schönheitsanspruch implementiert? Einen Anspruch, den wir bei fast keinem anderen Körperteil so vehement ausleben wie an unseren Beinen. Was ist Schönheit, wie ist sie definiert, was suggerieren uns die Medien und unsere Gesellschaft?

Umfragen zeigen, dass sich nahezu alle heterosexuellen Männer an einer Frau sportliche, schlanke Beine mit straffer und glatter Haut wünschen. Ja Himmel! Und nahezu alle heterosexuellen Frauen wünschen sich durchtrainierte, muskulöse Männer mit gepflegtem Äußeren, die sich nicht wie Paschas benehmen, Humor haben und mit denen sie über alles reden können. Kriegen wir auch nicht! (Und dass ich an dieser Stelle »heterosexuell« betonen muss, liegt einzig daran, dass es keine differenzierten Umfragen aus der LGBTQ+-Community zu geben scheint.) Fakt ist jedoch, dies ist das Bild, das uns Frauen seit Jahrzenten als Ideal vorgehalten wird. Und wir haben es leider so verinnerlicht, dass wir zum Teil des Problems geworden sind: Wir bestärken uns gegenseitig darin, indem wir einander vorspielen, was von uns erwartet wird. Das perfekte Bein gehört mit in das Repertoire des perfekten Lebens, das es zu haben und aufrechtzuerhalten gilt: Kinder, Karriere, abends Gesellschaftsleben, perfekter Haushalt, glückliche Beziehung, großer Freundeskreis, Selbstverwirklichung, Sport, Hobby, belesen und makellos bebeint. Gehört alles dazu. So sehr, dass wir teilweise sogar unseren besten Freundinnen vorspielen, es wäre so. Ein soziologisches Lügenkonstrukt, das davon lebt, dass alle mitmachen und glauben, sie wären die Einzige, die lügt. Doch die Wahrheit ist, wir sehen immer nur, was man uns zeigt – und selbst von dem sehen wir nur, was wir sehen wollen. Die Makel am eigenen Bein und im eigenen Leben kennen wir aus jeder Richtung, in jedem Licht, in jeder Vergrößerung. Wir können uns Zeit lassen beim Betrachten. Und je öfter wir hinschauen, desto unübersehbarer scheint der Makel zu sein. Auf die Makel der anderen erhaschen wir höchstens einen flüchtigen Blick – und genauso klein und unbedeutend erscheinen sie uns dann im Vergleich. Doch wissen Sie was? Umgekehrt ist es genauso. Sie können sicher sein, dass andere die vermeintlichen Makel an Ihren Beinen auch höchstens flüchtig registrieren.

Fotos lassen sich länger betrachten und im Detail studieren. Soll ich Ihnen das Geheimnis der makellosen Beine auf Social Media und generell im Netz verraten? Die sind retuschiert! Moderne Fotobearbeitungsprogramme haben Tricks auf Lager, die Sie selbst mit tadelloser Genetik, Sport und Make-up im wahrsten Wortsinn nicht auf die Beine gestellt bekommen. Messen Sie sich und Ihre Beine darum bitte nicht daran. Vor allem, weil täglich neue Abstrusitäten und Trends hinzukommen, die dann in die Liste an Anforderungen aufgenommen werden.

Der neuste – und sehr bedenkliche – Trend ist eine sichtbare Lücke zwischen den Oberschenkeln, wenn man die Beine eng zusammenstellt. Nennt sich »Thigh Gap« und ist, je nach Körperbau, nur erreichbar, wenn man sich auf ein gefährlich geringes Gewicht herunterhungert. Die Generation vor mir nannte das »Storchenbeine« – die Bezeichnung gibt vielleicht einen Hinweis darauf, wie schön man diese Lücke damals fand.

Influencerinnen und Medien verstärken die Trends noch, indem sie Tipps und Tricks verraten, wie »frau« an die perfekten Beine kommt und warum das überhaupt so wichtig ist. Vor Kurzem bin ich auf einen Artikel gestoßen, in dem stand: *»Makellose Beine sind für das Tragen von Röcken essenziell.«* Die eine oder andere wird nun vielleicht sogar nicken, weil wir genau das tatsächlich glauben. Aber das macht es nicht richtiger. Schwimmen lernen, bevor man ins tiefe Wasser geht – das ist essenziell und bleibt, auch unabhängig von der Mode, zeitlos richtig. Und doch sehe ich täglich Frauen in meiner Praxis, die ihre Beine auf einen Makel reduzieren und nur noch den sehen. Verzeihen Sie mir den plumpen Vergleich, aber da stehen teilweise Ferraris mit einem Kratzer im Lack in meiner Praxis – und fühlen sich wie ein Totalschaden. Aber ein Ferrari bleibt ein Ferrari – mit Kratzer, mit Delle, selbst mit fehlendem Kotflügel.

Leider kann ich Ihnen auch nicht sagen, wie wir aus diesem Dilemma herauskommen. Um die eigene Scham zu überwinden, braucht es viel Mut. Wir können wenigstens damit anfangen, dass wir die unterstützen, die sich trauen. Niemand würde auf die Idee kommen, in der Fußgängerzone auf ein Männerbein zu zeigen und über dessen Zustand zu tuscheln. Können wir Frauen versuchen, es bei anderen Frauen genauso zu halten? Oder bleibt es Usus, dass die Unzufriedenheit über die eigenen Beine damit kaschiert wird, dass wir andere Frauen belächeln oder bedauern, wenn sie sich trotz Besenreisern, Krampfadern oder einem anderen »Makel« trauen, einen Rock zu tragen?

Ein Hinweis von Frau zu Frau

»Ich trage keinen Rock mehr.« Diesen Satz höre ich nahezu jeden Tag. Frauen erzählen mir, dass sie keinen Rock mehr tragen, kein Kleid, das nur bis zum Knie reicht, keine kurze Hose. Und das tun sie nicht, weil sie auf diese Kleidungsstücke keine Lust haben oder sie ihnen nicht gefallen. Sie verzichten auf diese Kleidung, weil sie sich für ihre Beine schämen.

Diese Beschränkung mag manch einem unbedeutend erscheinen. Dann wird eben kein Rock mehr getragen, davon geht die Welt nicht unter. Aber hinter diesen Äußerungen steckt doch sehr viel mehr. Die Frauen sind nicht mehr frei. Sie werden bestimmt von dem Gefühl, den optischen Ansprüchen ihrer Umwelt nicht gerecht zu werden, und beschneiden sich daher lieber selbst.

Mich macht diese Beschneidung immer etwas traurig, deshalb möchte ich Ihnen an dieser Stelle Folgendes mitgeben:

1. **Die Besenreiser an Ihren Beinen fallen den Menschen in Ihrer Umwelt viel weniger auf als Ihnen selbst!**
   Wir Frauen sind so kritisch mit unserem Körper, dabei hat er das gar nicht verdient! Unsere Beine leisten täglich eine

immense Aufgabe, und bei manchen zeigt sich an einigen Stellen diese Anstrengung dadurch, dass die natürlich vorhandenen Venen etwas sichtbarer werden. Ich versichere Ihnen: Niemand beurteilt diese Veränderung so kritisch wie Sie selbst. Lassen Sie uns endlich damit anfangen, nicht nur auf unseren Beinen zu stehen – sondern auch zu ihnen.

2. **Werden Sie aktiv!**
   Wenn Sie aber unter dem optischen Gesamteindruck Ihrer Beine so sehr leiden und das Ausmaß der Beeinträchtigung für Sie gravierend ist, wagen Sie den Schritt, und tun Sie sich selbst etwas Gutes: Gönnen Sie sich eine Behandlung. Es ist wirklich kein großer Eingriff. Das sollten Sie sich wert sein, und der nächste Sommer kann kommen!

3. **»Die Besenreiser kommen doch sowieso wieder.« Lassen Sie sich von solchen Prophezeiungen Ihrer Umwelt nicht abschrecken!**
   Es gilt, dass effektiv behandelte Besenreiser verschlossen sind und abgebaut werden; sie wachsen dann auch nicht wieder nach. Aber natürlich werden erneut Besenreiser auftreten. Die Veranlagung dazu ist weiterhin vorhanden, und es ist nur eine Frage der Zeit, bis sie erneut zu sehen sind. Das kann nach einigen Wochen oder erst nach mehreren Jahren sein, aber auftreten werden die Besenreiser mit großer Sicherheit irgendwann wieder. Das schreckt die meisten Frauen allerdings auch nicht ab, wenn sie zum Frisör gehen und sich für viel Geld die Haare färben oder schneiden lassen. Auch das ist ja keine dauerhafte Veränderung. Wenn die Besenreiser erneut am Bein sichtbar werden, wiederholt man die Behandlung einfach. Und das macht man so lange, wie sie nerven. Vielleicht stören Sie sich irgendwann ja gar nicht mehr so sehr daran.

■ EIN WIEDERSEHEN MIT SUSANNE

Heute ist die letzte Kontrolle nach mehreren Verödungssitzungen an Susannes Beinen. Wir betrachten gemeinsam die Fotos, die wir vor und nach der Behandlung angefertigt haben. Der Unterschied ist beeindruckend. Und das, obwohl gar nicht alle der vielen, vielen kleinen Venen behandelt werden konnten. Manche sind noch da, und einige haben sich nach der Sklerosierung dunkel verfärbt. Susanne weiß aber, dass diese Verfärbungen mit der Zeit noch zurückgehen werden. In einigen Monaten kommt der Sommer – und mit ihm erstmals wieder Röcke und Kleider für Susanne.

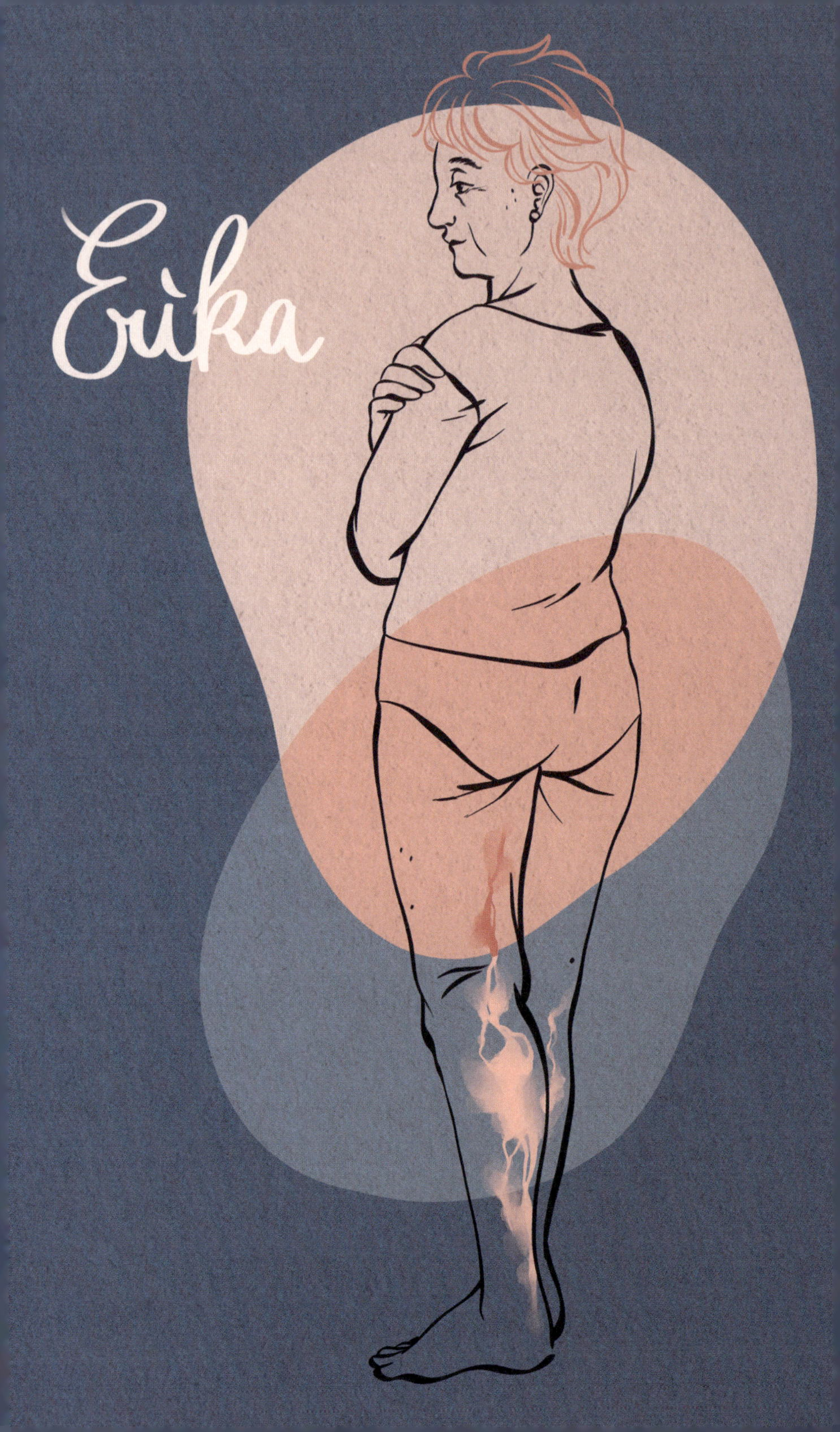
Erika

Erika

Schaufensterkrankheit | *Arterielle Durchblutungsstörung*

Die arterielle Durchblutungsstörung, auch periphere arterielle Verschlusskrankheit, kurz PAVK genannt, ist eine weit verbreitete Erkrankung in unserer Gesellschaft. Sie entsteht, wenn Ablagerungen in den Arterien den Blutfluss stören. In der Medizin wird dies als Arteriosklerose bezeichnet, umgangssprachlich spricht man von Arterien- oder Gefäßverkalkung. In Deutschland kann bei jedem dritten Menschen über vierzig eine Form der Durchblutungsstörung festgestellt werden. Tritt sie in den Beinen auf, macht sich das zunächst durch Schmerzen beim Gehen bemerkbar, wodurch die Lebensqualität bei vielen Betroffenen bereits stark eingeschränkt wird. In späteren Stadien sind die Schmerzen der Beine dauerhaft. Im schlimmsten Fall werden die Durchblutungsstörungen so stark, dass Gewebe abstirbt, Wunden nicht mehr verheilen und eventuell sogar eine Amputation nötig wird. Daher ist eine frühzeitige Diagnose und Behandlung unglaublich wichtig.

■ ERIKA

Erika ist einundsiebzig Jahre alt, klein und drahtig. Ihre grau melierten Haare sind elegant frisiert, sie ist geschmackvoll gekleidet und dezent geschminkt. Sie kommt in Begleitung ihres Mannes zu mir. Während sie auf der Liege sitzt, hat Karl auf einem Stuhl Platz genommen. Später erzählen mir die beiden, dass sie gerade ihren fünfzigsten Hochzeitstag gefeiert haben. Karls Blick ruht zunächst ein wenig sorgenvoll auf seiner Frau, dann schaut er mich genauso erwartungsvoll an wie Erika selbst.

»Eigentlich ist es ja gar nicht so schlimm …«, beginnt Erika, doch dann sieht sie den skeptischen Blick ihres Mannes. »Na ja«, fährt sie fort, »die Schmerzen an meinem rechten Unterschenkel schränken mich doch schon ganz schön ein.«

Sie berichtet, dass sie seit einem halben Jahr nicht mehr so weit gehen kann, wie sie gerne würde. Nach etwa zweihundert Metern bekommt sie so starke Wadenschmerzen, dass sie eine Zeit lang stehen bleiben muss. Am besten sei es dann, wenn sie sich kurz hinsetzen könne. Nach einigen Minuten ließen die Schmerzen wieder nach, sodass sie weitergehen könne. Erika stört das sehr, weil es überhaupt nicht zu ihrem Lebensgefühl passt. Sie fühlt sich eigentlich fit und agil und ist für ihre Familie die umtriebige Oma, die jeden Spaß mitmachen möchte. Da die Beschwerden nicht besser, sondern im Gegenteil eher schlimmer werden, hofft sie heute auf meine Hilfe.

Was ist eine Durchblutungsstörung, und wie kommt es zu der Veränderung der Arterien?

Die Ursachen einer peripheren Durchblutungsstörung (also im äußeren Bereich des Körpers wie den Armen und Beinen) können vielfältig sein. Eine Entzündung der Gefäße, ein Trauma oder ein Gefäßverschluss durch ein fortgeleitetes Gerinnsel (Embolie) sind jedoch eher seltene Gründe für eine Durchblutungsstörung. In etwa fünfundneunzig Prozent der Fälle ist die Arteriosklerose, das heißt die »Verkalkung« der innersten Schicht der Arterien, die Ursache der PAVK.

Bei der Arteriosklerose kommt es zu einer langsam voranschreitenden Veränderung der Arterienwand. Zwischen der inneren und der mittleren Schicht lagern sich Blutbestandteile, Stoffwechselprodukte, Blutfette und fettähnliche Substanzen ein, und es beginnen Umbauprozesse der Gefäßwand. Außerdem können sich Ablagerungen auf der Gefäßwand ausbilden, die man Plaques nennt.

Der genaue Entstehungsprozess der Arteriosklerose ist bislang nicht abschließend geklärt und noch immer Teil wissenschaftlicher Untersuchungen. Vermutlich kommen verschiedene Faktoren zusammen. Man geht unter anderem davon aus, dass Entzündungsprozesse eine Rolle spielen. Eventuell sind auch Krankheitserreger und Gefäßwandverletzungen der Innenschicht ein Auslöser für die Wandveränderungen.

Unabhängig von den Auslösern verlieren die Arterien im Rahmen des arteriosklerotischen Umbaus immer mehr an Elastizität. Das erklärt auch den häufig verwendeten Begriff der »Gefäßverkalkung«. Er hat sich etabliert, da mitunter auch kalkartige Verbindungen (Mikrokalk) eingelagert werden. Die so veränderten Arterien werden hart und wirken verkalkt. Auch der griechische Begriff Arteriosklerose bedeutet übersetzt »harte (skleros) Ader (arterie)«. Neben der Verhärtung kommt es zu einer Verdickung der Gefäßwand durch die Einlagerungen zwischen der inneren und mittleren Schicht der Arterie. Da die innerste Schicht nur aus einer einzigen Zellreihe besteht, wölbt sich diese Verdickung nicht nach außen, sondern nach innen. Dadurch behindert sie zunehmend den Blutfluss durch die Arterie.

Die Einengung kann sich über Monate und Jahre verstärken

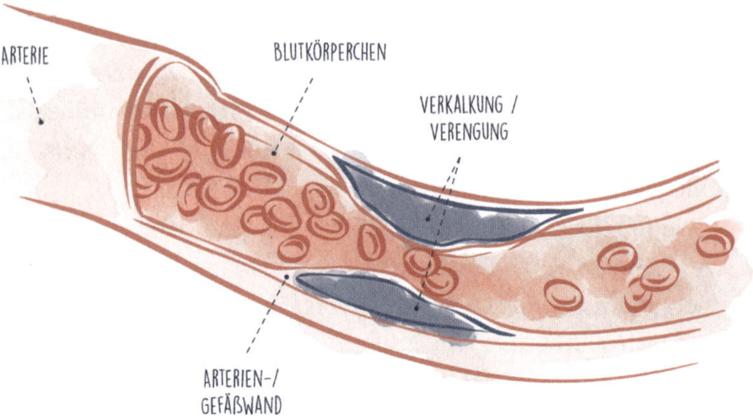

und schließlich das Gefäß vollständig verschließen. Während dieses Prozesses kommt immer weniger sauerstoffreiches Blut hinter der Einengung an. Zunächst reicht auch die geringere Menge noch aus, um die Muskeln am Bein in Ruhephasen mit Sauerstoff zu versorgen. Beim Laufen aber steigt der Bedarf an Sauerstoff der Muskelzellen, sodass nicht mehr genügend davon vorhanden ist, um den Muskel ausreichend zu versorgen. Der durch die verminderte Durchblutung (Ischämie) entstehende Sauerstoffmangel im Muskel verursacht den Schmerz, der den Menschen dazu veranlasst, stehen zu bleiben. Dadurch sinkt der Bedarf an Sauerstoff bis zu dem Moment, in dem das vorhandene Angebot an Sauerstoff wieder dem entspricht, was der Körper gerade braucht. Dann kann man beschwerdefrei weiterlaufen – bis der Schmerz aufgrund des erneut auftretenden Sauerstoffmangels abermals eintritt. Da einige Betroffene die Zeit des Ausruhens unter anderem dazu nutzen, die Auslage in einem Schaufenster zu betrachten, wird diese Erkrankung auch als »Schaufensterkrankheit« bezeichnet.

Andere Betroffene gleichen die geringe Sauerstoffzufuhr nicht durch regelmäßiges Ausruhen, sondern durch deutlich langsameres Gehen aus. Bei ihnen macht sich die Schaufensterkrankheit dann nicht durch eine immer kürzer werdende schmerzfrei zu bewältigende Gehstrecke bemerkbar, sondern durch eine allgemeine Verringerung der Schrittgeschwindigkeit.

Es gibt klar definierte Risikofaktoren, die die Wahrscheinlichkeit für die Entstehung der Gefäßwandverkalkung deutlich erhöhen:

- Rauchen (Nikotinabusus)
- Zuckererkrankung (Diabetes mellitus)
- Fettstoffwechselstörung (Hypercholesterinämie)
- Hoher Blutdruck (Hypertonie)
- Übergewicht und Bewegungsmangel

Schon das Vorliegen eines Faktors allein steigert das Risiko für die Entstehung einer Arteriosklerose deutlich. Wenn alle Faktoren zusammenkommen, ist eine Veränderung der Arterien überaus wahrscheinlich. Eine Säule der Therapie besteht daher auch in der Reduktion dieser Faktoren. Zwar ist eine spontane Heilung des betroffenen Gefäßes nicht möglich, wenn die Arteriosklerose einmal eingetreten ist, aber durch die vorbeugenden Maßnahmen können alle anderen Gefäße geschützt werden, sodass es erst gar nicht zu einer Verkalkung kommt oder sich diese zumindest nicht weiter verschlechtert.

Die periphere arterielle Verschlusskrankheit wird in verschiedene Stadien eingeteilt. Der französische Chirurg René Fontaine (1899–1979) hat Mitte des letzten Jahrhunderts die PAVK untersucht und Stadien der Erkrankung beschrieben. Diese Einteilung hat sich im medizinischen Alltag bewährt und wird bis heute verwendet:

Stadium I (keine Beschwerden)

In diesem Stadium haben die Betroffenen keinerlei Beschwerden, obwohl bereits eine Veränderung ihrer Arterien vorliegt. Die Diagnose wird meist zufällig gestellt, zum

Beispiel im Rahmen einer Vorsorgeuntersuchung mittels Ultraschall.

Stadium II (Beschwerden beim Gehen)

Im Stadium II der PAVK kommt es beim Gehen nach einer unterschiedlich langen Gehstrecke zu Wadenschmerzen. In der Regel müssen die Betroffenen dann kurz stehen bleiben, damit die Schmerzen wieder aufhören. Wenn die schmerzfrei gehbare Strecke länger als zweihundert Meter ist, teilt man die PAVK in das Stadium IIa ein. Liegt die Strecke bis zum Einsetzen der Wadenschmerzen unter zweihundert Meter, spricht man von einem IIb-Stadium.

Stadium III (Beschwerden in Ruhe)

Bestehen die Schmerzen, auch ohne dass die Betroffene sich bewegt, typischerweise nachts im Liegen, ist die Erkrankung im Stadium III angekommen.

Stadium IV (Absterben von Gewebe)

Im Stadium IV der PAVK ist die Versorgung der Beine mit sauerstoffreichem Blut bereits so schlecht, dass Körperzellen nicht überleben können. Dadurch kann es zu einem spontanen Absterben von Gewebe kommen. Das beginnt in der Regel am äußersten Ende des Körpers, also meist an den Zehen. Die Zehen werden dabei zuerst dunkel und dann schwarz – sie sterben ab. Um das Überleben zu sichern, ist dann oft die Amputation einzelner Zehen, des Fußes, des Unterschenkels oder gar des Beins bis zum Oberschenkel die letzte verbleibende Möglichkeit.

In diesem Stadium können auch Wunden, die zum Beispiel durch eine Verletzung oder eine Druckstelle entstanden sind, nicht mehr heilen. Zur Abheilung einer Wunde benötigt der Körper immer deutlich mehr Sauerstoff als zur Aufrechter-

haltung der Versorgung gesunder, intakter Zellen. Wenn die arterielle Blutversorgung nun durch eine PAVK stark eingeschränkt ist, kommt nicht mehr ausreichend Sauerstoff in der verletzten Region an, und der Heilungsprozess wird gestört. Die Folge ist eine über Wochen nicht heilende, offene Wunde. Auch diese wird in das Stadium IV eingeteilt und kann im schlimmsten Fall eine Amputation nötig machen.
Ein Hinweis für Diabetikerinnen: Ist durch die Zuckererkrankung bereits eine Nervenschädigung eingetreten, kommt es vor, dass der typische Muskelschmerz des Stadiums II und III nicht wahrgenommen werden kann. In einem solchen Fall ist es möglich, dass die Erkrankung erst erkannt wird, wenn bereits Gewebeschäden am Fuß eingetreten sind. Als Diabetikerin sollten Sie daher darauf bestehen, dass ein besonderes Augenmerk auf die Untersuchung Ihrer Beine, inklusive Kontrolle des Pulsstatus (s. u.) oder Ultraschall, gelegt wird.

Auf der Suche nach der richtigen Diagnose

Am Beginn der Untersuchung steht wie immer eine ausführliche **Anamnese**, also ein Gespräch, in dem die Patientin ihre Beschwerden detailliert beschreiben kann. Hierin geht es zum Beispiel um die Art der Beschwerden, den Zeitpunkt ihres Beginns und darum, wie sie sich über die Zeit verändert haben. Ich erfrage außerdem, welche Risikofaktoren vorliegen, ob eventuell schon Operationen durchgeführt wurden und welche Medikamente eingenommen werden. All diese Angaben ermöglichen schon eine erste Einschätzung.

Im Anschluss erfolgt die **körperliche Untersuchung** der Beine. Besondere Schwerpunkte liegen auf der Beurteilung der Hautfarbe (rosig oder blass), der Hauttemperatur (warm oder kühl), der Fußpulse (regulär oder nicht fühlbar), der Wiederauffüllzeit nach Wegdrücken des Blutes aus dem Nagelbett (schnell oder deutlich verlangsamt) und der Hautoberfläche (geschlossene Hautverhältnisse oder Wunden).

Nach dieser Untersuchung wird der sogenannte **Knöchel-Arm-Index** bestimmt. Dieser wird aufgrund der englischen Bezeichnung (ankle-brachial-index) häufig mit der Abkürzung »ABI« angegeben. Zu seiner Bestimmung erfolgt die Messung des systolischen Blutdrucks am Oberarm und am Bein oberhalb der Fußknöchel. Bei einem gesunden Menschen sollten die Werte an Arm und Bein ungefähr gleich sein, da die Blutdruckwelle ungehindert den ganzen Körper durchläuft. Wenn man die Werte ins Verhältnis setzt, also den systolischen Druck am Bein durch den systolischen Druck am Arm teilt, ergibt sich bei gesunden Menschen der Wert 1,0. Alle Werte zwischen 0,9 und 1,1 gelten als normal. Wenn die Durchblutung am Bein gestört ist, werden am Fußknöchel deutlich kleinere Blutdruckwerte als am Arm gemessen – der ABI-Wert sinkt dann unter 0,9. Wenn der Wert kleiner als 0,5 ist, also nur noch halb so viel Blut am Bein ankommt wie am Arm, liegt eine kritische Versorgung vor. Der ABI-Wert ist damit ein sehr aussagekräftiger Hinweis auf das Vorliegen einer relevanten Durchblutungsstörung.

Häufig werden die Patientinnen anschließend für einen **Lauftest** auf ein Laufband gebeten. Unter definierten Bedingungen (Gehgeschwindigkeit 3,2 km/h bei einer Steigung von zehn bis zwölf Prozent) wird hier dokumentiert, wie lang die sogenannte »schmerzfreie Gehstrecke« ist, wie weit die Patientin also gehen kann, ohne Schmerzen zu bekommen. Manchmal wird der ABI-Wert unmittelbar nach der Gehtest-Belastung noch einmal bestimmt. Bei einer relevanten Durchblutungsstörung sinkt der Wert durch die Bewegung noch einmal deutlich ab.

Weiter geht es nun mit einer **Ultraschalluntersuchung**. Auch hier liegt der Schwerpunkt auf der Beurteilung der Arterien. Im Ultraschall ist zu erkennen, ob das Flussvolumen (wie viel Blut pro Zeit durch das Gefäß strömt) und die Flussgeschwindigkeit in den Arterien »regelrecht« sind. Außerdem geht man weiteren Fragen nach: Wie ist die Wandbeschaffenheit der Arterien? Ist der Durchfluss bis auf Knöchelebene kräftig, oder gibt es im Verlauf der Beinarterien eine Engstelle? Letzteres zeigt sich durch eine Zunahme der Geschwindigkeit. Außerdem ändert sich das sogenannte Flussmuster, das im Ultraschall bei Gesunden drei deutliche Phasen bildet. Nach einer Engstelle sind diese drei Phasen weniger gut erkennbar.

■ ERIKA

Erika wartet geduldig die Ultraschalluntersuchung ihrer Beine ab. An ihrem linken Bein, an dem sie keine Beschwerden hat, zeigen sich erfreulicherweise vollkommen normale arterielle Verhältnisse. Am rechten Bein hingegen hat sie tatsächlich eine Engstelle der Oberschenkelarterie knapp oberhalb des Kniegelenks. Diese ist so ausgeprägt, dass man es in der Medizin als »hochgradig« bezeichnet.
In der sich anschließenden Arterie ab der Kniekehle ist nur noch ein geringer Blutfluss zu messen. Diese deutliche Reduktion des Flussvolumens in den Arterien hinter der Engstelle ist im weiteren Verlauf bis zum Sprunggelenk nachzuvollziehen.
Die Diagnose bei Erika ist damit eindeutig: Eine Engstelle in der Oberschenkelarterie verursacht ihre Wadenschmerzen beim Gehen.
Erika ist überrascht über die Diagnose »Schaufensterkrankheit«, und erst recht, dass das Problem oberhalb des Knies sitzt. Eigentlich hatte sie vermutet, dass irgendwo im Bereich des Unterschenkels etwas nicht stimmt – also dort, wo sie auch die Schmerzen hat. Nun hat Erika zwar Gewissheit, dass der »Versorgungsengpass« viel weiter oben liegt, aber die Frage, wie es weitergehen soll, beschäftigt sie dafür umso mehr.

Per Ultraschall können schnell und völlig ohne Nebenwirkungen Bilder in Echtzeit aus dem Inneren des Körpers gewonnen werden. Der Nachteil ist jedoch, dass diese Bilder nicht übersichtlich genug sind. Häufig ist der nächste Schritt zur genauen Diagnosestellung daher die Durchführung eines weiteren bildgebenden Verfahrens.

Bei der Untersuchung der Gefäße kommen die **Kernspinuntersuchung** (Magnetresonanztomographie, MRT) oder die **Computertomographie** (CT) am häufigsten zum Einsatz. Zur exakten Darstellung von Arterien gibt es eine spezielle Untersuchungstechnik, die sogenannte Angiographie. Sie kann sowohl mittels MRT als auch mittels CT erfolgen und wird je nachdem MR- oder CT-Angiographie genannt. Bei beiden Verfahren wird ein Kontrastmittel ins Gefäßsystem gespritzt, sodass man eine genaue Darstellung des gesamten Arteriennetzes erhält und damit erkrankte Abschnitte klar erkennen kann. Es gibt auch die Möglichkeit einer »**intraarteriellen Angiographie**«, bei der ein Katheter in die zu untersuchenden Gefäßabschnitte eingeführt und das Kontrastmittel mit hohem Druck direkt an die Untersuchungsstelle gespritzt wird. Das Bild wird dann mit einem klassischen Röntgengerät gemacht. Da beim MRT und beim CT auf den Katheter verzichtet werden kann, werden intraarterielle Angiographien inzwischen allerdings nicht mehr sehr häufig durchgeführt.

All diese bildgebenden Untersuchungen werden in der Regel nur dann durchgeführt, wenn die vorherigen Diagnoseschritte den Verdacht auf eine Gefäßveränderung erhärtet haben und nun die weitere Behandlung geplant werden soll.

Mögliche Komplikationen, auf die Sie achten sollten

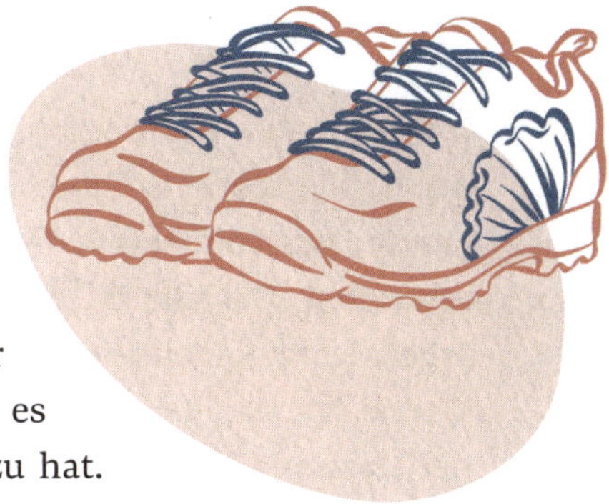

Der menschliche Körper ist extrem anpassungsfähig und in der Lage »umzudisponieren«, wenn es nötig wird und er genug Zeit dazu hat. Die Schaufensterkrankheit ist dafür ein gutes Beispiel. Sie ist eine chronische Erkrankung, die sich in aller Regel über mehrere Jahre entwickelt und dabei schleichend verschlechtert. Daher hat der Körper eine Menge Zeit, sich an die langsam voranschreitende Veränderung anzupassen.

Unser Körper hat zur arteriellen Gefäßversorgung des Beins nicht nur die großen Gefäße angelegt, die quasi die Autobahnen des Gefäßsystems sind, sondern es gibt auch zusätzliche Umgehungskreisläufe. Man kann sie sich wie parallel verlaufende Landstraßen vorstellen. Stehen aufgrund eines Unfalls oder einer Baustelle auf der Autobahn nicht mehr alle Spuren zur Verfügung, gibt es Stau, und der Verkehr weicht auf die Umgehungsstraßen aus. Nichts anderes passiert in Ihrem Bein, wenn die Hauptarterie zunehmend enger wird: Das Blut nimmt dann die kleineren Arterien – die »Landstraßen«. Die Medizin nennt die zusätzlichen Gefäße auch »Kollateralen«. Bei einem gesunden Bein fließt der größte Anteil der Blutmenge über die »Autobahn«. Wenn die Arteriosklerose langsam einsetzt und dann weiter voranschreitet, werden die Umgehungen aber immer wichtiger. (Wie Sie diese sogar stärken und sozusagen »ausbauen« können, verrate ich Ihnen später.) Selbst wenn es nach längerer Zeit zum kompletten Verschluss einer Arterie kommt, kann der Körper das durch die zwischenzeitlich etablierten Umgehungsbahnen in vielen Fällen erstaunlich gut kompensieren.

Ganz anders sieht das bei einer plötzlich einsetzenden Veränderung aus. Und jetzt wären wir bei den Komplikationen, auf die Sie achten sollten: Wenn sich ein Gefäß nämlich ganz spontan verschließt, hat der Körper keine Zeit, sich darauf vorzubereiten. Der akute Gefäßverschluss kann dadurch in aller Regel nicht kompensiert werden, und die Region, die von dieser Arterie ursprünglich versorgt wurde, bekommt ganz plötzlich viel zu wenig Sauerstoff – im schlimmsten Fall auch gar keinen mehr. Das führt zu ganz plötzlich einsetzenden, massiven Schmerzen. Der ausgeprägte Schmerz ist dauernd vorhanden – unabhängig davon, ob man sich bewegt, sitzt oder liegt. Das betroffene Bein wird blass und so kühl, dass man meistens einen deutlichen Temperaturunterschied zu dem gesunden Bein feststellen kann. Häufig merken die Betroffenen, dass sie im Liegen das Bein nach unten hängen lassen müssen, um ein klein wenig Schmerzlinderung zu erfahren. Sie unterstützen dabei ganz unbewusst den Transport des arteriellen Blutes ins Bein.

Die Ursache eines solchen Verschlusses ist meistens ein Blutgerinnsel, das plötzlich auftritt und die Arterie verstopft. Es bleibt stecken und blockiert damit jeglichen weiteren Blutstrom. Bei der Schaufensterkrankheit hat die Arterie bereits eine Engstelle, deshalb können schon sehr kleine Gerinnsel zu einem Verschluss führen. Betroffene sind daher auf der einen Seite gefährdeter, auf der anderen Seite aber auch irgendwie an die Schmerzen im Bein gewöhnt. Besonders sie sollten daher auf die Anzeichen einer akuten, schlagartig einsetzenden Verschlechterung achten.

In jedem Fall gilt, dass mit einem plötzlich einsetzenden Schmerzereignis im Bein, das mit einer blassen, kühlen Haut einhergeht, umgehend eine Ärztin oder ein Arzt aufgesucht werden muss! Es handelt sich um einen akuten Notfall! Wenn es außerhalb der Öffnungszeiten der Arztpraxen dazu kommt, müssen Sie daher umgehend in eine Notfallambulanz oder den Notdienst verständigen. Wartet man zu lange, stirbt das Gewebe ab, und eine Amputation bleibt oft der letzte Ausweg. Das absterbende Gewebe und die damit einhergehende Infektion kann sogar lebensbedrohlich werden!

Wie wird die arterielle Durchblutungsstörung behandelt?

Die Schaufensterkrankheit entsteht aufgrund der Arteriosklerose. Diese wird durch die Risikofaktoren Bluthochdruck, Fettstoffwechselstörung, Zuckererkrankung und Zigarettenrauchen begünstigt. Die erste Säule der Therapie ist daher die **Behandlung dieser speziellen vier Risikofaktoren**.

Der schwerwiegendste Risikofaktor für die Entstehung einer Schaufensterkrankheit ist das **Rauchen**. Im Jahr 2021 wurden jeden Tag durchschnittlich fast zweihundert Millionen Zigaretten in Deutschland konsumiert – hätten Sie das gedacht? Rauchen ist eine Sucht, und für viele Betroffene ist es nicht leicht, davon loszukommen – selbst wenn sie wissen, dass Zigaretten ausgesprochen schädlich sind.

Nikotin ist ein Nervengift. Darüber hinaus enthält jede Zigarette fast fünftausend Schadstoffe, darunter Arsen, Cadmium, Formaldehyd, Chrom, Benzol, Blei, Stickoxide, Dioxin, Teerstoffe und Kohlenmonoxid. Das deutlich erhöhte Krebsrisiko ist hinlänglich bekannt. Die unausweichliche Wirkung auf die eigenen Gefäße ist den meisten jedoch nicht klar: Etliche Substanzen im Zigarettenrauch werden in die Blutbahn aufgenommen, und einige von ihnen greifen die Innenschicht der Arterien an. Dadurch wird die Ablagerung von Cholesterinen vereinfacht. Auch die Muskelschicht der Gefäßwand kann sich verändern und Bindegewebsstränge bilden. Plaqueablagerungen werden damit deutlich begünstigt.

Die positive Auswirkung durch einen vollständigen Verzicht auf Nikotin ist zwischenzeitlich eindeutig belegt: Raucher, bei denen Gefäßveränderungen nachgewiesen sind, ohne dass sie Symptome zeigen, haben dasselbe Risiko, eine Schaufenstererkrankung zu entwickeln, wie Nichtraucher – sofern sie das Rauchen zeitnah drangeben. Das heißt, am besten wäre es, »einfach« aufzuhören. Wenn Ihnen das nicht möglich sein sollte, versuchen Sie zumindest die Anzahl der Zigaretten zu reduzieren. Denn jede Zigarette weniger bringt eine Verbesserung der Prognose für Ihre Gefäße. Denken Sie bei jeder zweiten Zigarette an dieses Buch, und versuchen Sie, sie wegzulassen.

Die **Zuckererkrankung** (Diabetes mellitus), vorwiegend der im fortgeschrittenen Lebensalter auftretende Typ 2, ist mittlerweile zu einer Massenerkrankung geworden. Jenseits des fünfundsechzigsten Lebensjahres sind in Deutschland etwa drei Millionen Menschen an Diabetes erkrankt. Ob und wie stark diese Erkrankung langfristigen Einfluss auf die Gefäßwände nimmt, hängt stark davon ab, wie gut die Zuckerwerte eingestellt sind. Wenn Sie an Diabetes erkrankt sind, sollten Sie daher mit Ihrer Ärztin oder Ihrem Arzt an einer optimalen Einstellung der Zuckerwerte arbeiten, Ihre Medikamente exakt nach Vorschrift einnehmen und Ihre Werte regelmäßig kontrollieren. Wenn die gemessenen Daten über mehrere Tage vom Idealwert abweichen, müssen Ihre Medikamente eventuell von Ihrer Ärztin oder Ihrem Arzt neu eingestellt werden. Bleiben Sie daher im regelmäßigen Austausch, denn schlecht eingestellte Zuckerwerte sind ein starker Motor für Veränderungen der Gefäßwand.

Auch die **Cholesterinwerte** im Blut sollten kontrolliert werden. Obwohl in diesem Bereich nach wie vor intensiv geforscht wird und es viele Kontroversen darüber gibt, wie stark Cholesterin an der Entstehung der Arteriosklerose beteiligt ist und welche Unterform nun »böse« ist: Fakt ist auf jeden Fall, dass nicht jeder Mensch seine Cholesterinwerte allein mit einer gesunden Ernährung in den Griff bekommen kann. Es gibt eine genetisch bedingte Fettstoffwechselstörung. Wenn Ihre Cholesterinwerte trotz einer ausgewogenen, gesunden Ernährung dauerhaft zu hoch sind, sollten Sie sich darauf untersuchen lassen. In diesem Fall braucht es zusätzlich eine medikamentöse Unterstützung, um Ihr Gefäßsystem vor einer Arteriosklerose zu schützen. Dabei gilt, dass man keine Werte, sondern den Menschen behandelt: Es muss immer im Einzelfall entschieden werden, ab wann eine medikamentöse Therapie angebracht ist. Wenn die Cholesterinwerte mit vorangeschrittenem Lebensalter etwas zu hoch sind, sollten immer erst die Arterien, allen voran die hirnversorgenden Arterien am Hals, im Ultraschall untersucht werden. Dieser Befund dient dann als Grundlage für die Entscheidung, ob Lipidsenker eingesetzt werden sollten oder nicht.

Ein **hoher Blutdruck** bleibt häufig über einen längeren Zeitraum unbemerkt, da er nicht zu Schmerzen führt und eine Weile nur eine milde Symptomatik verursacht. Für die Behandlung der Arteriosklerose ist es aber sehr wichtig, dass sich der Blutdruck möglichst im Normalbereich befindet. Für PAVK-Patientinnen sollte der Wert dauerhaft unter 140/90 mmHg liegen, wobei natürlich die individuelle Blutdrucksituation berücksichtigt werden muss. Am besten ist es, wenn Betroffene ein Blutdrucktagebuch führen und jeden Tag zur gleichen Uhrzeit (am besten sogar mehrmals täglich) den Blutdruck messen und diese Werte aufschreiben. Bei der Blutdruckmessung in der Arztpraxis ist der Wert meist zu hoch, da fast jeder Mensch in dieser Situation ein wenig aufgeregt ist. Die tägliche Messung zu Hause ist deshalb viel aussagekräftiger.

Kennen Sie Ihre eigenen Werte? Der Blutdruck ist nicht nur für die PAVK, sondern auch für zahlreiche weitere Erkrankungen ein Risikofaktor. Daher lohnt es sich, ihn regelmäßig zu kontrollieren. Messgeräte für den Heimgebrauch sind bereits relativ preisgünstig zu bekommen. Wenn sich zeigt, dass der Blutdruck über einen längeren Zeitraum zu hoch ist, sollte man unbedingt etwas dagegen tun!

Neben diesen vier Risikofaktoren sollten Sie Ihren allgemeinen **Lebensstil** einmal kritisch auf den Prüfstand stellen und gegebenenfalls anpassen. Im Fokus stehen dabei Bewegung, bei Übergewicht eine Gewichtsreduktion und eventuell auch eine Ernährungsumstellung. Zumal Sie durch Bewegung, abgesehen von den Folgen des Rauchens, alle oben genannten Risikofaktoren günstig beeinflussen: Regelmäßige Bewegung senkt Cholesterin, Blutzucker und Blutdruck.

Zusätzlich empfehlen die Leitlinien bei einer PAVK die Einnahme eines **Medikaments zur Blutverdünnung**, eines sogenannten Thrombozytenaggregationshemmers. Dabei handelt es sich um Medikamente, die das Verklumpen der Blutplättchen (Thrombozyten) unterbinden. Da es neben dem positiven Effekt auf das Gefäßsystem auch Nebenwirkungen und Risiken gibt, sollten Sie diese jedoch bedacht und auf jeden Fall nur ärztlich angeordnet einnehmen. Zu den Risiken gehören zum Beispiel schwere Blutungen. Besonders relevant wird diese Nebenwirkung bei einem Sturz auf den Kopf mit der Gefahr einer Hirnblutung, einer ausgeprägten und bedrohlichen Blutung im Magendarmtrakt oder einer Blutung am Augenhintergrund, was zur Erblindung führen kann. Sprechen Sie mit Ihrer behandelnden Ärztin oder Ihrem behandelnden Arzt über Ihr ganz individuelles Risiko.

Derzeit existieren außerdem eine ganze Reihe alternativer Medikamente und Methoden zur vermeintlichen Behandlung einer PAVK. Bislang gibt es jedoch keine wissenschaftlichen Belege für ihre Wirksamkeit. Hier ist ganz sicher vorsichtige Zurückhaltung und kritisches Hinterfragen zu empfehlen. Es gibt zum Beispiel Angebote von Eigenblut- oder Frischzellenkuren, Sauerstoff-, Ozon- oder die sogenannte Chelat-Therapie.

Obwohl die verschiedenen Methoden zum Teil schon seit Jahrzehnten angeboten werden, ist es bis zum jetzigen Zeitpunkt nicht erwiesen, dass diese Verfahren einen echten Nutzen für Ihre Gefäße bewirken können. Seien Sie darum skeptisch bei allen alternativen Angeboten – vor allem bei solchen, die mit einem Risiko für Sie einhergehen könnten!

Minimalinvasive Verfahren

Auch die minimalinvasiven Verfahren gehören bereits zu den sogenannten »interventionellen« Behandlungen, zu denen man all jene zählt, bei denen durch gezielte Eingriffe (Interventionen) der Krankheitsverlauf positiv beeinflusst werden soll. Bei den minimalinvasiven Behandlungsformen zur Therapie der PAVK kommen Katheterverfahren zum Einsatz.

Wenn die Engstelle klar definiert ist, wird über die Punktion einer Arterie (meistens in der Leiste) ein Katheter bis in das zu behandelnde Gefäß vorgeschoben. Das passiert unter Röntgendurchleuchtung und Kontrastmittelgabe, sodass man exakt sehen kann, wo sich der Katheter befindet. Liegt er an der richtigen Stelle, wird ein Ballon an der Katheterspitze aufgeblasen, der die Engstelle der Arterie aufdehnt. Das Ergebnis kann dank der Röntgenkontrolle direkt begutachtet werden.

In manchen Fällen ist es notwendig, das Gefäß nach der Aufdehnung zu stabilisieren, damit es sich nicht wieder verschließt. Die Stabilisierung erreicht man durch ein metallisches Gittergerüst, den sogenannten Stent. Auch er wird mithilfe des Katheters in das Gefäß eingesetzt.

Diese Eingriffe werden häufig unter örtlicher Betäubung der Punktionsstelle vorgenommen, sodass man als Patientin live dabei zusehen kann, wenn das Blut wieder ungehindert fließt. Nach der Behandlung ist nur für ein paar Stunden strenge Bettruhe notwendig, um ein Nachbluten aus der punktierten Arterie zu verhindern. Trotzdem entwickeln viele Patientinnen einen ausgeprägten Bluterguss in der behandelten Leistenregion, der aber meist harmlos und unbedenklich ist.

Operative Therapie

Leider lassen sich nicht alle arteriellen Gefäßveränderungen an den Beinen mit dieser minimalinvasiven Technik behandeln. Wenn sich die Engstelle über eine längere Strecke zu einem kompletten Verschluss entwickelt hat, ist ein Aufdehnen mittels Katheter meist nicht mehr möglich, und es bleibt nur die Möglichkeit einer offenen Operation. Dabei wird für das erkrankte Gefäß ein künstlicher Umgehungskreislauf angelegt, der sogenannte Bypass. Der obere und der untere Anschluss des neuen Umgehungskreislaufs erfolgen oberhalb und unterhalb des erkrankten Arterienabschnitts.

Bei der Operation wird die Arterie chirurgisch freigelegt. Als Bypass können zum Beispiel ein Stück der körpereigenen oberflächlichen Stammvene oder ein künstliches Gefäß aus Kunststoff zum Einsatz kommen. Da der Eingriff unter Vollnarkose vorgenommen wird, erfolgt er im Rahmen eines stationären Aufenthaltes. Ein solcher Bypass kann für viele Jahre seine Funktion erfüllen, sodass die Patientin beschwerdefrei ist. Wichtig ist natürlich, dass die oben genannten Risikofaktoren minimiert werden, denn eine OP beseitigt oder umgeht zwar die Engstelle, heilt aber nicht die Arteriosklerose. Und auch ein Bypass kann sich durch Ablagerungen verschließen.

TIPPS UND TRICKS FÜR KRANKE ARTERIEN

Sollte bei Ihnen eine Schaufensterkrankheit festgestellt worden sein, möchte ich Ihnen eine Maßnahme ganz dringend ans Herz legen. Sie ist weitestgehend unabhängig von Ihrem individuellen Stadium und auch von der geplanten Therapie: das sogenannte **strukturierte Gehtraining**!

Mit dem Begriff des »strukturierten Gehtrainings« ist eine ganz bewusste, definierte Art des regelmäßigen Gehens gemeint. Dieser Gefäßsport ist nachweislich eine wirksame Methode, um die arterielle Versorgung langfristig zu verbessern und damit auch die schmerzfreie Gehstrecke zu verlängern. Und die Umsetzung ist denkbar simpel: Eigentlich müssen Sie nur zügig gehen und auf Ihren Körper hören. Denn wenn Sie stramm losmarschiert sind, kommt irgendwann nach einer bestimmten Gehstrecke der Ihnen bekannte Wadenschmerz. Dann laufen Sie nicht tapfer weiter in den Schmerz hinein, sondern bleiben stehen und warten, bis der Schmerz langsam wieder nachlässt. Wenn die Beschwerden vollständig abgeklungen sind, laufen Sie erneut zügig los und gehen, bis die Schmerzen wieder auftreten.

Beim strukturierten Gehtraining kommt es nicht darauf an, an einem Trainingstag möglichst lang oder weit gegangen zu sein – es kommt auf die Dichte der Trainingstage an! Die Regelmäßigkeit des Gehens ist enorm wichtig. Bevor Sie also einmal in der Woche eine Stunde gehen, gehen Sie lieber jeden Tag und dafür vielleicht nur zehn Minuten. Achten Sie selbst bei solch kurzen Trainingseinheiten auf geeignetes Schuhwerk. Und scheuen Sie sich nicht, Nordic-Walking-Stöcke oder ähnliche Hilfsmittel zu nutzen, wenn Sie sich damit sicherer fühlen.

Was passiert eigentlich, wenn Sie das strukturierte Gehtraining konsequent durchführen?

Erinnern Sie sich noch an den Vergleich mit den Autobahnen und den Umgehungen über die Landstraßen? Im Rahmen des strukturierten Gehtrainings stärken Sie genau diese Landstraßen. Wenn Sie über den Schmerz hinaus weiterlaufen würden, käme es durch diesen sogenannten Ischämieschmerz der Muskulatur zu einer verstärkten Gefäßengstellung, wodurch sich die Situation verschlimmern würde. Durch das Stehenbleiben hingegen können sich die Muskeln wieder erholen, und die kleinen Umgehungskreisläufe werden eher weiter. Daher lohnt sich ein strukturiertes Gehen für Ihre Gefäße so sehr!

Frauenbeine – Was die frauenspezifische Gefäßmedizin so besonders macht

Die periphere arterielle Verschlusskrankheit scheint auf den ersten Blick keine Erkrankung zu sein, bei der man geschlechterspezifische Unterschiede erwarten würde. Wenn man sich jedoch näher mit den frauenspezifischen Aspekten der Durchblutungsstörung beschäftigt, findet man aber doch spannende und teilweise große Unterschiede, deren Ursachen oftmals nicht abschließend geklärt sind.

So läuft die PAVK in frühen Stadien bei Frauen zum Beispiel häufiger asymptomatisch ab als bei Männern. Bei Frauen wird sie daher nicht selten erst im fortgeschrittenen Stadium erkannt, da die beschwerdefreien Früh-Phasen eine rechtzeitige Erkennung erschweren. Dadurch erfolgt die Behandlung der PAVK bei Frauen statistisch in einem späteren Stadium als bei Männern: Der spürbare Krankheitsbeginn tritt bei Frauen im Vergleich zu Männern um fünf bis zehn Jahre verzögert ein.

Wenn die PAVK dann behandelt wird, haben Frauen eine eindeutig höhere Komplikationsrate als Männer: Frauen erleiden häufiger Bypassverschlüsse und weisen eine höhere Amputationsrate auf – woran das liegen könnte, ist bislang nicht systematisch untersucht.

Klar ist, dass Frauen im Vergleich zu Männern kleinere Arterien haben. Dadurch kommt es auch bereits durch kleinere Plaqueablagerungen zu relevanten Einengungen oder vollständigen Verschlüssen. Die kleineren Gefäßdurchmesser der Patientinnen müssen auch während der interventionellen oder chirurgischen Behandlung unbedingt berücksichtigt werden!

Ein weiterer großer Unterschied besteht schon lang vor Ausbruch der Krankheit: Der Einfluss der oben beschriebenen Risikofaktoren auf die Entstehung der PAVK scheint bei Frauen größer zu sein. Die Inhaltsstoffe des Tabaks gefährden die Gefäße der Frauen mehr als die der Männer. Außerdem sind Frauen generell stärker suchtgefährdet und tun sich dadurch schwerer, mit dem Rauchen aufzuhören. Auch beim Risikofaktor Diabetes trifft es die Frauen härter: Bei zuckererkrankten Männern verdoppelt sich das Risiko für Gefäßveränderungen im Vergleich zu gesunden Männern – bei erkrankten Frauen steigt das Risiko hingegen auf das Vier- bis Sechsfache an! Hoher Blutdruck und hohe Cholesterinwerte spielen für Frauen jenseits der Menopause ebenfalls eine deutlich größere Rolle bei der Entstehung einer PAVK als bei gleichaltrigen Männern. Daher ist es so entscheidend, dass gerade Frauen und ihre Ärztinnen und Ärzte diese Faktoren im Blick haben!

Doch leider scheint das genaue Gegenteil der Fall zu sein, offenbar ist die medizinische Versorgungssituation der Frauen deutlich schlechter als die der Männer. Die Ergebnisse einer Studie zeigten, dass mehr Männer als Frauen eine leitliniengerechte Verordnung von Cholesterinsenkern und Blutverdünnern bekamen. Warum Frauen eine schlechtere Medikamentenversorgung erhielten, ist nicht abschließend geklärt. Es bleibt zu hoffen, dass sich diese Versorgungsunterschiede möglichst bald ausgleichen werden.

Die Einschränkungen durch eine PAVK werden von Männern und Frauen erfahrungsgemäß unterschiedlich wahrgenommen. Frauen leiden häufig stärker unter der eingeschränkten Gehfähigkeit und empfinden einen stärkeren Verlust an Lebensqualität durch die PAVK.

Zahlenmäßig führen die Männer insgesamt die Statistik bei Durchblutungsstörung zwar an, aber bei den Frauen gibt es Häufungen in bestimmten Altersgruppen, die dann sogar die Männer im selben Alter überholen! Eine entscheidende Rolle bei diesen lebensalterabhängigen Effekten spielt wohl das Hormon Östrogen. Zumindest leiden Frauen in den Jahren vor der Menopause deutlich seltener an PAVK-Erkrankungen als gleichaltrige Männer. Im Alter zwischen fünfzig bis siebzig Jahren überwiegt dann der Anteil an Frauen – insbesondere Frauen, die auch einen zu hohen Blutdruck haben, sind betroffen. Jenseits des siebzigsten Lebensjahrzehnts erkranken Frauen und Männer etwa gleich häufig.

Östrogen schützt die Gefäße. Wenn in der Menopause durch das Absinken des Östrogenspiegels der Schutzmechanismus wegfällt, zeigt sich daher ein vermehrtes Auftreten von Plaqueablagerungen und Arteriosklerose. Außerdem verlieren die Arterien durch den gesunkenen Östrogenspiegel an Elastizität. Da sie weniger nachgeben, steigt der Druck in den Gefäßen. Die Folge ist ein zu hoher Blutdruck. Es wird daher immer wieder darüber diskutiert, ob Frauen nach der Menopause Östrogen einnehmen sollten, um ihr Arteriosklerose-Risiko zu senken – final geklärt ist das jedoch noch nicht.

Ein Hinweis von Frau zu Frau

Ich erlebe immer wieder, dass Frauen erst sehr spät zur Abklärung einer möglichen Durchblutungsstörung meine Praxis aufsuchen. Eigentlich wissen sie schon eine ganze Weile sehr gut, dass etwas nicht stimmt. Die Gründe für das lange Ignorieren ihrer Beschwerden sind dabei ganz unterschiedlich. Einige Frauen haben einen so vollgepackten Alltag, dass sie schlicht die Zeit nicht finden und die eigene Gesundheit immer wieder hintanstellen. Andere wollen die Diagnose gar nicht hören, weil sie Angst vor den Folgen haben. Vor allem Frauen sind nach meiner Erfahrung wahre Meisterinnen im Verdrängen ihrer eigenen Bedürfnisse. Jeder und alles scheint wichtiger zu sein als ihre eigene Gesundheit.

Selbst Jahrzehnte nach Beginn der Frauenbewegung stecken wir immer noch tief in den alten Strukturen. Frauen stemmen nachweislich auch heute noch den größten Teil an »unbezahlten Arbeitsstunden« rund um Familie und Haushalt – und zwar parallel zur eigenen Berufstätigkeit. Die psychische und körperliche Belastung ist bei vielen Frauen so hoch, dass sie erste Warnsignale ihres Körpers auf diese Belastungen schieben und tatsächlich auch Sorge haben, dies von ihrem Umfeld oder ihrer Ärztin oder ihrem Arzt zu hören. »Nicht so anstellen«, »niemandem zur Last fallen« – das sind die Mantras, die in unseren Köpfen stecken. Oft sogar ganz unbewusst.

Meine dringende Bitte ist daher: Nehmen Sie Ihren Körper ernst, und achten Sie auf erste Anzeichen, dass er »nicht mehr ganz rundläuft«. Nicht nur die Arteriosklerose lässt sich in einer frühen Phase sehr viel besser und vor allem leichter und schneller behandeln. Nutzen Sie auch die Möglichkeiten der Vorsorgeuntersuchungen. Sie stehen Ihnen zu, und mit ihrer Hilfe können Sie die großen Risikofaktoren – Bluthochdruck, Cholesterin und Diabetes – vielleicht schon erkennen, bevor sich erste Symptome zeigen. Besprechen Sie sich mit Ihrer Ärztin oder Ihrem Arzt, ob eine medikamentöse Behandlung der Cholesterinwerte und des Blutdrucks notwendig ist und was Sie alternativ tun können. Wie jeder andere, um den Sie sich sorgen und um den Sie sich kümmern, haben auch Sie das Recht, Hilfe und Unterstützung – und ja, auch Entlastung! – einzufordern. Von Ihrer Familie, vom Gesundheitssystem und auch von anderen Stellen. Sie sind zum Beispiel Raucherin und kommen von den Zigaretten nicht los? Dann dürfen Sie sich Hilfe beim Entzug holen! Sie müssen nicht alles alleine schaffen. Das Einzige, was nur Sie schaffen können: Finden Sie eine Praxis, in der Sie sich ernst genommen und wohl fühlen.

Einen letzten Punkt möchte ich gerne noch ansprechen, der für Betroffene genauso schwer anzugehen ist, wie »mal eben« mit dem Rauchen aufzuhören: Es geht um das Thema Übergewicht. Dabei erspare ich Ihnen alle Fakten, die Ihnen ohnehin bekannt sind, und beschränke mich auf einen einzigen, sehr wichtigen Aspekt, der den wenigsten bewusst ist: dass es nämlich nicht um das Erreichen irgendeines Normbereiches geht. Manchmal reichen schon wenige Kilos, um Blutdruck- und Zuckerwerte deutlich zu verbessern oder sogar die Hürde zu normalen Werten zu schaffen. Und damit senken Sie schlagartig das Risiko einer Durchblutungsstörung. Das Ziel liegt eventuell näher, als Sie ahnen.

■ EIN WIEDERSEHEN MIT ERIKA

Drei Monate nach ihrer Behandlung in einer gefäßchirurgischen Abteilung kommt Erika zur Kontrolluntersuchung in die Praxis – heute ohne ihren Mann. Sie wirkt auf mich glücklich und gelöst.
»Es ist unglaublich«, berichtet sie begeistert. »Seit dem Eingriff sind die Wadenschmerzen einfach weg! Ich kann ohne Schmerzen jede Strecke zurücklegen.« Erika kichert in sich hinein. »Jetzt ist es mein Mann, auf den ich warten muss!«
In der Ultraschalluntersuchung sehe ich an der behandelten Strecke des linken Oberschenkels den eingesetzten Stent. Die Arterie wird dadurch vollständig offen gehalten. Auch unterhalb dieses Abschnitts sind alle Arterien regelrecht und kräftig durchblutet.
In einem halben Jahr werden wir erneut nachschauen, wie sich die Durchblutung von Erikas Beinen entwickelt. Erika will selbst und gemeinsam mit ihrer Hausärztin darauf achten, dass der Blutdruck und die Cholesterinwerte gut eingestellt sind. Außerdem hat sie sich fest vorgenommen, sich weiterhin viel zu bewegen. Das strukturierte Gehtraining hatte sie vor dem Eingriff fest in ihren Alltag integriert. Jetzt, wo sie wieder jede Strecke ohne Schmerzen gehen kann, marschiert sie einfach ohne Pause stramm durch. Wenn alles gut läuft, wird sie keine weitere Operation benötigen.
Ich freue mich auf das Wiedersehen und wünsche ihr bis dahin viel Freude bei all den vielen Dingen, die sie sich vorgenommen hat.

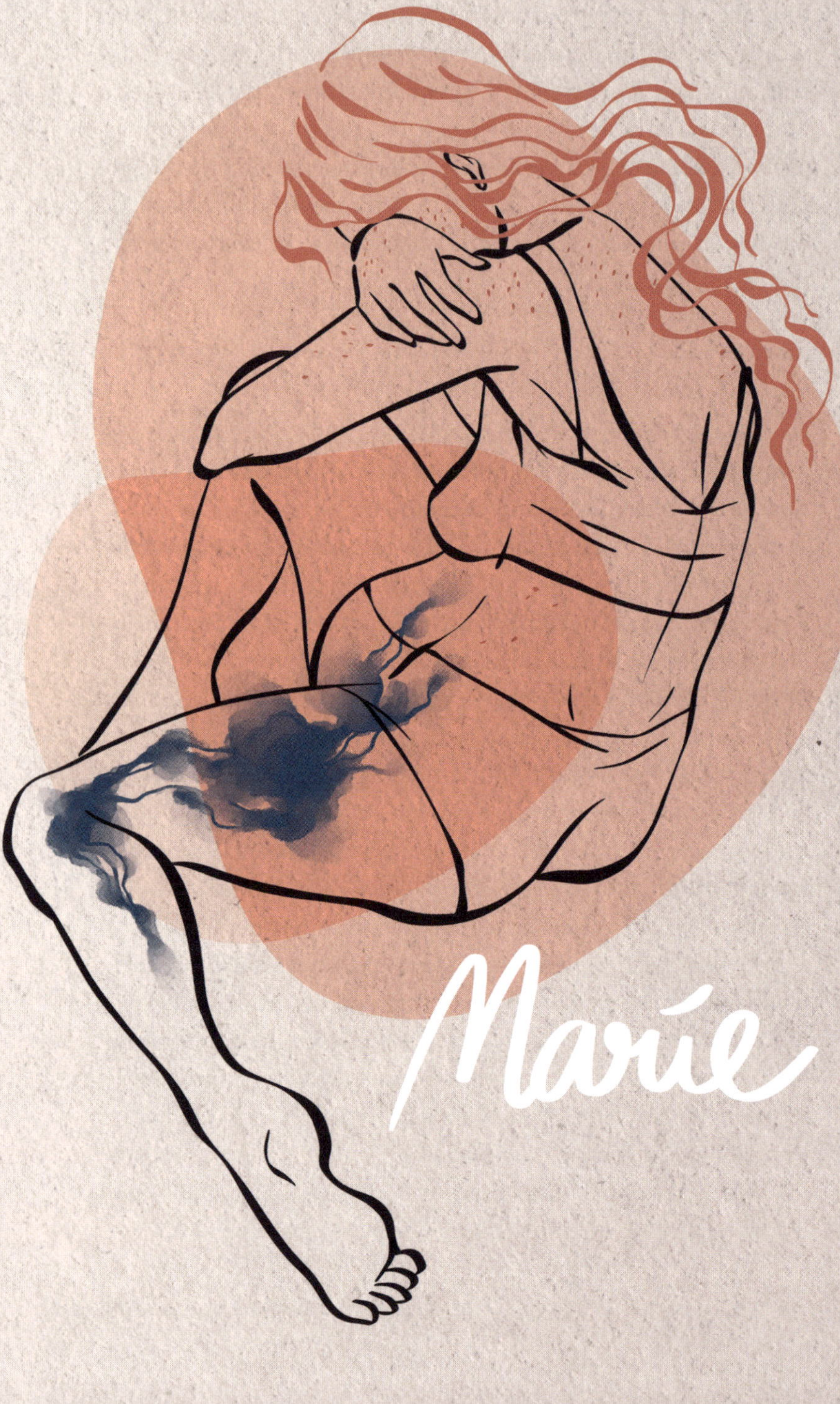
Marie

Marie

Krampfadern in der Schwangerschaft | *Schwangerschaftsvarikose*

Die Zeit der Schwangerschaft ist für jede Frau eine besondere Phase in ihrem Leben. Häufig wird sie begleitet von großem Glücksgefühl und Freude, manchmal jedoch auch von Ängsten und Sorgen. Manche Frauen erleben viele traurige Momente, andere sind geradezu euphorisch, und bei ganz vielen wechseln die verschiedenen Stimmungslagen im Verlauf der neun Monate ständig ab.

So unterschiedlich wir Frauen sind, so unterschiedlich verläuft auch jede Schwangerschaft. Eines ist allerdings bei allen Frauen gleich: Der weibliche Körper durchläuft geradezu magische, unbegreifliche und faszinierende Veränderungen. Nahezu jedes Organ erfährt einen Prozess der Anpassung an die enormen Herausforderungen, die eine Schwangerschaft begleiten.

Ganz besonders beeindruckend sind die Veränderungen des Gefäßsystems. Vor allem die Venen werden extrem beansprucht und bringen die eine oder andere Frau in meine Sprechstunde. So auch Marie ...

MARIE

Schon beim Betreten des Behandlungsraums bin ich sofort eingenommen von der warmen Persönlichkeit der vor mir sitzenden Frau. Sie ist von kleiner, zerbrechlicher Statur, ihre langen roten Haare fallen in wunderschönen Wellen auf ihre Schultern. Aus dem blassen Gesicht mit den vielen Sommersprossen blicken mich ihre wachen Augen unsicher an. Trotz ihres voluminösen Babybauchs kann ich erkennen, dass sie vor der Schwangerschaft ganz bestimmt gertenschlank und sportlich war. Und es ist nicht zu übersehen, dass ihr die aufgenötigte Unförmigkeit zu schaffen macht. Nervös nestelt sie an der Schwangerschaftshose herum.

Ich versuche, das Eis zu brechen, und stelle mich der Patientin vor.

»Wie weit sind Sie?«, erkundige ich mich anschließend.

»Neununddreißigste Woche«, antwortet die Patientin mit einem leichten Seufzer. Die Schwangerschaft belastet sie anscheinend sehr. »Das ist die dritte«, fügt sie hinzu. »Das war nicht geplant.«

Damit ist alles gesagt. Die Frau leidet. Die ungewollte Schwangerschaft strengt sie an. Das ist nicht die junge Mutter, die voller Stolz zum ersten Mal ihren immer dicker werdenden Babybauch vor sich herträgt. Das ist eine Frau, die diese mühsame Zeit schon zweimal durchlebt hat, die vielleicht sogar zwei schwierige Geburten überstanden hat, die jeden Tag zwei Kleinkinder zu Hause wickeln muss und bald noch ein Baby. Und die heute zu mir kommt, um mir ihre Beine zu zeigen.

»Ich werde mir Ihre Beine mit einem Ultraschall ansehen«, sage ich so freundlich und unaufgeregt wie möglich und lächle sie dabei aufmunternd an.

Sie lächelt gequält zurück und zieht ihre Hose aus. Ihre Beine sind übersät mit blauen hervortretenden Venen. Die Venen ziehen ab der Leiste geschlängelt und voluminös über die Oberschenkelvorderseiten über die Außenseiten der Beine bis zur Knöchelregion. Die Haut ist gerötet, und die Unterschenkel sind prall gespannt. Ich kann nur erahnen, wie sich diese gestauten Beine für die junge Frau anfühlen müssen.

»Ich weiß, dass es schlimm ist!«, sagt die Patientin, die sich offensichtlich schämt.

Sie tut mir leid.

Am liebsten würde ich sie wie eine Freundin in den Arm nehmen, aber das lässt das Ärztinnen-Patientinnen-Verhältnis in diesen sterilen Behandlungsräumen natürlich nicht zu. Daher versuche ich es verbal: »Kommen Sie«, fordere ich sie freundlich auf, »wir schauen uns das mal gemeinsam an!«

Was ist eine Schwangerschaftsvarikose, und wie kommt es dazu?

Das Wunder der Schwangerschaft: Der weibliche Körper produziert einen neuen Menschen. Um dieses Wunder vollbringen zu können, muss er an vielen Stellen Anpassungen vornehmen. Das ungeborene Kind muss mit allem Notwendigen versorgt werden. Aus Sicht des mütterlichen Körpers ist der Fötus überdies ein Fremdkörper, der aber natürlich nicht abgestoßen werden darf. Für all die kleinen und großen Herausforderungen der Schwangerschaft hat der weibliche Körper Lösungen, die nach und nach aktiviert werden.

Einige dieser notwendigen, körperlichen Anpassungen haben für die werdende Mutter unerwünschte Nebeneffekte. Dazu zählt auch die Entwicklung oder Verschlimmerung eines Krampfaderleidens im Lauf der Schwangerschaft. Medizinisch spricht man von einer »Schwangerschaftsvarikose«.

Zusammen mit all den anderen psychischen und physischen Veränderungen kommt es im Bereich der Gefäße im Verlauf einer Schwangerschaft zu drei großen Vorgängen:

1. **Mehr Blutvolumen!**
   Das Blutvolumen der schwangeren Frau nimmt um fünfzehn bis zwanzig Prozent zu – das sind ca. 1,5 Liter. Das führt maßgeblich zu einer verstärkten Belastung vor allem des venösen Gefäßsystems, da sich etwa achtzig Prozent des gesamten Blutvolumens im venösen Anteil des Gefäßsystems befinden.

2. **Der Hormonhaushalt steht kopf!**
   Der Gelbkörper, der nach dem Eisprung aus dem geplatzten Eibläschen entsteht, produziert das Gelbkörperhormon Progesteron. Es führt schon sehr früh im Verlauf der Schwangerschaft zu einer Erweiterung der Blutgefäße und zu einer Lockerung des Bindegewebes. Das weibliche Hormon Östrogen begünstigt außerdem die Wassereinlagerungen in den Beinen.

3. **Das Baby verschafft sich Platz!**
   Mit voranschreitender Schwangerschaft macht sich das Baby immer breiter und drückt mehr und mehr auf die untere Hohlvene seiner Mama. Damit wird das Baby zu einem zunehmenden »mechanischen Hindernis«, das den venösen und lymphatischen Rückstrom behindert. In den Beinen entsteht eine Rückstauung, und sie schwellen an. Aus den genannten Gründen kommt es zu den klassischen Symptomen der Schwangerschaftsvarikose: eine Neigung zu Ödemen (Wassereinlagerungen im Gewebe), Schweregefühl, Schmerzen, Spannung, Juckreiz, Hitzegefühl – und hervortretende Krampfadern. Wenn auch Sie solche Veränderungen an Ihren Beinen bemerken, sind Sie damit nicht allein: Etwa zwanzig bis vierzig Prozent aller schwangeren Frauen haben Krampfadern. Einige Schwangere haben bereits vor dem Beginn der Schwangerschaft an Krampfadern gelitten,

diese aber entweder noch nicht bemerkt oder nicht behandeln lassen. (Die Ursachen eines Krampfaderleidens werden im Kapitel »Caroline« genauer beschrieben.)

Wenn schon vor der Schwangerschaft ein unbehandeltes Krampfaderleiden bestand, wird es sich nun mit sehr hoher Wahrscheinlichkeit verschlimmern und die Frau deutlich stärker belasten als zuvor. Die sichtbaren Hautveränderungen werden mehr, die Beschwerden nehmen zu. Unbehandelt wird ein Krampfaderleiden mit jeder weiteren Schwangerschaft ausgeprägter.

Andere Frauen entwickeln erst mit der Schwangerschaft Krampfadern. Milde Formen können sich dann nach der Schwangerschaft zurückbilden. Manchmal bleiben die Krampfadern jedoch auch nach der Schwangerschaft bestehen und sollten dann behandelt werden. Medizinisch spricht man von einem behandlungsbedürftigen Befund.

Viele Frauen, die im Verlauf der Schwangerschaft eine Zunahme von Besenreisern oder Krampfadern bemerken, machen sich große Sorgen. Doch diese Veränderungen müssen Ihnen keine Angst machen! Die allermeisten bilden sich tatsächlich in den Wochen nach der Schwangerschaft wieder zurück, und die anderen Krampfadern können Sie nach Ende des Wochenbetts mittels einer operativen Therapie behandeln lassen. Auch Besenreiser können eventuell verödet oder gelasert werden, wenn Sie sich durch sie gestört fühlen. (Siehe hierzu auch das Kapitel »Susanne«.) Machen Sie sich keine Sorgen, auch optisch werden Ihre Beine Ihnen wieder gefallen. Durch die modernen Methoden ist mithilfe von schonenden Verfahren sehr viel mehr möglich, als Sie sich vielleicht während Ihrer Schwangerschaft vorstellen können.

Auf der Suche nach der richtigen Diagnose

Im Fall der Schwangerschaftsvarikose ist die Diagnose in der Regel schnell gestellt. Wichtig ist jedoch in jedem Fall, das Ausmaß im Detail abzuklären und auch zu untersuchen, ob Komplikationen, wie zum Beispiel eine Gerinnselbildung im oberflächlichen Venensystem, bestehen. Dabei spielt die **Ultraschalluntersuchung** eine enorm wichtige Rolle. Um die Funktionalität der Venen einschätzen zu können, erfolgt dies in der Regel in stehender Position, da so die Beanspruchung für die Venen am höchsten ist. In meiner Praxis gibt es dafür eine elektrische Untersuchungsliege, auf der die Patientinnen in eine halb schräge Position gebracht werden können. Bei der Untersuchung werden die Beine mit der Ultraschallsonde abgefahren. Dabei kontrolliere ich, ob die Venenklappen sich korrekt schließen, wenn ich die Wade zusammendrücke. (Eine genauere Beschreibung und Erklärung der Untersuchung finden Sie im Kapitel »Caroline«.)

■ MARIE

Auch bei Marie führe ich eine Ultraschalluntersuchung ihrer Beingefäße durch. Dabei sehe ich, dass in beiden Oberschenkeln die große Rosenvene (Vena saphena magna) eine deutliche Funktionsschwäche (Insuffizienz) aufweist. Die Rosenvene ist die längste oberflächliche Vene des Beins und reicht vom Fußgelenk bis fast hinauf zur Leiste, wo sie in die Oberschenkelvene einmündet, die zum tiefen Venensystem gehört. Der venöse Rückstau bei Marie erstreckt sich auch auf die kleineren Hautvenen, die zur Rosenvene hinführen. Im tiefen Venensystem kann ich zum Glück keine Auffälligkeiten feststellen – hier läuft alles, wie es sein soll. Auch für eine Thrombose oder Venenentzündung kann ich glücklicherweise keine Anzeichen entdecken.

Mögliche Komplikationen, auf die Sie achten sollten

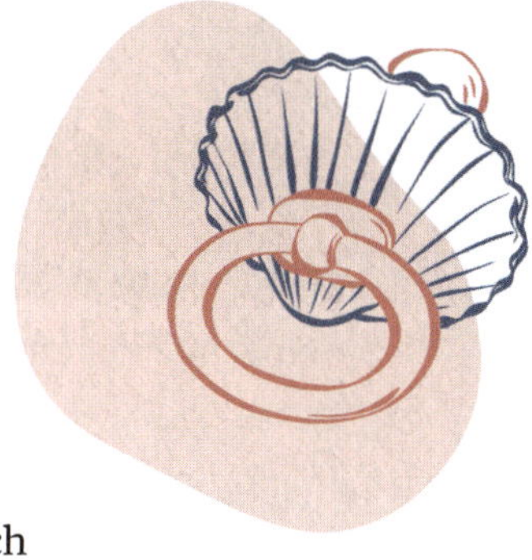

Ein ausgeprägtes Krampfaderleiden birgt immer das Risiko einer Gerinnselbildung im oberflächlichen Venensystem, also für eine oberflächliche Thrombose. Medizinisch spricht man auch von einer Venenentzündung oder Thrombophlebitis. (Auch dazu finden Sie im Kapitel »Caroline« genauere Informationen.)

Bei schwangeren Frauen erhöht sich das Risiko noch zusätzlich, weil die Hormonumstellung eine generelle Aktivierung des Gerinnungssystems verursacht. Das Blut schwangerer Frauen neigt dadurch eher zur Gerinnselbildung, wodurch eine Thrombose im oberflächlichen Venensystem ein reelles Risiko darstellt.

Erkennen können Sie die Thrombophlebitis an einer akuten Verhärtung der Hautvene und einer Rötung und Erwärmung des Gewebes, vor allem aber an ausgeprägten Schmerzen in dem betroffenen Venenabschnitt. Wenn Ihnen eines dieser Symptome auffallen sollte, müssen Sie unbedingt Ihre Ärztin oder Ihren Arzt aufsuchen! Dort wird mittels einer Ultraschalluntersuchung geschaut, ob der Blutstrom in der Vene durch ein Gerinnsel eingeschränkt ist.

Sollte das der Fall sein, wird in den allermeisten Fällen eine Behandlung mit Heparin eingeleitet. Dabei handelt es sich um einen sogenannten Gerinnungshemmer, der damit die Thrombusbildung verhindert. Für gewöhnlich wird das Heparin täglich gespritzt. Dank vorgefertigter Spritzen können Betroffene die Behandlung selbst durchführen und müssen nicht für jede Spritze eine Praxis aufsuchen. Die Endzündungsreaktion klingt durch das Heparin in aller Regel nach wenigen Tagen wieder ab.

Wie wird eine Schwangerschaftsvarikose behandelt?

Die wichtigste Waffe im Kampf gegen Krampfaderleiden in der Schwangerschaft lautet: Kompression, Kompression, Kompression!

Wenn der Körper das Blut nicht allein aus den Beinen bekommt, muss man ihn dabei unterstützen, und zwar mit Druck von außen. Liebe schwangere Leserin, bitte lassen Sie sich daher Kompressionsstrümpfe verschreiben! Erste Anlaufstellen für ein Rezept sind die Kolleginnen und Kollegen der hausärztlichen Versorgung, der Gynäkologie oder eben der Gefäßmedizin. Die Kompressionstherapie ist das Effektivste und Einfachste, was Sie für Ihre Beine tun können. Je nach Befund werden Sie oberschenkellange oder unterschenkellange Kompressionsstrümpfe verordnet bekommen. Kompression macht müde Beine munter!

Tipp: Eine Schwangerschaftskompressionsstrumpfhose hilft nicht nur Ihren Beinen, sondern stützt gleichzeitig Ihren Bauch. (Der Bauchanteil der Strumpfhose wächst mit Ihrem Bauch einfach mit.) Gerade für die »Winterschwangerschaften« ist das eine ganz tolle Alternative zu den Strümpfen!

Die medizinische Behandlung der Krampfadern erfolgt meist erst im Anschluss an das Wochenbett oder sogar die Stillzeit, wenn sich die schwangerschaftstypischen Anpassungen des Gefäßsystems wieder zurückgebildet haben. (Alle Details zu den Behandlungsmöglichkeiten finden Sie im Kapitel »Caroline«.)

■ MARIE

Marie wirkt nach der Untersuchung und dem langen Gespräch beruhigt. Sie weiß nun, dass sie sich keine Sorgen machen muss und ihre wichtigste Aufgabe im Tragen von Kompressionsstrümpfen besteht. Sie verlässt mit einem Rezept für eine Schwangerschaftskompressionsstrumpfhose die Praxis. Ich bin mir sicher, dass sie damit deutliche Erleichterung ihrer Beschwerden erfahren wird. Nach der Entbindung werden wir uns wiedersehen. Ich freue mich darauf, den weiteren Verlauf begleiten zu dürfen. Vielleicht bringt sie ja zur nächsten Untersuchung ihren Kinderwagen mit?

TIPPS UND TRICKS FÜR SCHWANGERE FRAUEN: WAS SIE IN DEN NEUN MONATEN NOCH TUN KÖNNEN

Zusätzlich zur Kompressionstherapie gibt es ein paar Tipps und Tricks, mit denen Sie zusätzlich zu Ihrem Wohlbefinden beitragen und Ihre Beine entlasten können. Generell gilt dabei: Achten Sie auf Ihren Körper und darauf, was Ihnen guttut! Ein Tipp, der für viele andere Frauen Entlastung bringt, muss deshalb nicht unbedingt auch für Sie gut sein. Ihr Körper und Ihr Wohlbefinden sind immer der Maßstab, an dem sich jede Empfehlung messen lassen muss.

■ ACHTEN SIE AUF AUSREICHEND BEWEGUNG

Durch die An- und Entspannung der Beinmuskeln entsteht in den Venen ein Blutstrom. Durch die Venenklappen ist dieser immer nach oben in Richtung Herz gerichtet. Daher ist Bewegung aus medizinischer Sicht vorteilhaft, solange die Schwangerschaft komplikationslos verläuft. Außerdem baut Bewegung Stress ab und wird so auch Ihrer Seele guttun: Machen Sie Ihren Lieblingssport – Radfahren, Schwimmen, Yoga oder Wassergymnastik –, oder gehen Sie einfach spazieren. Am besten legen Sie zwischendurch immer wieder die beanspruchten Beine hoch und entlasten sie damit.

■ VERMEIDEN SIE LANGES SITZEN

Langes Stehen oder Sitzen sollten Sie unbedingt vermeiden, da sich das Blut dabei in den Beinen sammeln kann. Wenn es zum Beispiel jobbedingt nicht anders geht, unterbrechen Sie lange Phasen des Sitzens oder Stehens. Bauen Sie gezielt und regelmäßig kleine Auszeiten ein, und bewegen Sie bewusst Ihre Beine! Gehen Sie ein paar Schritte, oder machen Sie die folgende Übung:

Setzen Sie sich auf einen Stuhl, die Ober- und Unterschenkel im Neunzig-Grad-Winkel gebeugt. Die Füße stehen entspannt parallel zueinander auf dem Boden. Nun gehen Sie auf die Zehenspitzen und heben die Ferse ab. Dann umgekehrt: Ziehen Sie die Zehen nach oben, sodass Sie den Boden nur noch mit den Fersen berühren. Wiederholen Sie die Übung etwa fünfzehn Mal.

Weitere Tipps für müde und geschwollene Beine während der Schwangerschaft

Seit Entstehung der Menschheit werden Frauen schwanger, und seitdem leiden sie wohl auch unter der Schwangerschaftsvarikose. Daher gibt es diverse alte Hausmittel und Verhaltenstipps, die vor allem Hebammen auch heute noch empfehlen. Dazu gehören:

- Lavendel-Umschläge: Geben Sie etwas Lavendelöl in lauwarmes Wasser. Tränken Sie Tücher in dem Lavendel-Wasser, und wickeln Sie diese um die geschwollenen Beine.
- Schlafen Sie mit erhöhten Beinen. Damit unterstützen Sie den Abfluss aus den Beinen.
- Massieren Sie Ihre Beine in Richtung Herz. Oder noch besser: Lassen Sie sie massieren!
- Lassen Sie sich ein lauwarmes Fußbad ein, reichern Sie es mit Totes-Meer-Salz an und baden Sie Ihre Füße für 10 Minuten darin.
- Achten Sie auf ausreichend Flüssigkeitszufuhr und trinken Sie mindestens zwei Liter pro Tag.
- Auch eine ausgewogene Ernährung während der Schwangerschaft kann einen positiven Einfluss auf die Ödembelastung haben.

Frauenbeine – Was die frauenspezifische Gefäßmedizin so besonders macht

Aus den anderen Kapiteln sind Sie es gewohnt, auch etwas über geschlechtsspezifische Unterschiede beziehungsweise Besonderheiten des Krankheitsbildes zu erfahren. Nun können Männer zwar durchaus unter Krampfadern leiden, jedoch naturgemäß keine Schwangerschaftsvarikose entwickeln. Bei den Behandlern von Krampfadern scheint es jedoch durchaus einen geschlechtsspezifischen Unterschied zu geben, den ich Ihnen keinesfalls vorenthalten möchte:

Immer wieder kommen schwangere Frauen zu mir, die unter einer enormen Varikose leiden. Darauf angesprochen, berichten sie häufig, dass das Krampfaderleiden schon lange vorher bekannt war, ihnen allerdings einer meiner männlichen Kollegen empfohlen habe, ihre Familienplanung zuerst komplett abzuschließen und anschließend die Venen behandeln zu lassen.

In solchen Momenten bin ich immer ein wenig sprachlos. Ich denke, keine Frau, die mit einem ausgeprägten Krampfaderleiden eine Schwangerschaft durchlaufen muss, würde diese Empfehlung je wiederholen.

Daher räume ich an dieser Stelle ein für alle Mal und für alle Frauen mit diesem Irrtum auf:

Bitte lassen Sie ein bekanntes Krampfaderleiden VOR einer möglichen Schwangerschaft operativ behandeln! Warten Sie nicht den Verlauf der Schwangerschaften ab, um herauszufinden, dass sich immer mehr verdickte Venen zeigen, dass Ihre Beine sich immer schwerer anfühlen, dass Sie immer mehr Schmerzen haben und dass Sie vielleicht sogar eine oberflächliche Venenthrombose entwickeln. Gehen Sie vorher zu der Gefäßmedizinerin oder dem Gefäßmediziner Ihres Vertrauens, und lassen Sie sich behandeln. Damit Sie die Schwangerschaft so genießen können, wie Sie und Ihr Baby es verdient haben.

Ein Hinweis von Frau zu Frau

Ja, es stimmt – die Schwangerschaft ist natürlich keine Erkrankung. Denken Sie trotzdem von Zeit zu Zeit daran, dass Sie und Ihr Körper in dieser Zeit einfach Unglaubliches leisten! Wertschätzen Sie Ihren Körper für die enorme Belastung, und beschenken Sie sich immer wieder mit kleinen Belohnungen. Feiern Sie sich selbst! Das beginnt damit, dass Sie sich ab und zu eine kleine Auszeit gönnen und ganz bewusst Ihre Füße hochlegen. Lassen Sie auch einmal andere rennen. Und ganz wichtig: Lassen Sie sich nicht hetzen. Finden Sie die kleinen Momente auf dieser spannenden Reise für sich, und entspannen Sie Ihre Venen durch regelmäßige Bewegung. Denken Sie an sich – Sie haben es verdient!

■ EIN WIEDERSEHEN MIT MARIE

Ich sitze in meinem Büro gerade über der Erstellung eines Arztbriefes, als das Weinen eines Babys die Stille der Praxis durchbricht. Ein Blick in meinen Terminkalender verrät mir, dass die nächste Patientin Marie ist, und ich freue mich, dass sie heute anscheinend gemeinsam mit ihrem Kind zu mir gekommen ist. Und tatsächlich: Als ich das Untersuchungszimmer betrete, sitzt Marie auf der Behandlungsliege, im Arm die kleine Hanna. Sie hat die kurze Wartezeit genutzt, um das quengelnde Baby zu stillen. Das gluckst nun zufrieden und wird von seiner Mama in den Kinderwagen zurückgelegt. Wir beugen uns gemeinsam über den Wagen und betrachten für einen kurzen Moment den zufriedenen Säugling. Dann wende ich mich wieder Marie zu.

»Wie schön, Sie zu sehen!«, sage ich. »Wie geht es Ihnen und Ihren Beinen?«

Marie lächelt und berichtet. Nach der Entbindung vor sechs Monaten haben sich die Krampfadern an ihrem Bein leicht zurückgebildet,

und die starken Stauungsbeschwerden sind nun etwas besser. Aber ganz verschwunden sind die Veränderungen leider nicht. Marie hat mittlerweile ihre Beine entkleidet und auf der Liege Platz genommen. Sie zeigt mir die noch sichtbaren kräftigen Krampfadern an beiden Beinen. Sie erscheint nun fest entschlossen, jetzt etwas gegen die lästigen Krampfadern zu tun.
»Genau der richtige Zeitpunkt!«, bestärke ich sie und beginne damit, Marie die verschiedenen Behandlungsoptionen zu erläutern. Wir tauchen gemeinsam ein in die Welt der operativen Vorgehensweisen und Techniken.
Schon bald werden die Krampfadern an Maries Beinen Geschichte sein.

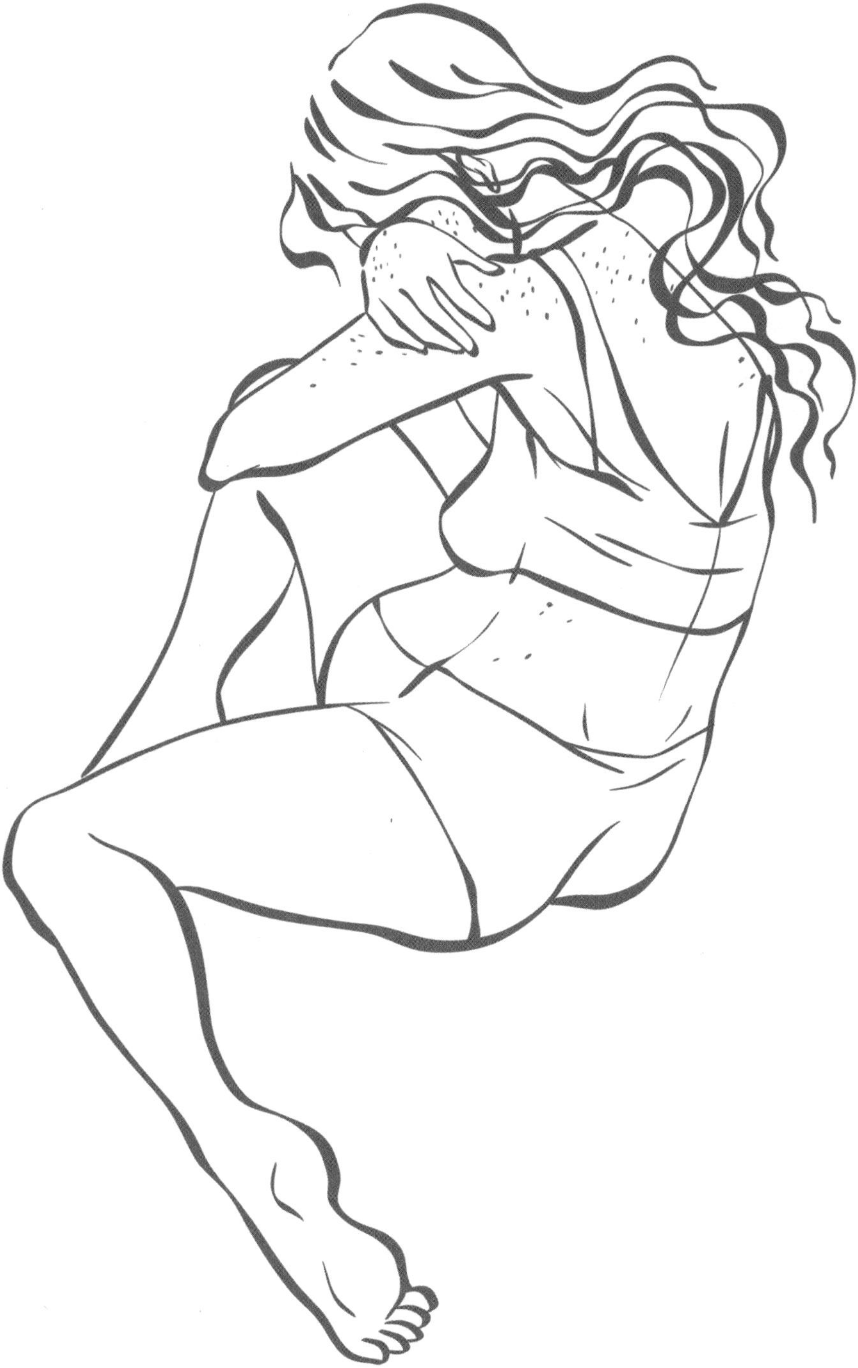

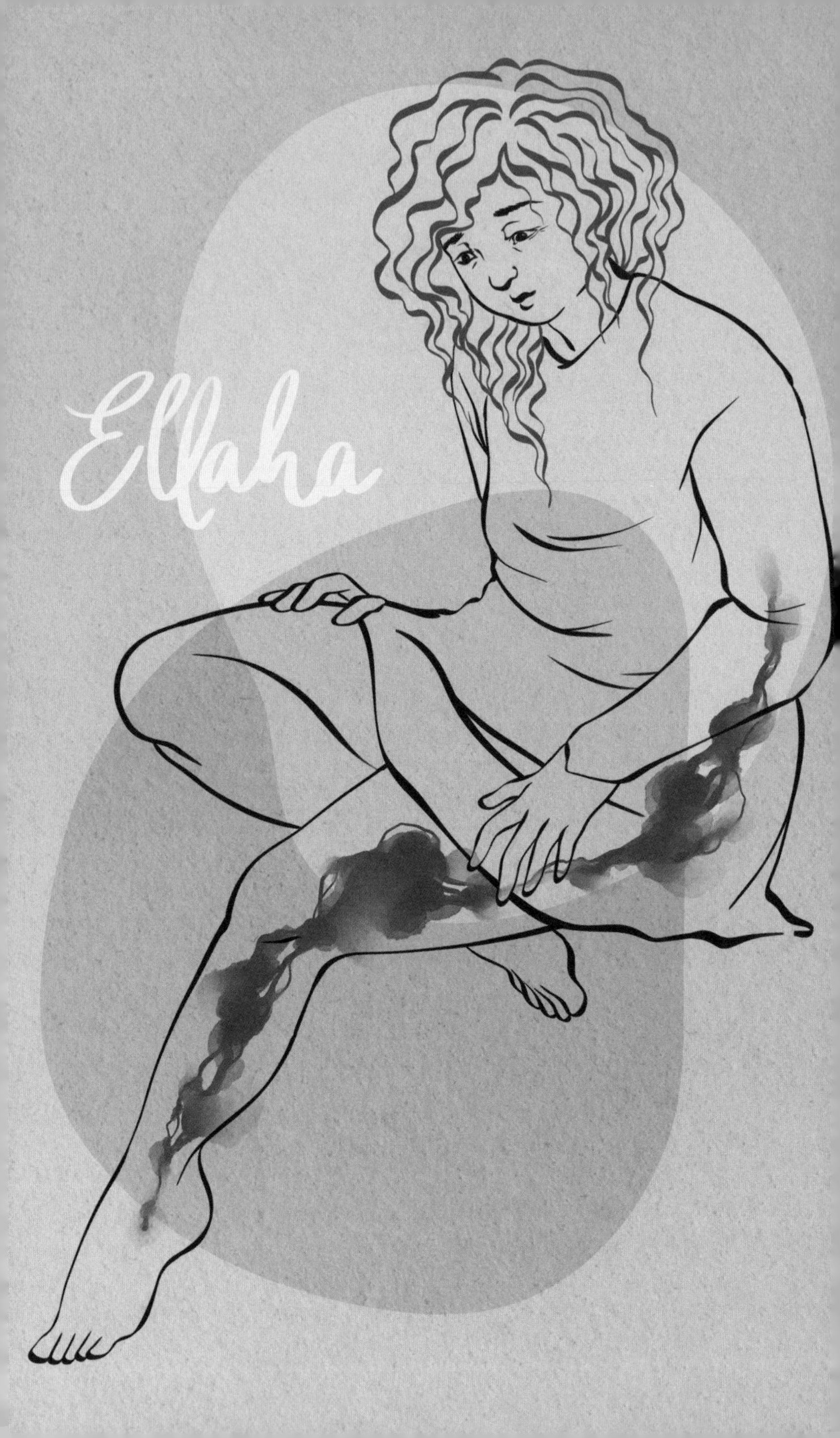
Ellaha

Ellaha

Unklare Beinschmerzen

Die Pein mit dem Bein trotz gesunder Gefäße – Differentialdiagnosen

Viele Frauen haben jeden Tag schmerzende Beine. Ziehende, brennende oder stechende Schmerzen, Schmerzen beim Stehen oder in Ruhe, nachts oder morgens beim Aufstehen. Häufig vermuten meine Patientinnen die Gefäße als Ursache und kommen mit unklaren Schmerzen der Beine in meine gefäßmedizinische Sprechstunde. Und dann beginnt die Suche nach der Ursache ...

■ ELLAHA

Ellaha hat es sich bereits auf der Liege gemütlich gemacht, als ich reinkomme. Sie scheint den Moment des Wartens zur Entspannung genutzt zu haben.
»Oh, bitte entschuldigen Sie!«, ruft sie erschrocken, als sie mich bemerkt, und schreckt hoch. »Ich bin wohl kurz eingeschlafen.«
Die Frau, die sich da vor mir auf der Liege aufrappelt und zurechtzupft, ist einundfünfzig Jahre alt. Sie lächelt mich freundlich an. Ihr rundes Gesicht mit den braunen Augen und den vielen Lachfalten wird von dunklen Locken umrahmt. Wir kommen schnell miteinander ins Gespräch, und sie erzählt mir, dass Ihr Name »die Schöne«

bedeutet. Sie kam vor fünfzehn Jahren mit ihrem Mann nach Deutschland, hat zwei Kinder großgezogen und führt ein eigenes kleines Geschäft. Leider hat Ellaha seit einiger Zeit den ganzen Tag über Schmerzen in den Beinen, die sie sich nicht erklären kann.
Die Schmerzen beginnen am Rücken, und Ellaha spürt regelrecht, wie sie sich von dort aus auf beide Beine ausbreiten. Manchmal sind auch die Arme betroffen. Zu allem Überfluss kribbeln ihre Beine ab und zu, als ob Ameisen darüber laufen würden. Die Beschwerden, die nun seit mehreren Monaten bestehen, zermürben die Frau, beeinträchtigen ihren Alltag und trüben ihre Stimmung. Auch der Nachtschlaf ist häufig gestört. Ellaha fühlt sich vollkommen erschöpft. Eine Nachbarin hat ihr gesagt, dass ihre Schmerzen von den Gefäßen kommen könnten. So richtig glaubt Ellaha das nicht, aber da sie nicht mehr weiterwusste, hat sie den Termin in meiner Praxis vereinbart.
»Dann lassen Sie uns jetzt schauen, ob die Ursache für Ihre Probleme tatsächlich in den Gefäßen zu finden ist«, sage ich beruhigend und setze mich zu ihr.

Auf der Suche nach der richtigen Diagnose

Häufig kommen Patientinnen zur Untersuchung, deren Beschwerden zügig und eindeutig einer bestimmten Ursache zugeordnet werden können. Die Untersuchungen dienen dann dazu, einer gezielten Fragestellung nachzugehen, die Erstdiagnose zu untermauern oder den Krankheitsfortschritt zu beurteilen. Aber bei unklaren Fällen wie Ellahas ist die Diagnostik sehr viel umfangreicher.

In der gefäßmedizinischen Praxis beginnt die Untersuchung nach einem **ausführlichen Gespräch** mit einer **körperlichen Untersuchung** der Beine. Wie ist die Beschaffenheit der Haut, ihre Farbe und Temperatur, gibt es eine auffällige Gefäßzeichnung? Sind die Beine geschwollen oder schlank? Kommt es an einer bestimmten Stelle zu einem Druckschmerz? Außerdem werden neurologische und orthopädische Tests durchgeführt. Im Anschluss erfolgt eine **Ultraschalluntersuchung**, um festzustellen, ob die Arterien oder Venen eventuell nur eingeschränkt funktionieren.

■ ELLAHA

Ellahas Beine sind bei der Untersuchung vollkommen unauffällig. Ich finde weder Krampfadern noch auffällige Verfärbungen oder Schwellungen, und auch die Fußpulse sind kräftig tastbar. Im Ultraschall sehe ich gesunde Gefäße, die Venen funktionieren so, wie sie sollen, und die Arterien transportieren das Blut ungehindert bis in die Peripherie. Damit ist schnell klar: Die Gefäße sind nicht die Ursache für die ausgeprägten Beinschmerzen, die Ellaha plagen. Wie soll es für sie nun weitergehen?

An die gefäßmedizinische Untersuchung sollte sich jetzt die Abklärung durch **weitere medizinische Fachrichtungen** anschließen. Ich empfehle Ellaha, Untersuchungstermine bei einer Kollegin oder einem Kollegen der Neurologie oder der Orthopädie zu vereinbaren. Abhängig von den geschilderten Symptomen und den Ergebnissen meiner ersten Untersuchungen empfehle ich anderen Patientinnen aber eventuell auch den Gang in eine Praxis für Dermatologie oder der inneren Medizin. Dort wird dann fachrichtungsbezogen ebenfalls nach einer möglichen Ursache der unklaren Beinschmerzen gesucht.

Hier sind einige der möglichen Ursachen für Beinschmerzen, wenn ein gefäßmedizinischer Ursprung sicher ausgeschlossen werden konnte. Bitte beachten Sie, dass es sich dabei um die häufigeren Erkrankungen handelt. Es gibt eine Vielzahl weiterer, zum Teil seltener Diagnosen, die ebenfalls zu Beinschmerzen führen können!

Achillessehnenreizung

Schon in der griechischen Mythologie galt die kräftigste Sehne des Menschen als Schwachstelle des ansonsten unbesiegbaren Helden. Im wahren Leben kann sie vor allem bei sportlich aktiven Menschen stark gereizt werden. Ursächlich sind häufig Fehlstellungen oder eine Überbelastung beim Laufen. Die Schmerzen können dann nach oben ins Bein ziehen.

Bandscheibenvorwölbung oder -vorfall (*Protrusion* oder *Prolaps*)

Zwischen zwei Wirbelkörpern liegt jeweils eine Bandscheibe. Dabei handelt es sich um einen Gallertkern, der wie ein Gelkissen zwischen den harten Wirbelkörpern wirkt. Außen umspannt ein starker Faserring diese Gelmasse. Wenn im Laufe des Lebens der Wassergehalt des Faserrings sinkt, nimmt auch die Elastizität ab. Der Faserring kann kleine Risse bekommen und die Gelmasse hervorgewölbt oder sogar ganz herausgepresst werden. Diese »Beule« drückt dann auf das Rückenmark oder die abgehenden Nervenwurzeln. Die Folge können massive, zum Teil auch ins Bein ausstrahlende Schmerzen sein.

Engstelle des Wirbelkanals *(Spinalkanalstenose)*

Die Wirbelsäule bildet einen Kanal, in dem das Rückenmark verläuft. Kommt es zu einer Einengung dieses Kanals, ist ein Druck auf die Nerven und die Gefäße die Folge. Eine solche Einengung kann angeboren oder – weitaus häufiger – erworben sein. Dabei kommt es meist durch einen Verschleiß der Wirbelkörper, der Facettengelenke oder der Bandscheiben zu einer Einengung dieses Kanals. Der Druck auf die darin verlaufenden Nerven und Gefäße verursacht Schmerzen direkt am Rücken oder in den Beinen.

Fersensporn

Als Fersensporn wird ein Knochenanbau am Fersenbein bezeichnet, also an dem Knochen, der den hinteren Teil unseres Fußes mit der Ferse bildet. Dieser Knochensporn kann sich durch eine Überbeanspruchung oder Fehlbelastung des Fußes ausbilden. Dabei führen Reizungen der Sehnen zu Entzündungsreaktionen und zu Schmerzen, die bei jedem Schritt nach oben ausstrahlen.

Fibromyalgiesyndrom *(Faser-Muskel-Schmerz-Syndrom)*

Bei Fibromyalgie kommt es zu chronischen Schmerzen (über einen Zeitraum von mindestens drei Monaten) in unterschiedlichen Körperregionen. Häufig werden die Schmerzen und die erhöhte Schmerzempfindlichkeit von weiteren Beschwerden begleitet, darunter zum Beispiel Morgensteifigkeit, eine Schwellneigung an den Händen, Füßen und im Gesicht, schnelle Erschöpfung und generelle Müdigkeit. Wie es zu diesem komplexen Krankheitsbild kommt, ist derzeit leider noch nicht abschließend geklärt.

Gelenkverschleiß *(Arthrose)*

Sind die Gelenkknorpel abgenutzt, aufgefasert und rau, spricht man von arthrotischen Veränderungen. Sämtliche Gelenke am Bein können davon betroffen sein. Wenn Knochen auf Knochen reibt, ohne die puffernde Zwischenschicht, führt das zu Schmerzen bei Belastung. Diese können entlang des gesamten Beins ausstrahlen.

Gicht

Bei dieser Erkrankung kommt es durch eine Stoffwechselstörung zu erhöhten Harnsäurewerten und einer Ablagerung der Harnsäurekristalle in den Gelenken. Dies führt zu einer akuten, schmerzhaften Entzündung. Die Schmerzen bei einem Gichtanfall entstehen hauptsächlich im Bereich der betroffenen Gelenke.

Gürtelrose *(Herpes zoster)*

Die Ursache der Gürtelrose ist eine Infektion mit dem Virus, das auch die Windpocken verursacht. Jahre bis Jahrzehnte nach dem Ausbruch der Kinderkrankheit können die immer noch in den Nerven ruhenden Viren reaktiviert werden. Dies kann zum Beispiel durch eine aufgetretene Immunschwäche, Stress oder eine andere Infektion passieren. Die Erkrankung verursacht dann massive Schmerzen und meist auch einen Hautausschlag entlang des betroffenen Nervenstrangs, der gürtelförmig am Körperrumpf oder auch an einer Extremität auftreten kann.

Ischias-Schmerzen

Der Ischiasnerv ist der dickste Nerv unseres Körpers. Er beginnt im unteren Rückenbereich und zieht von dort ins Bein. Eine Reizung äußert sich durch plötzlich einschießende, massive Schmerzen in der Gesäßregion, die auf der Oberschenkelrückseite in das Bein ausstrahlen und bis zum Unterschenkel reichen können. Sie werden durch eine Bandscheibenvorwölbung oder einen -vorfall, durch Blockaden von Wirbelkörpern oder Muskelverspannungen verursacht.

Muskelkaterartige Schmerzen durch die Einnahme von Medikamenten

Die Einnahme von Cholesterinsenkern (Statinen) kann eine Störung der Energieversorgung der Muskelzellen bewirken, und es kommt zu Muskelschmerzen, die sich ähnlich anfühlen wie ein Muskelkater, jedoch ohne größere vorangegangene Belastung auftreten.

Muskelverspannungen und Gelenkschmerzen durch Fehlbelastung

Körperfehlhaltungen führen langfristig häufig zu schmerzenden Muskeln und Gelenken oder zu gereizten Nerven. Fehlhaltungen schleifen sich teilweise über Jahrzehnte ein oder können durch Schonhaltungen entstehen. Wenn die Funktion des betroffenen Knochens oder Gelenks nicht mehr vollständig hergestellt werden kann, führt dies häufig zu einer Fehlbelastung – und die wiederum zu chronischen Schmerzen.

Neuroborreliose *(Bannwarth-Syndrom)*

In einem Zeitraum von im Mittel vier bis sechs Wochen nach dem Biss einer mit Borrelien infizierten Zecke können die Symptome der Nervenwurzelentzündung auftreten. Typischerweise kommt es dabei zu Schmerzen in der Extremität, in der auch der Zeckenstich erfolgte. Da der Stich oft nicht bemerkt wird oder längst vergessen ist und auch die sogenannte »Wanderröte« als erstes Symptom einer Borreliose nicht immer auftritt, scheinen die Beschwerden für viele Betroffene spontan und ohne Auslöser zu kommen. Normale Schmerzmittel und entzündungshemmende Medikamente ohne Kortison sind beim Bannwarth-Syndrom wirkungslos. Spätestens wenn sie nicht helfen, muss man daher an die Möglichkeit einer Borreliose denken.

Periphere Nervenschädigung *(Polyneuropathie)*

Durch eine Vielzahl verschiedener Auslöser kann es zu einer Schädigung der peripheren Nervenenden kommen, darunter zum Beispiel Toxine, Medikamente, Chemotherapeutika, Infektionen, Krebs, Autoimmunerkrankungen oder Diabetes. Dies betrifft zunächst meistens die Nerven der Fußsohlen oder der Unterschenkel. Häufig kommt es dabei zu Gefühlsstörungen, aber auch zu brennenden und teilweise weit ausstrahlenden Schmerzen.

Unruhige Beine *(Restless-Legs-Syndrom)*

Die Betroffenen leiden an einem quälenden Drang, die Beine zu bewegen. Zusätzlich kann es zu einem Kribbeln, Ziehen oder zu stechenden Schmerzen in den Beinen kommen. Diese Empfindungen treten häufig in Ruhe verstärkt auf, weshalb das RLS nachts am unangenehmsten ist. Wahrscheinlich entsteht es aufgrund einer Störung der leitenden Nervenfasern, doch findet sich häufig keine genaue Ursache, die die Beschwerden begründet. Manchmal kommt es allerdings durch andere Erkrankungen oder im Rahmen einer Schwangerschaft zu den Symptomen – dann spricht man von einem sekundären RLS.

Tumorerkrankungen

Leider muss man bei lang bestehenden Schmerzen unklarer Ursache ganz grundsätzlich auch immer eine Tumorerkrankung in Betracht ziehen. Dabei kann ein Tumor entweder direkt an der betroffenen Extremität Beschwerden hervorrufen, oder die Schmerzen können durch Metastasen eines entfernten Tumorgeschehens verursacht werden. Zum Glück ist eine tumorbedingte Ursache ausgesprochen unwahrscheinlich, trotzdem sollte man sie bei entsprechenden Schmerzen abklären.

Mögliche Komplikationen, auf die Sie achten sollten

In den meisten Fällen entwickeln sich unklare Beinschmerzen schleichend und über einen längeren Zeitraum. Viele Patientinnen leiden schon seit Wochen oder Monaten, manchmal sogar Jahren unter den Symptomen, wenn sie zu mir kommen. In diesen Fällen brauchen Sie auch den Arztbesuch nicht zu überstürzen. Aber immer dann, wenn die Schmerzen ganz plötzlich einsetzen oder Sie eine spontane Verschlechterung der bereits bestehenden Beschwerden bemerken, sollten Sie aufmerksam werden. Diese Situationen sollten unbedingt zeitnah abgeklärt werden – nicht nur, weil eine frühe Behandlung bei nahezu allen Erkrankungen für eine bessere Prognose sorgt, sondern auch, weil Sie dadurch die Zeit der Unsicherheit und der Zweifel für sich selbst verkürzen.

Taubheitsgefühle oder Missempfindungen müssen ebenfalls umgehend ärztlich untersucht werden, vor allem, wenn Sie ein Bein plötzlich nicht mehr in gewohnter Weise bewegen können. Auch hier gilt der Grundsatz, dass Sie selbst Ihren Körper am besten kennen. Wenn Ihnen etwas Sorge bereitet, nehmen Sie das ernst und bestehen Sie auf einer Untersuchung.

Wie werden Beinschmerzen behandelt?

Eine zielführende Therapie kann nur stattfinden, wenn herausgefunden werden konnte, was die Ursache der Beinbeschwerden ist. Die Art der Behandlung richtet sich dann nach der zugrundeliegenden Erkrankung. Bedenken Sie dabei, dass in der überwiegenden Anzahl der Fälle zwar (unter anderem) die Beine schmerzen, der eigentliche Grund aber ganz woanders liegt. In der Medizin spricht man bei einer solchen Symptomatik davon, dass die Schmerzen in die Beine »projiziert« werden. Liegt die Ursache an einer anderen Körperstelle, findet die Behandlung unter Umständen ganz woanders statt.

TIPPS UND TRICKS FÜR SCHMERZENDE BEINE

Unabhängig von einer gezielten Behandlung der Schmerzursache, gibt es ein paar Tipps, um den Beinen immer wieder etwas Gutes zu tun:

Wenn sich Ihre Beine sehr heiß anfühlen, ist eventuell **Kühlung** eine Wohltat.

Legen Sie Ihre Beine öfter hoch! Auch wenn eine Schwellung nicht im Vordergrund stehen sollte, kann die Unterstützung des venösen und lymphatischen Abstroms eine Linderung der Beschwerden bringen.

Überprüfen Sie Ihre Matratze und die Schlafposition! Beides kann der Grund für Beschwerden sein. Tagsüber haben wir meist gut im Blick, welche Belastungen auf den Bewegungsapparat wirken. Viele versuchen sich ausreichend zu bewegen, haben einen ergonomischen Bürostuhl und achten darauf, wie sie schwere Gegenstände hochheben. Doch die wenigsten Menschen machen sich ausreichend Gedanken darüber, wie gut sie auf ihrer Matratze liegen und welche Verspannungen oder Fehlhaltungen durch bestimmte Schlafpositionen entstehen können. Gerade die bei Frauen weit verbreitete Bauchschläferposition ist für die Wirbelsäule nicht unbedingt ideal. Sie kann unter anderem zu Problemen im Kreuzdarmbeingelenk (Iliosakralgelenk) führen, dem Übergang zwischen Wirbelsäule und Beckenschaufel. Die dadurch entstehenden Schmerzen können wiederum in die Beine ausstrahlen. Vielleicht testen Sie mal ein Beinkissen, damit nachts nicht nur Sie entspannen können, sondern sich auch Ihre Lendenwirbelsäule erholen kann. Eventuell ist auch ein Seitenschläferkissen oder ein besonders geformtes Kissen für Ihre Halswirbelsäule genau das Richtige? Lassen Sie sich am besten in einem Betten-Fachgeschäft beraten. In vielen

Fällen sind die Mitarbeiter dort so gut geschult, dass sie Ihnen anhand Ihrer Schlafposition und Ihrer Schmerzen das ideale Kissen zur Unterstützung anbieten können. Einen Versuch ist es auf jeden Fall wert.

Wenn man unter Beinschmerzen leidet, sollte man trotzdem nicht auf **Bewegung** verzichten. Bei Schmerzen in den Gelenken kann es helfen, die körperliche Betätigung ins Wasser zu verlagern, weil dort die Gelenke besonders entlastet werden. Wenn keine Schonung der Gelenke, Sehnen oder Bänder notwendig ist, bleiben Sie an Land in Bewegung! Lockern Sie die Muskeln, und dehnen Sie Ihre Beine. Versuchen Sie Yoga oder Pilates, tanzen Sie oder gehen Sie aufs Trampolin. Hören Sie in sich hinein, und finden Sie heraus, was sich gut für Sie anfühlt.

Und hier noch ein letzter Gedanke zu unklaren Beinschmerzen aus meinem Praxisalltag: Viele Patientinnen tragen orthopädische Einlegesohlen, die Fehlstellungen korrigieren sollen. Problematisch kann es werden, wenn diese Sohlen über viele Jahre eingesetzt und nicht mehr auf ihre Passgenauigkeit kontrolliert werden. Denn wenn sich der Gang oder die Fußstellung zwischenzeitlich verändert haben, kann eine schlecht passende Einlegesohle Beinschmerzen verursachen. Also bitte auch diese Möglichkeit ins Auge fassen, die Sohlen im Fachgeschäft kontrollieren und gegebenenfalls neue anfertigen lassen!

Frauenbeine – Was die frauenspezifische Gefäßmedizin so besonders macht

In meinem Praxisalltag stellt der Anteil der Patientinnen und Patienten, die zur Abklärung unklarer Beinschmerzen kommen, eine beeindruckend große Gruppe dar. Und die überwiegende Anzahl hiervon sind Frauen. Natürlich spielen hormonelle Ursachen, wie zum Beispiel zyklusabhängige Beinbeschwerden oder hormonbedingte Osteoporose, dabei auch eine Rolle. Und bei vielen Frauen findet sich nach intensiver Abklärung eine konkrete Ursache der Beschwerden – bei einigen jedoch auch nicht.

In solchen Fällen ist es nicht auszuschließen, dass die Schmerzen an den Beinen einen psychosomatischen Ausgangspunkt haben. Bei manchen Menschen manifestiert sich eine Sorge in Nackenverspannungen und Kopfschmerzen, andere bekommen Magenbeschwerden, wieder andere knirschen mit den Zähnen. Oder die Belastung zeigt sich eben in Form von Beinschmerzen. Die Beine, die uns nach unten ziehen, die sich schwer anfühlen und schmerzen, sind vielleicht Spiegel unserer Seele.

Der Alltag ist für viele Frauen nicht einfach, und nicht allen ist es vergönnt, leicht und beschwingt durch ihr Leben zu hüpfen – dafür ist die individuelle Belastung häufig zu groß, das ist mir bewusst. Ich bekomme manchmal den Eindruck, als ob sich die Last, die viele Frauen mit sich rumtragen, auch in ihren Beinen bemerkbar macht. Und es scheint mir, als ob sich darin die Frauen von Männern unterscheiden. Vielleicht können wir Frauen uns hier von unseren männlichen Artgenossen ein klein wenig was abschauen und versuchen, wieder etwas mehr Leichtigkeit in unser Leben zu bekommen.

Ein Hinweis von Frau zu Frau

Unsere Beine tragen uns durch den Alltag. Wenn sie bei jedem Schritt schmerzen, schränkt uns das in der Freiheit der Bewegung ein. Es bremst buchstäblich das Vorwärtskommen, und die Lebensqualität kann darunter dramatisch leiden. Viele Frauen, die ich sehe, haben einen hohen Leidensdruck und suchen dennoch erst nach langer Zeit Hilfe. Meine Empfehlung an Sie: Nehmen Sie sich und Ihre Beschwerden ernst, und versuchen Sie der Sache auf den Grund zu gehen! Nehmen Sie jede medizinische Hilfe in Anspruch, die Ihnen in unserem Gesundheitssystem zusteht, um gemeinsam mit den Ärztinnen und Ärzten Ihre Beine beschwerdefrei zu bekommen!

Gönnen Sie sich außerdem immer wieder kleine Auszeiten, und lassen Sie zum Beispiel Ihre Beine massieren. Überdenken Sie des Weiteren von Zeit zu Zeit, ob eventuell auch das Körpergewicht eine Rolle bei Ihren Beinschmerzen spielen könnte. An unserem sechzigsten Geburtstag sind wir durchschnittlich einmal um die Erde marschiert. Das ist eine lange Strecke und eine unglaubliche Belastung für unsere Gelenke. Beim Gehen hat jedes Kniegelenk die Hälfte unseres Körpergewichts zu tragen. Wenn wir dreißig Kilo zu viel wiegen, macht das über die Zeit von einigen Jahrzehnten sehr viel aus. Daher gilt, dass ein gesundes Körpergewicht chronischen Beinschmerzen ein Stück weit vorbeugen kann.

Akzeptieren Sie nicht still, dass die Beinschmerzen Ihren Alltag dominieren, sondern nehmen Sie Hilfe und Unterstützung in Anspruch, die Ihnen zusteht, und versuchen Sie selbst alles, was Ihnen möglich ist, damit es Ihre Beine wieder leichter haben.

■ EIN WIEDERSEHEN MIT ELLAHA

Einige Monate später kommt Ellaha wieder in meine Praxis. Sie begleitet ihre Mutter zu einer Untersuchung der Halsarterien. Bevor ich mich der Mutter zuwende, begrüße ich Ellaha und erkundige mich, wie es ihr aktuell mit ihren Beinschmerzen geht. Sie erzählt mir, dass sie nach meiner Untersuchung eine wahre Odyssee an Arztbesuchen hinter sich gebracht und viele Stunden in Wartezimmern verbracht hat. Zunächst hat ein Orthopäde eine umfangreiche Diagnostik ihrer Wirbelsäule veranlasst. Dabei kam nichts heraus, erstaunlicherweise zeigen ihre Wirbelsäule und die Bandscheiben keinerlei Auffälligkeiten. Sie war außerdem bei einem Neurologen und auch bei einem Endokrinologen, die eine Nervenstörung sowie eine Stoffwechselerkrankung ausschließen konnten. Schließlich wurde sie an eine Rheumatologin verwiesen, die sich viel Zeit für Ellaha genommen und schließlich die Diagnose »Fibromyalgie«, ein chronisches Schmerzsyndrom, gestellt hat.

Ellaha hat sich seither mit ihrer Erkrankung auseinandergesetzt. Die Behandlung umfasst eine Schmerzmedikation sowie eine Bewegungstherapie und Entspannungsverfahren. Sie hat sich einer Fibromyalgie-Selbsthilfegruppe angeschlossen und tauscht sich viel mit anderen aus. Sie weiß, dass es keine Heilung geben wird, versucht aber alles, um die Beschwerden zu lindern. Ellaha scheint ihre Energie wiedergefunden zu haben und sich von der Erkrankung nicht unterkriegen zu lassen. Ihre Willenskraft beeindruckt mich, und ich wünsche ihr alles Gute für den weiteren Weg.

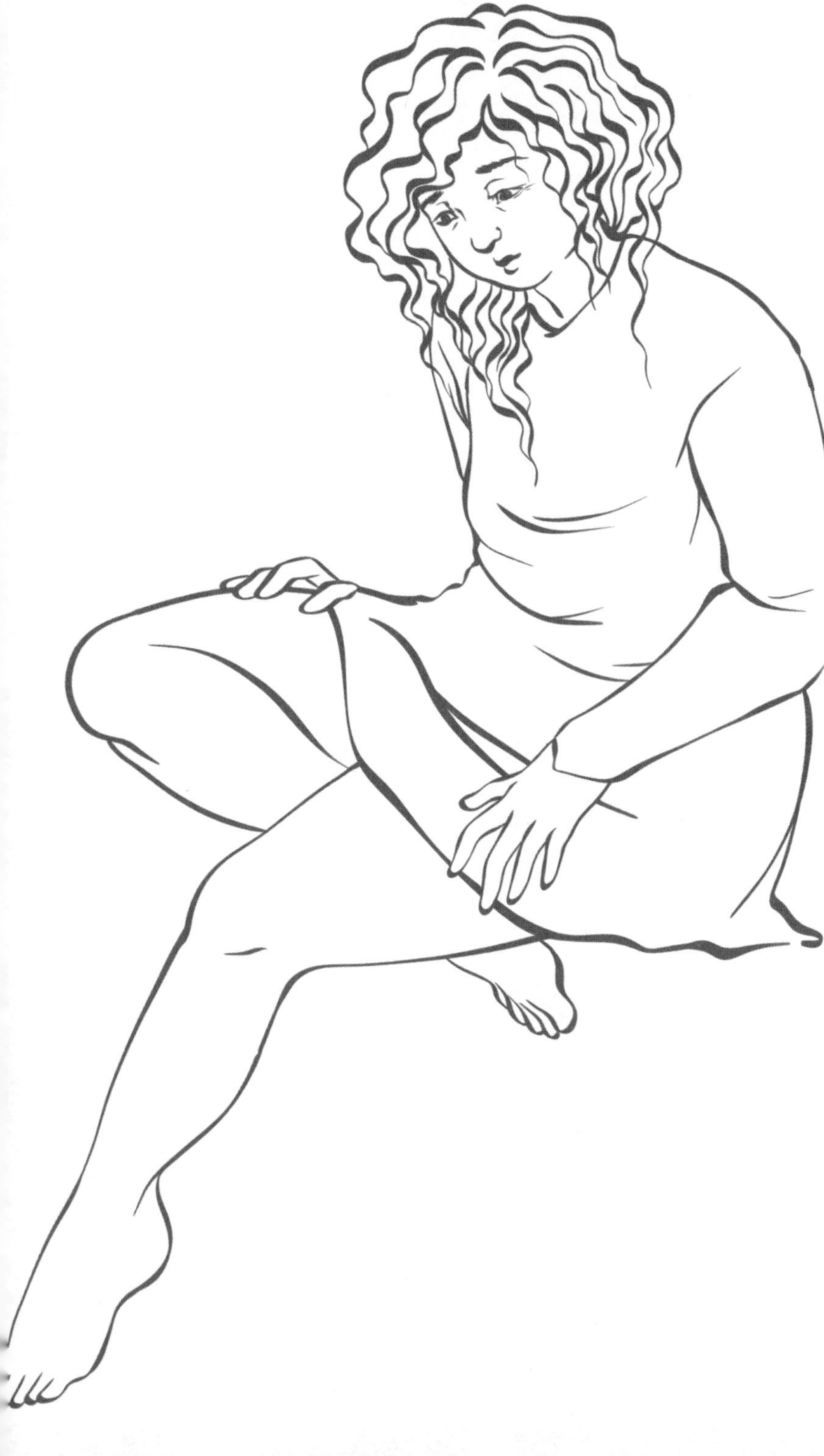

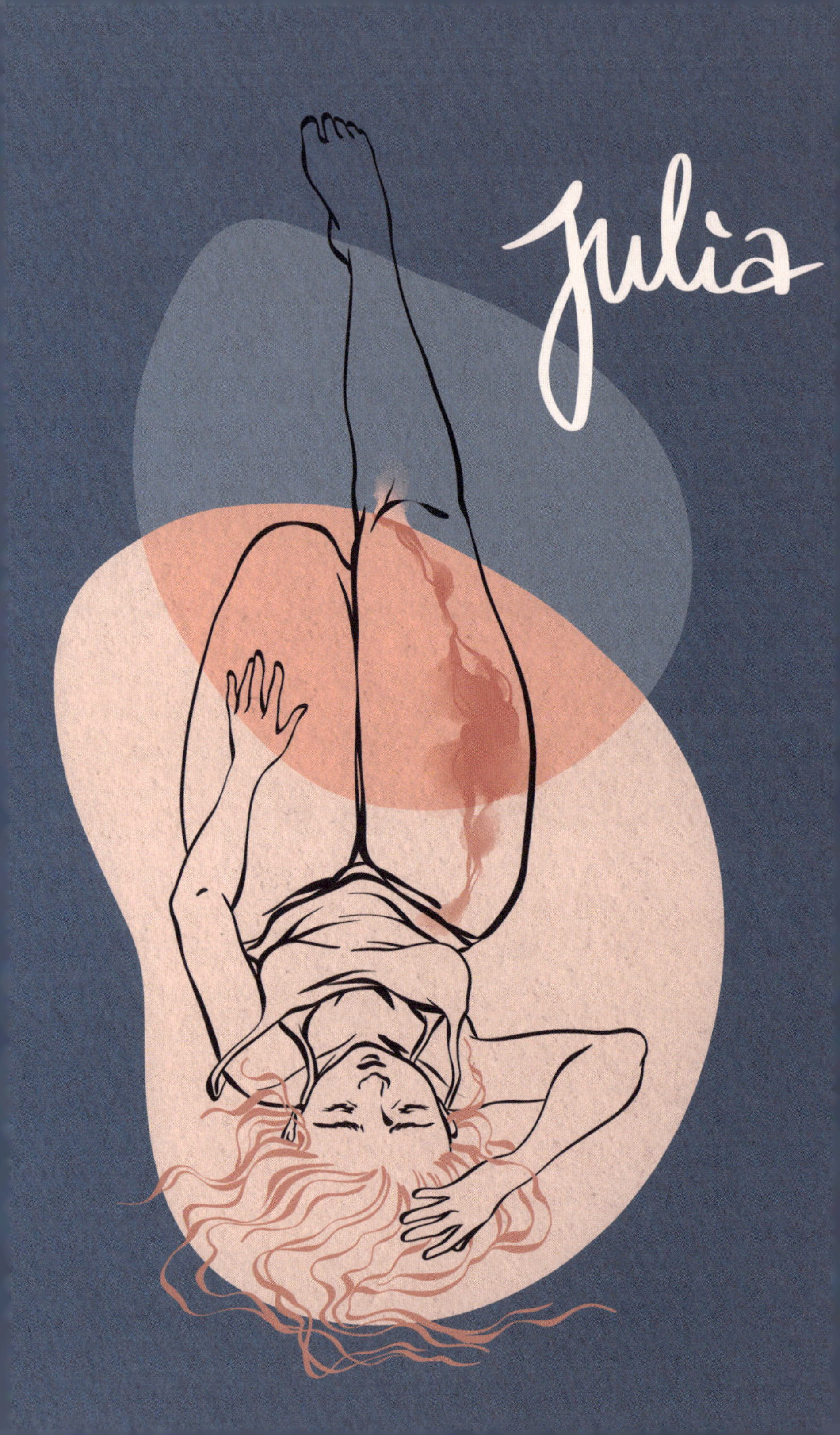
julia

Julia

Fettgewebsverteilungsstörung | *Lipödem*

Das Lipödem betrifft nahezu ausschließlich Frauen. Wie viele betroffen sind, weiß man nicht genau. Die Zahlen schwanken zwischen einer halben und einer Million Frauen in Deutschland. Viele wissen gar nicht, dass sie ein Lipödem haben, der Leidensdruck der Betroffenen ist jedoch enorm. Die Stigmatisierung und die Selbstzweifel, die damit verbunden sind, können das ganze Leben beeinflussen und den Lebensweg einer Frau grundsätzlich verändern. Insbesondere, weil viele Frauen zwar wissen, dass etwas nicht stimmt, sie von ihrem Umfeld aber ständig Abnehmtipps bekommen und ihre Symptome sogar von Ärztinnen und Ärzten häufig nicht ernst genommen oder überhaupt erkannt werden.

Aber Übergewicht tut nicht weh! Dass es noch immer Ärzt*innen gibt, die Patientinnen mit »mehr Sport, weniger essen« nach Hause schicken, obwohl diese über eine enorme Druckempfindlichkeit klagen und nachts nicht wissen, wie sie liegen sollen, macht in erster Linie eins: sprachlos. Es gibt Frauen, die dreißig Jahre auf die richtige Diagnose warten.

Das Internet, in dem Betroffene selbst nach den Ursachen ihrer Beschwerden suchen können, macht es heute leichter. Und so werden viele Frauen – zum Glück! – auch in den Arztpraxen selbstsicherer und pochen darauf, ernst genommen zu werden. Völlig zu Recht. Denn man mag sich nicht ausmalen, wie viele Betroffene zusätzlich zum Lipödem Depressionen, Essstörungen oder Adipositas entwickelt haben, weil ihnen niemand geglaubt und sie die Verzweiflung über ihr vermeintliches Unvermögen, einfach abzunehmen, langsam erdrückt hat.

■ JULIA

»Danke, dass Sie sich meine Beine anschauen!« Das sind die Worte, mit denen mich die junge Frau in meinem Behandlungszimmer begrüßt. »Ich warte schon so lange auf diesen Termin. Meine Beine machen mir große Probleme, aber niemanden scheint es zu interessieren.«

Julia schaut an ihren Beinen hinunter. Sie trägt ein enges Top, das ihren schlanken Oberkörper betont. Doch ab der Hüfte scheint eine andere Frau zu beginnen: Die voluminösen Oberschenkel stehen im deutlichen Kontrast zu Julias oberer Körperhälfte. Als sie ihre Hose ausgezogen hat, sieht man, dass die Hautoberfläche der Oberschenkel fein hügelig ist und fast etwas derb erscheint.

»Es begann mit der Pubertät«, erzählt Julia. »Auf einmal haben meine Beine nicht mehr zu mir gepasst. Jeder hat gesagt, ich müsse etwas tun. Ich müsse mehr Sport treiben und weniger essen, dann würden die Beine schon schlank werden. Also habe ich gehungert, sämtliche Diäten ausprobiert und bin wie eine Verrückte in den Bauch-Beine-Po-Kurs meines Fitnessstudios gerannt. Aber das hat alles nichts gebracht. Die Oberschenkel passen immer noch nicht zu mir. Oben kaufe ich mir Klamotten in achtunddreißig, und unten trage ich zweiundvierzig. Das ist doch nicht normal! Mittlerweile sind die Beine auch furchtbar empfindlich. Bei jeder Berührung zucke ich zusammen, und ständig ist die Haut mit blauen Flecken übersät, ohne dass ich mich gestoßen habe. Ich bin echt unglücklich!«

Das hätte Julia gar nicht mehr erwähnen müssen, man sieht es ihrem gequälten Gesichtsausdruck an. Julia ist dreißig Jahre alt und steht mitten im Leben. Sie hat einen Job bei einer Versicherung, der ihr Spaß macht, und genießt ihr Leben – wären da nicht die Beine, die sie so sehr belasten. Gut, dass sie heute hier ist, denke ich, denn dass Sport und Diät alleine ihr Problem nicht lösen werden, weiß ich schon jetzt.

Was ist ein Lipödem, und wie kommt es zustande?

Eine Sache ist mir besonders wichtig: Falls Sie unter einem Lipödem leiden, müssen Sie wissen, dass Sie es nicht selbst verursacht haben! Lassen Sie sich auch nie etwas anderes einreden. Dass Sie davon betroffen sind, haben Sie weder durch Ihre Lebensumstände noch Ihre Ernährungsgewohnheiten verursacht! Ja, Ihr Körpergewicht und die Ernährung haben einen Einfluss auf den Verlauf und die Ausprägung der Erkrankung (dazu später mehr), aber auf die eigentliche Entstehung des Lipödems – also ob Sie es überhaupt bekommen oder nicht – hat beides keinen Einfluss! So wie kleine Füße nicht durch das Tragen von gepunkteten Socken, grüne Augen nicht durch eine Brille und Sommersprossen nicht durch den häufigen Verzehr von Stracciatella-Eis entstehen. Also Schluss mit den Selbstzweifeln und der Schuldfrage – und auch mit den Schuldzuweisungen aus der Umgebung!

Der Körper speichert Fett als Energiereserve in den Fettzellen. Diese liegen zu achtzig Prozent als Unterhautfettgewebe vor. Die restlichen zwanzig Prozent umgeben als »viszerales Fett« die inneren Organe im Bauchraum. Wie viele Fettzellen es im Körper gibt, wird in der Kindheit festgelegt. Wodurch genau, weiß man noch nicht. Erbliche Komponenten sind als Ursache hoch im Kurs, aber auch eine falsche Ernährung in frühster Kindheit wird immer wieder diskutiert. Im Erwachsenenalter ist die Anzahl an Fettzellen dann nahezu konstant. Fettzellen, die absterben, werden durch neue ersetzt, aber die Gesamtzahl ändert sich für gewöhnlich weder nach oben noch nach unten. Die Fettzellen speichern das Fett und geben es bei Bedarf wieder ab. Wenn Ihr Gewicht also im Erwachsenenalter schon einmal geschwankt hat, hatten Sie dennoch immer die gleiche Anzahl an Fettzellen, nur waren diese unterschiedlich stark gefüllt.

Beim Lipödem handelt es sich nun um eine chronische und voranschreitende Störung der Verteilung von Fettzellen. Bei den betroffenen Frauen kommt es an einigen Körperregionen zu einer deutlichen Vermehrung des Unterhautfettgewebes. Sie entsteht durch eine vermehrte Anzahl und gleichzeitig eine Vergrößerung der Fettzellen.

Warum es zu dieser Vermehrung von Fettzellen kommt, ist bislang noch nicht geklärt. Die Erkrankung wird in jedem Fall häufig vererbt: Bei sechzig Prozent der betroffenen Frauen liegt eine familiäre Häufung des Lipödems vor. »Ich habe die Beine meiner Oma/Mama/Tante« – mit diesem Satz drücken viele Frauen es aus.

Obwohl die Fettgewebsverteilungsstörung zu allen Zeitpunkten des Lebens ihren Anfang nehmen kann, beginnt sie besonders häufig in Phasen der hormonellen Umstellung: während der Pubertät oder der Schwangerschaft, seltener während der Wechseljahre. Die weiblichen Hormone haben also offenbar ebenfalls einen Einfluss auf die Entstehung des Lipödems.

Klassischerweise betrifft das Lipödem die Beine, seltener auch die Arme. Nur etwa dreißig Prozent der Patientinnen mit einem Lipödem der Beine leiden zusätzlich unter einem Lipödem der Arme. Das isolierte Auftreten des Lipödems ausschließlich an den Armen gibt es hingegen fast gar nicht. An den Beinen betrifft es hauptsächlich die Region rund um die Hüfte und die Außenseite der Oberschenkel, was man aufgrund dieser Verteilung dann auch »Reiterhosen-Phänomen« nennt. Das

Lipödem kann aber auch als sogenanntes »Säulenbein« von der Hüfte bis zu den Sprunggelenken oder auch nur an den Unterschenkeln vorliegen.

In den meisten Fällen tritt diese Art der Fett-Verteilungsstörung an beiden Beinen symmetrisch auf. Der Oberkörper, die Hände und Füße sind nicht betroffen. Dadurch führt das Lipödem zu einer ganz offensichtlichen Störung der harmonischen Proportionen zwischen der unteren und der oberen Körperhälfte: Eine normalgewichtige Frau hat dann einen schlanken bis sehr schlanken Oberkörper und im Vergleich dazu viel zu kräftige Beine. Viele Betroffene wählen daher die gleiche Aussage wie Julia und sagen, dass ihre Beine nicht zu ihnen passen.

Man teilt das Lipödem anhand seiner Lokalisation in **vier Typen** ein:

- Typ 1: Hüfte und Gesäß (Reiterhosen-Phänomen)
- Typ 2: Hüfte, Oberschenkel bis Knie
- Typ 3: Gesamtes Bein (Säulenbein)
- Typ 4: Beine und Arme

Das Lipödem ist definiert als »Fettgewebsverteilungsstörung in Kombination mit vorhandenen Beschwerden«. Dabei leiden die betroffenen Patientinnen vor allem unter Schmerzen und einer teils enormen Druckempfindlichkeit ihrer Beine. Es kann zu dauernden Ruheschmerzen kommen, die bei manchen sogar ohne Kontakt mit der Haut an den Beinen bestehen. Jede Form der Berührung – und ganz besonders kräftiger Druck – wird von vielen Betroffenen als unangenehm bis schmerzhaft empfunden. Viele bemerken ein Schweregefühl der Beine, das durch das Gewicht der Fettgewebsvermehrung zustande kommt. Mit der Zeit kommt es zusätzlich zu einer Flüssigkeitseinlagerung im Gewebe, was die Schwere noch verstärkt. Häufig entstehen außerdem blaue Flecken an den Beinen, die entweder durch eigentlich unbedeutende Verletzungen verursacht werden oder dadurch, dass die Betroffene sich irgendwo stößt, wenn auch nur leicht. Der Grund hierfür ist die beim Lipödem vermehrte Empfindlichkeit beziehungsweise Brüchigkeit der kleinsten Gefäße, der Haargefäße (Kapillaren).

Auf der Suche nach der richtigen Diagnose

Das Lipödem als solches zu erkennen, ist häufig nicht ganz einfach. Es gibt keinen Blutwert, den man bestimmen könnte und der dann bei Abweichung vom Normwert ein Lipödem bestätigen würde. Selbst eine Gewebeprobe gibt keinen Aufschluss über das Vorliegen eines Lipödems. Daher erhärtet sich die Diagnose immer nur Schritt für Schritt: durch eine Kombination aus dem typischen Beschwerdebild, dem klinischen Untersuchungsbefund und einer auffälligen Ultraschalluntersuchung des Unterhautgewebes. Das führt leider auch dazu, dass es stark von der persönlichen Einschätzung und damit der Erfahrung der jeweiligen Untersucherin oder des Untersuchers abhängig ist, welche Diagnose gestellt wird – beziehungsweise ob überhaupt eine Diagnose gestellt wird oder die Patientin mit »mehr Sport, weniger essen« nach Hause geschickt wird.

Darum an dieser Stelle mein Rat: Wenn Sie glauben, an einem Lipödem zu leiden, bisher aber keine Diagnose haben, wenden Sie sich an eine Spezialistin oder einen Spezialisten. Erst wenn Fachleute, die das Lipödem regelmäßig in ihrer Praxis sehen, diese Diagnose ausschließen, können Sie wirklich sicher sein, dass es kein Lipödem ist.

Eine zentrale Rolle bei der Diagnosestellung des Lipödems kommt der **Anamnese** zu. Die Betroffenen berichten fast übereinstimmend, dass die Erkrankung in der Pubertät begonnen hat, und darüber, dass sie schon immer dickere Beine hatten als ihre Freundinnen. Das hat sich dann mit den Jahren meist verstärkt. Hinzu kamen dann Schmerzen, Berührungsempfindlichkeit und blaue Flecken, die quasi aus dem Nichts aufgetaucht sind. Viele erzählen auch, dass nahe weibliche Familienangehörige die »gleichen Beine haben«. Ein weiteres Indiz für ein Lipödem sind stark voneinander abweichende Kleidergrößen für Oberteile und Hosen.

Die Anamnese gibt mit diesen Hinweisen schon eine deutliche Richtung vor. Erhärtet wird der Verdacht des Lipödems anschließend durch die **körperliche Untersuchung**: Auch hier steht die starke Diskrepanz zwischen oberer und unterer Körperhälfte im Vordergrund. Die Umfangsvermehrung der Beine sollte beide Beine betreffen – einseitige Veränderungen deuten in der Regel auf ein anderes Problem hin. Häufig verändert sich durch das Lipödem die Hautbeschaffenheit der Beine, mit der Zeit wird die Haut knotiger und härter. Diese Veränderungen werden in drei Stadien eingeteilt, die dann auch einen Rückschluss auf den Grad des Lipödems ermöglichen:

- **Stadium 1:** Die Haut ist glatt, das Unterhautgewebe leicht verdickt, die Struktur ist maximal »feinknotig«.
- **Stadium 2:** Die Hautoberfläche ist nicht mehr glatt, da sich grobknotige Strukturen oder Dellen im Unterhautfettgewebe ausgebildet haben.
- **Stadium 3:** Das Unterhautfettgewebe ist deutlich verhärtet. Es haben sich zusätzlich Überhänge ausgebildet, die auch als »Wammen« bezeichnet werden. Sie entstehen häufig über den Gelenken, vor allem in der Knieregion und an den Oberschenkelinnenseiten.

Im Anschluss an die körperliche Begutachtung sollten die Beine auch per **Ultraschall** untersucht werden. Es geht zum einen darum, die Gefäße genauer unter die Lupe zu nehmen: Liegen zusätzlich Venenerkrankungen oder eine arterielle Durchblu-

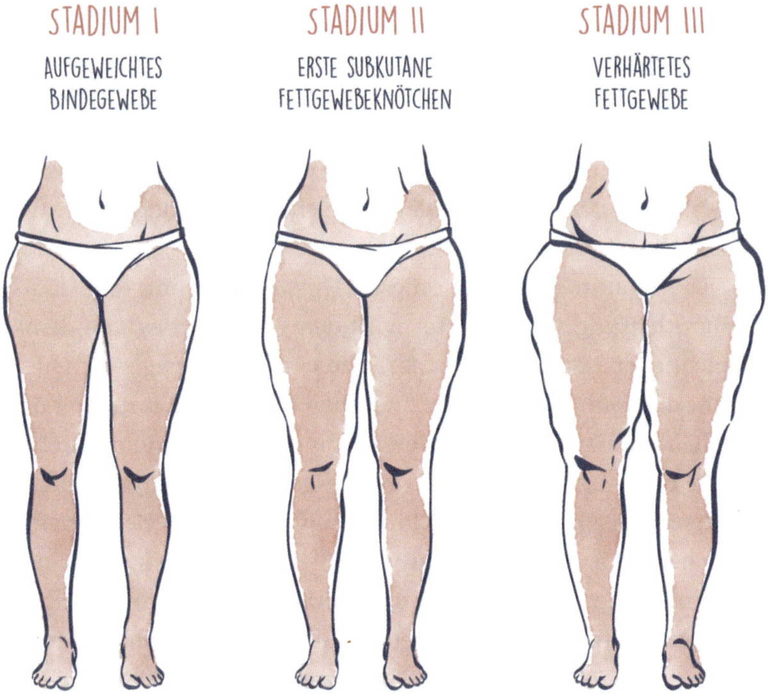

tungsstörung der Beine vor? Zum anderen kann im Ultraschall die Struktur des Unterhautfettgewebes sichtbar gemacht werden: Ist es verdickt und verdichtet? Und an welchen Stellen der Beine ist diese Veränderung nachweisbar: Oberschenkelaußenseite, Unterschenkelinnenseite? Dadurch bekommt man einen Eindruck von der Ausprägung des Lipödems. Zusammen mit den Ergebnissen der Anamnese und der körperlichen Untersuchung kann dann eine Diagnose gestellt werden.

Mögliche Komplikationen, auf die Sie achten sollten

Wenn ein Lipödem über viele Jahre vorliegt, kommt es häufig zu zusätzlichen Veränderungen – vor allem, wenn es nicht therapiert wird. Deshalb ist es so wichtig, dass die betroffenen Frauen frühzeitig eine Diagnose und Hilfe erhalten. Viele Frauen mit einem Lipödem googeln ihre Erkrankung und finden Fotos von massiv veränderten Beinen, die Elefantenbeinen gleichen. Nicht selten entsteht dadurch die große Angst, dass ein vorhandenes Lipödem zwangsläufig – und eventuell sogar ganz plötzlich – solch dramatische Ausmaße annehmen kann. An dieser Stelle darf ich Entwarnung geben! Im Internet finden Sie immer zuerst die reißerischsten und schlimmsten Bilder. Diese Form der massivsten Gewebevermehrung kann zwar bei einzelnen Menschen vorkommen, entspricht aber nicht dem normalen Verlauf. Insbesondere, weil man die Zunahme des Lipödems durch eine konsequente Therapie aufhalten kann. Und »ganz plötzlich« passiert beim Lipödem sowieso nichts: Alle Veränderungen geschehen nur langsam und über einen längeren Zeitraum hinweg.

Auch die Komplikationen des Lipödems treten für gewöhnlich erst im Langzeitverlauf ein und bilden sich langsam aus.

Ödemneigung

Bei einem Lipödem nimmt die Gefäßwand an Durchlässigkeit zu. Dadurch tritt mehr Flüssigkeit aus dem Gefäßsystem ins umliegende Gewebe über und lagert sich dort ein. Genau das wird als Ödem bezeichnet. Bei einer Patientin mit einem Reiterhosen-Phänomen können sich so irgendwann zusätzlich Unterschenkel- und Knöchelödeme ausbilden. Ein Lymphödem als Begleiterscheinung des Lipödems ist die Folge, das sogenannte Lipo-Lymphödem. Spätestens jetzt sollte die Patientin eine manuelle Lymphdrainage verordnet bekommen, da die Beine unbedingt von der zusätzlichen Ödemlast befreit werden müssen. Das Lipo-Lymphödem ist medizinisch die schwerste Komplikation, da es das gesamte Krankheitsbild dauerhaft verschlimmert.

Wenn ein Lipödem ausgeprägtere Formen annimmt, kann das mit der Zeit zu einer Veränderung des Bewegungsablaufes führen. Ausgeprägte Wammenbildungen an den Oberschenkeln tragen zum Wundscheuern der Haut bei. Außerdem kann es zu Fehlstellungen und dadurch zu einer verstärkten Abnutzung der Gelenkflächen kommen. Die betroffenen Frauen entwickeln ein verändertes Gangbild, was den gesamten Bewegungs- und Halteapparat beeinträchtigt und oft weitere Probleme, zum Beispiel der Wirbelsäule, nach sich zieht. Die Betroffenen beginnen dadurch meist, Bewegung zu vermeiden, was den Teufelskreislauf der Probleme und Beschwerden zusätzlich befeuert. Auch deshalb ist es so wichtig, das Lipödem so früh wie möglich zu erkennen und zu behandeln.

Stigmatisierung

Wenn eine Patientin an einem Lipödem leidet, sind die körperlichen Beschwerden wie Schmerzen und Druckempfindlichkeit nur die eine Seite der Erkrankung. Die psychische Belastung, unter der die Frauen leiden, ist zum Teil enorm. Die Patientinnen schämen sich für ihre Beine und leiden noch dazu an Selbstzweifeln. In unserer Gesellschaft wird uns suggeriert, dass die körperliche Makellosigkeit Voraussetzung für die Attraktivität eines Menschen ist. Social Media, wo getrickst und geschummelt wird, dass sich die Balken biegen, verschlimmert das Phänomen, das durch Modedesigner und die Marketingbranche in Gang gesetzt wurde. Wer die Macht der Foto-Bearbeitung und -Filter nicht durchschaut und noch dazu durch eine Erkrankung wie das Lipödem aus »der Norm« fällt, steht unter einem enormen emotionalen Druck.

Grundsätzlich ist das Lipödem eine Veränderung in der Verteilung von Fettgewebe – und damit ein Abweichen von einer Verteilungsnorm, deren Bedeutung wir jedoch selbst definiert haben. Das aktuelle Ideal: möglichst lange, möglichst schlanke Beine, die bitte in einem knackigen Hinterteil enden. Dass Frauen, deren Beine trotz all ihrer Anstrengung enorm umfangreich sind und bleiben, unglücklich darüber sind, nicht in dieses

Gesellschaftsklischee zu passen, ist vorprogrammiert.

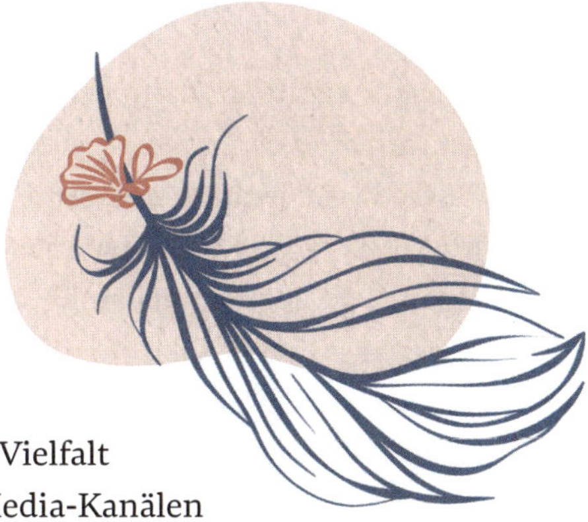

Es gibt mittlerweile erfreuliche Aktivitäten in der Literatur, im Fernsehen und auch in den sozialen Medien, um diesem Trend entgegenzuwirken. Es wird wieder mehr Vielfalt gezeigt, auf einigen Social-Media-Kanälen stellen Frauen sogar Realbild und nachbearbeitete Variante einander gegenüber. Speziell im Bereich Lipödem demonstrieren einige beeindruckende Frauen in großartiger Weise, dass man sich auch mit kräftigen Beinen nicht verstecken muss und dass die Attraktivität eines Menschen nicht von seinem Oberschenkelumfang abhängt. Aber wir befinden uns hier als Gesellschaft noch auf einem langen Weg, den wir alle gemeinsam gehen müssen.

Und das bedeutet auch, dass wir Frauen nicht nur unseren eigenen Körpern, sondern auch den Körpern anderer Frauen mehr Respekt und Toleranz entgegenbringen sollten. »Hast du die Oberschenkel der Frau gerade gesehen?« ist ein Satz, den sich Frauen einander wahrscheinlich eher ins Ohr flüstern als Männer. Frauen, die ohne Lipödem auf die Welt gekommen und davon überzeugt sind, dass sie ihre schlanken Beine ausschließlich sich selbst zu verdanken haben – und die darum auch glauben, dass die andere, wenn sie nur genug gewollt und sich angestrengt hätte, auch so aussehen könnte.

Man könnte jetzt sagen, dass aus ihnen einfach die Arroganz der Schönen und Gesunden spricht, aber das wäre nur die halbe Wahrheit. Denn zum einen leben wir alle in unserer eigenen Blase, und wenn diese nun einmal von »schönen« und »perfekten« (kurzum: der Norm entsprechenden) Körpern dominiert wird und noch dazu das Wissen um verschiedene Erkrankungen fehlt, dann gerät das Körperbild schon mal in diese gefährliche Schieflage. Ich behaupte, die weitaus tiefergehende Ursache ist jedoch eine andere, über die niemand reden will und die wir uns teilweise nicht einmal selbst eingestehen: das eigene Ego. Ich kenne keine Frau, die mit sich und ihrem Körper rundum zufrieden ist. Aber ich kenne etliche Frauen, die so tun als ob – und hinter der Fassade verzweifelt bemüht sind, ihre »Makel« zu kaschieren, den Status quo mindestens aufrechtzuerhalten oder noch lieber zu verbessern und dafür hohe Preise zahlen. Der Kampf um die Selbstoptimierung kostet enorm viel Kraftanstrengung, für die einen niemand lobt – weil zum Konkurrenzkampf untereinander auch dazugehört, dass es einen natürlich keine Anstrengung kostet, perfekt auszusehen.

Wie viele Ihrer Freundinnen geben zu, dass sie für das perfekte Make-up eine Stunde früher aufstehen? Dass sie abends hungrig ins Bett gehen oder noch eine Stunde extra gejoggt sind, obwohl sie einfach nur aufs Sofa wollten? In Sätzen wie »Hast du die Oberschenkel der Frau gerade gesehen?« steckt darum immer auch die Furcht vor den eigenen Makeln und ein Lob an sich selbst für die eigene Disziplin.

Die wenigsten Frauen schließen tatsächlich Frieden mit ihrem Körper. Und das liegt nicht nur an uns selbst, sondern auch am Umgang miteinander. Wenn wir es schaffen würden, uns eine Blase zu erschaffen, in der Makel dazugehören dürfen, könnten wir das auch nach außen tragen und das Leben – und unsere Körper! – etwas entspannter sehen.

■ JULIA

Mittlerweile habe ich mir Julias Beine genau angeschaut, habe sie abgetastet und mit dem Ultraschall untersucht. Alles deutet auf ein Lipödem hin. Das hat sie sich eigentlich schon gedacht, bevor sie zu mir gekommen ist. Aber bisher wurde sie immer mit guten Ratschlä-

gen abgespeist, egal, an wen sie sich gewendet hat. Und so mischen sich in ihrem Gesicht gerade die Erleichterung darüber, endlich eine Diagnose zu haben, und die Furcht davor, dass ihre Beine immer voluminöser werden. Durch unser Gespräch habe ich Julia schon ein wenig von der Angst nehmen können, die die Bilder im Internet ihr gemacht haben. Zumindest fürchtet sie nun nicht mehr, dass sie morgens wach wird und ihre Beine plötzlich so aussehen wie auf den Bildern im Netz. Und als ich ihr noch einmal versichere, dass das Lipödem nicht plötzlich diese ausgeprägten Formen annehmen wird und dass sie selbst einiges dazu beitragen kann, das auch auf lange Sicht zu verhindern, erwacht in ihr auf einmal eine weitere Emotion: Kampfgeist.

»Also, was kann ich tun?«, fragt sie mich und lässt dabei keinen Zweifel daran, dass sie ab jetzt ihrer Erkrankung die Stirn bieten wird.

Wie wird das Lipödem behandelt?

Eine grundsätzliche Heilung des Lipödems ist leider nicht möglich. Mit den nachfolgend beschriebenen Therapien werden deshalb zwei konkrete Ziele verfolgt: Die Beschwerden sollen gemindert und damit die Lebensqualität der Frauen verbessert werden, und das Voranschreiten der Erkrankung soll verhindert werden.

Kompressionstherapie

Die tragende Säule der Lipödem-Therapie ist die Kompression. Das konsequente Tragen von Kompressionsstrümpfen ist die Grundvoraussetzung dafür, dass effektiv eine Verbesserung der Beschwerden eintritt. Der Patientin stehen hierzu eine Vielzahl an Möglichkeiten der Kompressionstherapie zur Verfügung. (Siehe hierzu auch das Kapitel »Ashley«.) Es gibt flach- und rundgestrickte, lange und kurze Strümpfe, Strumpfhosen, Capri-Hosen – sie alle wirken der weiteren Vermehrung des Fettgewebes und der Flüssigkeitseinlagerung entgegen.

Manuelle Lymphdrainage

Die manuelle Lymphdrainage ist ein guter Begleiter der Kompressionstherapie. Sobald zu der Veränderung des Fettgewebes Flüssigkeitseinlagerungen hinzugekommen sind, ist sie fast schon Pflicht. Diese Form der Therapie kann eine deutliche Entlastung des Gewebes und eine spürbare Verbesserung der Beschwerden bewirken.

Sport und viel Bewegung

Sport und viel Bewegung gehören als zentrale Bestandteile zur Therapie des Lipödems – allerdings in erster Linie, um die Muskelpumpe zu aktivieren! Jede Form von Aufenthalt im Wasser ist dabei aus zwei Gründen ideal. Zum einen wirkt schon einen Meter unterhalb der Wasseroberfläche ein so starker Druck auf das Gewebe der Beine, wie Sie ihn sonst nur durch das Tragen eines Klasse-III-Kompressionsstrumpfes erzielen können. An Land würden Sie diesen starken Druck wahrscheinlich nicht lange ertragen. Zum anderen ist die Bewegung im Wasser extrem gelenkschonend.

Aber auch außerhalb des Wassers sollte die Bewegung nicht zu kurz kommen. Der menschliche Körper ist dafür konzipiert, etliche Kilometer pro Tag zu laufen. Für das lange Sitzen ohne Bewegung sind wir einfach nicht gemacht. Und dabei geht es ausdrücklich nicht um sportliche Höchstleistungen. Mit das Beste, was Sie für Ihren Körper tun können, ist einfaches Gehen. Sie aktivieren dabei die Muskelpumpe und den Lymphabfluss Ihrer Beine, stärken Ihr Herz-Kreislauf-System, verbessern die Atmung, fördern die Durchblutung des Gehirns und bauen

Stresshormone ab. Außerdem ist Gehen gelenkschonender als Joggen. Gehen Sie einfach zügig – im Idealfall ohne Tasche oder Rucksack (und auch ohne Handy in der Hand). Lassen Sie Ihre Arme neben dem Körper frei mitschwingen, und haben Sie dabei einen Blick für die Welt, die Sie gerade umgibt, denn dann ist Ihr Gang aufrecht und Ihre Wirbelsäule im Lot. Tägliches Gehen ist nicht nur gut für die Beine, sondern ein Ganzkörpertraining ... und noch dazu ein bisschen Balsam für die Seele.

Operative Fettabsaugung – *(Liposuction)*

Eine Verminderung der Anzahl von Fettgewebszellen ist durch all die zuvor genannten Maßnahmen nicht möglich – und auch durch keine andere Methode wie exzessiven Sport oder eine radikale Diät. Denn wie zu Beginn des Kapitels beschrieben, werden absterbende Fettzellen vom Körper immer durch neue ersetzt. Die einzige Methode, um die Anzahl an Fettzellen zu reduzieren, ist daher tatsächlich die Fettabsaugung. Dabei kommen unterschiedliche Techniken zum Einsatz, mit denen der Verbund des Fettgewebes zunächst gelockert wird. Aktuell sind das Vibration, Ultraschall oder Wasserstrahl. Nachdem die Fettzellen gelöst wurden, werden sie über ein Endoskop aus dem Gewebe gesaugt. Bei der richtigen Durchführung kann eine Liposuction das Beschwerdebild des Lipödems deutlich verbessern. Auch die im weiteren Verlauf eintretenden Veränderungen wie die eingeschränkte Beweglichkeit und die Entstehung eines Lipo-Lymphödems werden dadurch häufig verhindert.

Der dauerhafte Erfolg hängt dann jedoch auch stark vom Gewicht ab. Wenn die Patientin anschließend an Körpergewicht zunimmt, wird sich das Lipödem erneut ausbilden. Daher sollte nach einem solchen Eingriff das Gewicht möglichst stabil gehalten werden.

Nachteile der Liposuction sind die üblichen Operationsrisiken wie Wundinfektion, Nachblutung, Nervenverletzung oder

Thrombosen. Im Stadium I und II des Lipödems muss die Liposuction von den Patientinnen zudem selbst finanziert werden. Erst im Stadium III übernehmen die gesetzlichen Krankenkassen die Kosten – und selbst das erst seit 2020.

Neben der Fettreduktion bietet die Liposuction weitere positive Effekte: eine geringere Flüssigkeitsaufnahme ins Gewebe sowie einen verstärkten Abtransport von Lymphflüssigkeit.

Im Anschluss an die OP sollten Patientinnen unbedingt für einige Wochen eine konsequente Kompressionstherapie anwenden, zunächst sogar meist Tag und Nacht. Auch eine Lymphdrainage des behandelten Gewebes kann nach der Operation empfehlenswert sein.

In meiner Praxis sehe ich häufig Frauen, die durch eine Liposuction eine deutliche Verbesserung ihrer Lebensqualität erreicht haben. Die Schmerzen sind in der Regel deutlich weniger, und auch die Zufriedenheit mit den eigenen Beinen ist gestiegen. Für wen dieser aufwendige und kostenintensive Eingriff tatsächlich der richtige Schritt ist, muss für jede Frau individuell herausgefunden werden. Genauso muss gut überlegt und abgewogen werden, welche Technik angewandt wird und wer den Eingriff vornehmen soll. Wenn alles zusammenpasst, kann das Ergebnis großartig sein.

TIPPS UND TRICKS

SPORT UND LIPÖDEM

Wie oben bereits beschrieben gehören Sport und Bewegung der Beine zur erfolgreichen Behandlung des Lipödems unbedingt dazu. Hier ist es aber wichtig, das Ziel der sportlichen Betätigung klar vor Augen zu haben. Viele Patientinnen berichten mir, wie frustriert sie darüber sind, dass sich auch nach Jahren im Bauch-Beine-Po-Kurs an der Silhouette ihrer Beine überhaupt nichts getan hat. Dieser Frustration will ich hier unbedingt vorbeugen! Wenn Sie sich als Lipödem-Patientin viel bewegen und Ihre Beine trainieren, ist dies enorm wichtig, aber am Umfang Ihrer Beine wird sich dadurch nichts ändern. Mit der Bewegung erzielen Sie einen verstärkten Lymphabfluss und die Entstauung der Beine. Außerdem stärken Sie die Muskulatur, die unterhalb der Fettgewebsschicht liegt. Diese Stärkung der Muskulatur und der Energieverbrauch beim Sport sind wichtig, um die Energieaufnahme und den Energieverbrauch besser in Einklang zu bringen, also um einer weiteren Gewichtszunahme entgegenzuwirken. Sie beugen also einer Verschlechterung des Lipödems und auch dem Auftreten von Folgeerkrankungen vor, was ein riesiger und wichtiger Schritt ist! Was Sie aber mit Ihrem BBP-Kurs, Joggen oder Zumba kaum erzielen werden, ist eine Reduktion Ihres Beinumfangs. Bei intensivem Training kann es sogar dazu kommen, dass der Beinumfang aufgrund der verstärkten Muskulatur noch zunimmt. Lassen Sie sich jedoch bitte auf keinen Fall entmutigen, wenn sich durch Sport optisch nicht viel tut. Sie sind trotzdem auf dem richtigen Weg!

■ SELBSTHILFEGRUPPEN – FRAUEN FÜR FRAUEN

Sie sind nicht alleine! Es gibt viele betroffene Frauen, und es gibt erfreulicherweise auch immer mehr Gruppen, die sich zum Thema Lipödem austauschen. Die Hilfe, die Betroffene dabei von anderen Frauen erfahren können, ist enorm. Und dabei muss es nicht immer das persönliche Treffen sein. Auch Gruppen im Internet und auf Social-Media-Kanälen bieten großartige Möglichkeiten, hilfreiche Gedanken und Ideen auszutauschen. Niemand auf dieser Welt kann Sie so gut verstehen wie eine andere Frau, die ebenfalls unter einem Lipödem leidet! Häufig hilft es schon zu wissen, nicht die Einzige zu sein, deren Beine eine besondere Fettverteilung aufweisen. Nutzen Sie die Möglichkeit, sich auszutauschen und Ihren Sorgen Luft zu machen!

Frauenbeine – Was die frauenspezifische Gefäßmedizin so besonders macht

Das Lipödem betrifft fast ausschließlich Frauen! In den äußerst seltenen Fällen, in denen Männer ein Lipödem entwickeln, liegen häufig hormonelle Störungen oder eine Leberzirrhose vor, hin und wieder entsteht es auch im Rahmen einer Hormonbehandlung zum Beispiel zur Therapie eines Krebsleidens. Aber von diesen seltenen Fällen abgesehen, ist die Erkrankung des Lipödems ein reines Frauenthema. Ob diese eindeutige Geschlechterzuordnung dazu beigetragen hat, dass die Erkrankung nicht im Fokus der jahrhundertelang von Männern dominierten Medizin lag, ist rein spekulativ. Das Lipödem ist allerdings sicherlich so alt wie die Menschheit selbst, das sieht man an vielen Darstellungen von Frauenbeinen über alle Epochen hinweg. Wirklich als Krankheit beschrieben wurde es aber erst in den 1970er-Jahren – und damit etwa hundert Jahre, nachdem zum ersten Mal eine Prostata operativ entfernt wurde.

Ich höre immer, wie erfreulich es ist, dass das Bewusstsein für das Lipödem in unserer Gesellschaft in den letzten Jahren deutlich zugenommen hat, und wie großartig es ist, dass die Kosten der Liposuction im Stadium III seit 2020 von der Krankenkasse übernommen werden. Sicher, das ist ein Schritt in die richtige Richtung. Als Frau und als Ärztin, die regelmäßig mit dem Leid von Lipödem-Patientinnen zu tun hat, bleibt mir der große Jubel jedoch im Hals stecken. Insbesondere, weil das Stadium III des Lipödems nur die allerwenigsten Frauen betrifft und diese bereits Jahre voller Schmerzen, Selbstzweifel und sozialem Rückzug hinter sich haben. Die allermeisten Patientinnen müssen die Liposuction noch immer selbst zahlen – sofern sie es sich denn leisten können.

Die mediale Aufmerksamkeit und die Auseinandersetzung

mit dieser Erkrankung haben einiges zur veränderten Wahrnehmung beigetragen. Wir sind also auf dem richtigen Weg und sollten gemeinsam dazu beitragen, dass das Lipödem von der Gesellschaft als das akzeptiert wird, was es ist: eine sehr belastende, angeborene, chronische Erkrankung, der wir mit Aufgeklärtheit, Verständnis und aller möglichen Unterstützung begegnen sollten.

Ein Hinweis von Frau zu Frau

Mich stört, dass zur Behandlung des Lipödems immer noch der Ruf nach einer Gewichtsreduktion sehr laut ist. Ja, ein zentrales Thema beim Lipödem ist das Körpergewicht. (An dieser Stelle noch einmal die Bekräftigung: Das Körpergewicht hat nichts mit der Entstehung zu tun, sondern ausschließlich damit, wie sich das Lipödem im weiteren Verlauf entwickelt und wie stark die Beschwerden sind.) Betroffene wissen sofort, was ich meine, wenn ich sage, dass sich jedes Kilo mehr auf der Waage direkt an den Beinen bemerkbar macht. Dort ist es als Erstes und dort ist es beim Abnehmen als Allerletztes wieder weg.

Meiner Meinung nach sollte das eigentliche Ziel für Lipödem-Patientinnen jedoch sein, ihr Gewicht nicht zu steigern. Das heißt, dass es erst einmal gar nicht ums Abnehmen geht, sondern vor allem ums NICHT-Zunehmen!

Wenn ein Mensch sein Gewicht hält und es sich über einen bestimmten Zeitraum nicht verändert, dann ist dieser Mensch mit seiner Energieaufnahme und dem Verbrauch im Einklang – Nahrungsaufnahme und Kalorienverbrennung sind ausbalanciert. Selbst wenn Sie mit dem aktuellen Istzustand Ihres Gewichts nicht zufrieden sind und sich vorgenommen haben, zehn Kilo abzunehmen, beginnen Sie zunächst einmal mit dem Ziel, nicht zuzunehmen!

Die Gefahr beim Lipödem ist eine kontinuierliche, langsame Gewichtszunahme über einen längeren Zeitraum. Das Tückische dabei: Man nimmt sie erst dann wahr, wenn die Waage große Sprünge anzeigt. Menschen haben Schwierigkeiten beim Wahrnehmen von langsamen Veränderungen. Nehmen Sie als Beispiel die Blüte einer Blume. Die ist in unserer Wahrnehmung entweder offen oder geschlossen. Die kleinen, aber kontinuierlichen Veränderungen während des Aufblühens können wir Menschen nicht erkennen. Versuchen Sie aber die kleinsten Veränderungen für sich sichtbar zu machen, um gegebenenfalls sofort gegensteuern zu können! Als gute Methode hat sich das Führen eines Tagebuchs erwiesen. Auch ein Tabellenkalkulationsprogramm, mithilfe dessen Sie sich eine Grafik generieren lassen können, ist wunderbar geeignet. So erkennen Sie die Tendenz auf einen Blick: Geht die Kurve langsam, aber sicher nach oben? Ist das Gewicht, trotz leichter Schwankungen, nach vier Wochen um ein oder zwei Kilogramm angestiegen, oder zeigt die Waage noch immer den gleichen Wert? Wohin geht Ihre Reise?

Der ideale Vorsatz fürs neue Jahr: Heute in einem Jahr möchte ich kein Kilo mehr wiegen als jetzt. Wenn Sie das erreichen, haben Sie wirklich viel geschafft und das Lipödem wird in seiner Ausprägung nicht zugenommen haben.

Jeder lange Weg beginnt mit einem ersten kleinen Schritt. Beim Lipödem ist dieser kleine Schritt, alles zu versuchen, um den aktuellen Zustand zu halten. Kommen Sie in Einklang mit Ihrem Körper, und versuchen Sie herauszufinden, wie Sie Ihre Ernährung und Ihren Energieverbrauch in Balance bringen. Dabei wünsche ich Ihnen von Herzen viel Erfolg!

■ EIN WIEDERSEHEN MIT JULIA

»Sorry, dauert nur noch einen Moment!«, ruft mir Julia zu, als ich den Behandlungsraum betrete. Gerade schält sie sich aus den malvenfarbenen Kompressionsstrümpfen an ihren Beinen. Lachend schaut sie auf. »Das zieht sich immer etwas. Aber was bin ich froh, dass ich sie habe!«

Julia setzt sich mir gegenüber und fängt an, von ihrem letzten Jahr zu erzählen. Davon, dass ihre Schmerzen am Abend besser sind, wenn sie die Strümpfe anhatte. Und davon, dass sie regelmäßig schwimmen geht. Außerdem hat sie im Netz eine Selbsthilfegruppe betroffener Frauen gefunden, mit denen sie sich regelmäßig austauscht. Von den Erfahrungen der anderen Betroffenen zu hören, tut ihr sehr gut. Ihr Gewicht hat sie halten können. Gerne hätte sie noch etwas abgenommen, aber bislang ist ihr das noch nicht geglückt. »Aber Sie sagten ja, das Ziel ist erst einmal, nicht zuzunehmen. Das habe ich auf jeden Fall geschafft.«

Julia lacht wieder. In drei Wochen hat sie einen Termin bei einer Chirurgin, die sich auf die Behandlung des Lipödems spezialisiert hat. »Da werde ich mich mal beraten lassen«, erzählt mir Julia. »Und vielleicht werde ich auch den Schritt in Richtung Fettabsaugung wagen.«

Ich bin gespannt, wie es für Julia weitergeht. Den richtigen Weg hat sie auf jeden Fall eingeschlagen.

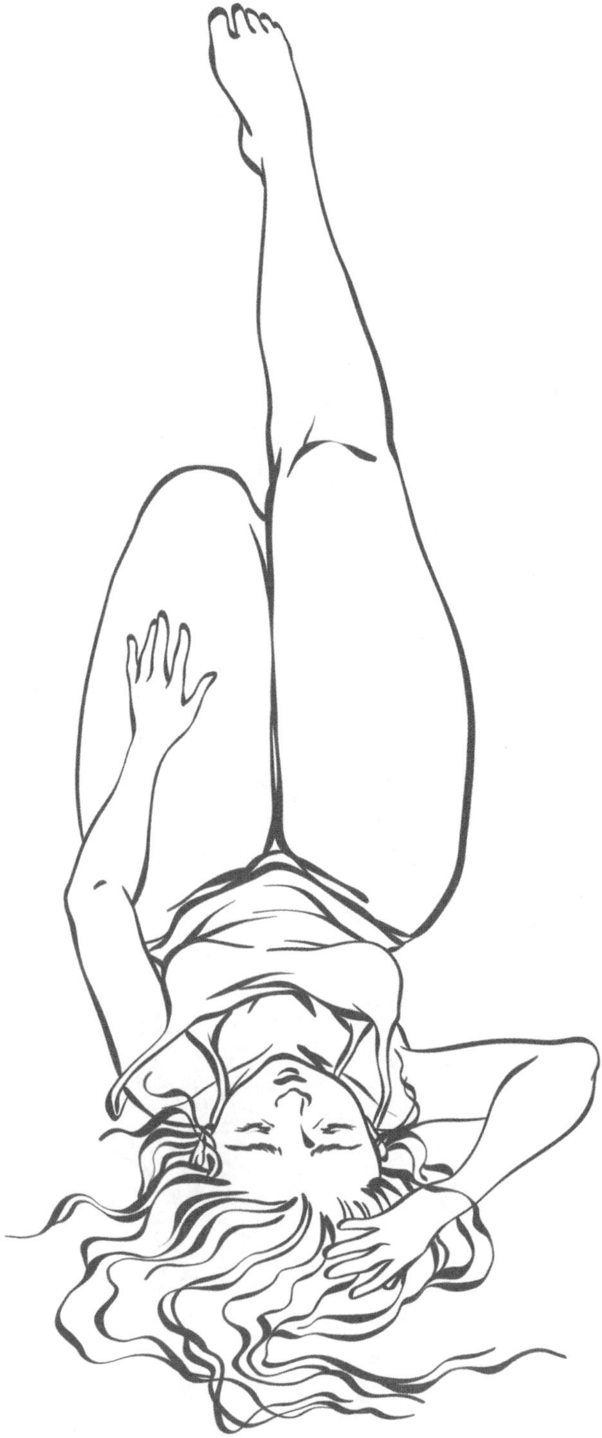

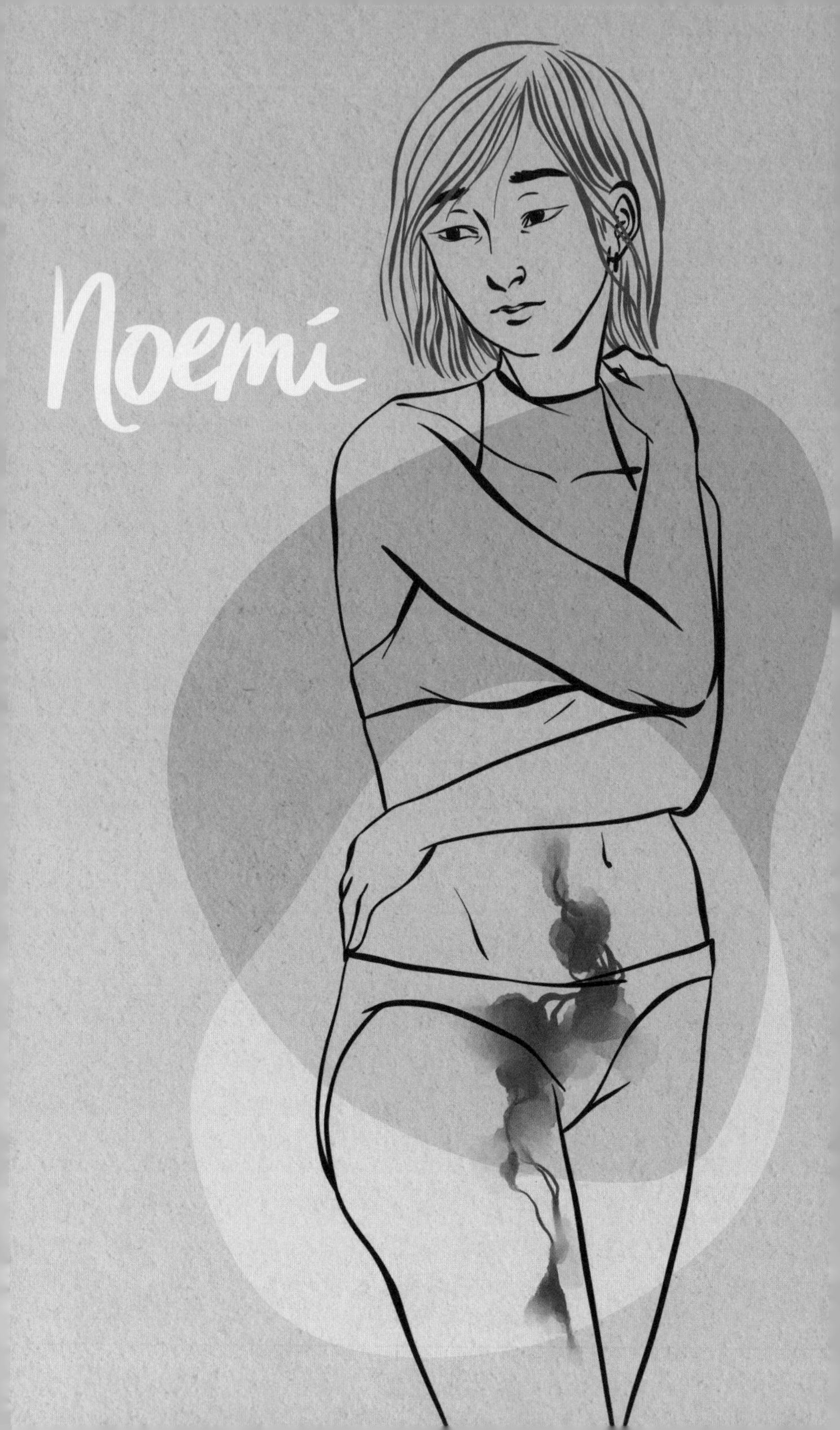
Noemí

Noemi

Krampfadern im Genitalbereich | *Pudendale Varikose*

Spätestens ab einem gewissen Alter werden bei nahezu jedem Treffen mit Freunden die neusten Krankheitsberichte ausgetauscht. Da wird von komplizierten Meniskusverletzungen oder Ellenbogenentzündungen durch übermäßige sportliche Aktivität oder von neu aufgetretenen Unverträglichkeiten berichtet. Das ist salonfähig und findet meist eine wohlwollende Zuhörerschaft. Dass eine Frau in fröhlicher Runde über die quälenden Krampfadern ihrer großen Schamlippen berichtet, ist hingegen kaum vorstellbar. Krampfadern sind ohnehin kein besonders beliebtes Gesprächsthema, und wenn sie im Genitalbereich auftreten, werden sie dann endgültig zum Tabu – und zwar nicht nur in der Gesellschaft, in der vermutlich ein Großteil der männlichen Bevölkerung nicht einmal weiß, dass dieses Krankheitsbild überhaupt existiert! Auch Mediziner haben die pudendale Varikose, wie das Krankheitsbild im Fachjargon lautet, selten im Blick. Dem gegenüber steht eine große Zahl von Frauen, die unter den Krampfadern ihrer Genitalregion leiden. Sei es, weil die Varizen jeden Tag drücken und schmerzen, sei es, weil sich die Frauen massiv dafür schämen. Es ist also dringend nötig, unseren Fokus einmal auf dieses frauenspezifische Gefäßproblem zu legen.

■ NOEMI

Vor mir sitzt eine feingliedrige, sportliche Frau. Ihre mandelförmigen, dunklen Augen blicken mich aus einem offenen, sympathischen Gesicht fragend an. Noemi ist zweiunddreißig Jahre alt und arbeitet als Rechtsanwältin. Wir haben uns schon eine Weile unterhalten, aber so ganz klar ist mir immer noch nicht, weshalb sie eigentlich zu mir in die Praxis gekommen ist.

»Als Sie den Termin ausgemacht haben, sagten Sie, es ginge um Krampfadern. Aber soweit ich sehe, scheinen Sie gar keine Krampfadern zu haben, und auch sonst erkenne ich keine offensichtlichen Beschwerden an den Beinen. Was führt Sie denn dann überhaupt zu mir?«, frage ich sie schließlich, um der Sache auf den Grund zu gehen.

»Also, ich komme schon wegen Krampfadern ... nur eben nicht an den Beinen, sondern ... an den Schamlippen«, sagt Noemi schließlich. Es ist offensichtlich, dass sie über das Thema nicht gerne spricht. »Sie sind während der zweiten Schwangerschaft ganz massiv aufgetreten. Nach der Entbindung haben sie sich zwar etwas zurückgebildet, aber ganz verschwunden sind sie nicht mehr.« Noemi seufzt hörbar. »Wenn ich viel unterwegs bin, reise und bei Vorträgen lange stehen muss, ist es furchtbar unangenehm. Ich wollte einfach mal wissen, ob man da etwas tun kann?«

Ich nicke und bin ganz zuversichtlich, dass wir an Noemis Situation etwas verbessern können. Den ersten Schritt dazu hat sie selbst schon unternommen, als sie sich mit ihrem Problem bei einer Gefäßmedizinerin vorgestellt hat. Jetzt kann es weitergehen.

Was sind genitale Krampfadern, und wie kommt es zu dieser Veränderung?

Die Ursache der pudendalen Varikose ist eine Fehlfunktion der Venen – genauso wie auch bei der Varikose an den Beinen. (Wenn Sie das Kapitel »Caroline« noch nicht gelesen haben, sollten Sie es sich am besten zunächst anschauen, ehe Sie hier weiterlesen.) Diese Fehlfunktion wird in aller Regel ebenfalls durch einen nicht vollständigen Klappenschluss verursacht, wodurch es auch hier zu einem venösen Fluss in die falsche Richtung kommt – also nicht zurück zum Herzen, sondern, der Schwerkraft folgend, nach unten. Und »nach unten« ist im Fall der pudendalen Varikose nicht das Bein, sondern die großen und kleinen Schamlippen, der Dammbereich oder auch die Analregion.

Die Varikose der äußeren Schamlippen, die auch Vulvavarikose genannt wird, tritt überwiegend im Rahmen von Schwangerschaften auf und trifft etwa zehn Prozent aller Schwangeren. Sie wird häufig mit jeder Schwangerschaft ausgeprägter und bildet sich im direkten Verlauf bis zu drei Monate nach der Entbindung wieder zurück. Aber auch wenn die starke Ausprägung während des Wochenbetts rasch abklingt, verbleibt bei vielen Frauen doch dauerhaft ein Restbefund der heraustretenden Krampfadern und die dazugehörigen Beschwerden. Vor allem nach mehreren Schwangerschaften.

Die Vulvavarikose äußert sich mit einem starken Druckgefühl in den Schamlippen, das mit Schmerzen und Juckreiz einhergehen kann. Manche Frauen haben auch ein Fremdkörpergefühl in der Scheide. Insgesamt werden die Beschwerden vor allem bei langem Stehen deutlich schlimmer und verbessern sich durchs Liegen. Neben längerem Stehen und Gehen treten die Symptome zum Beispiel auch bei der Durchführung einer Bauchpresse auf, die es leider nicht nur als Übung beim Kraft-

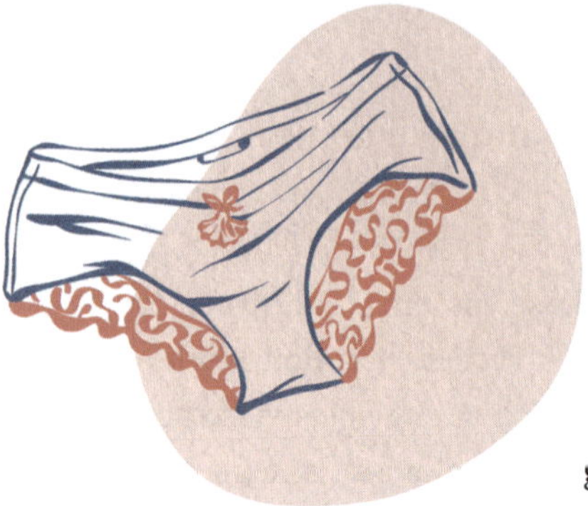

sport gibt, wo man sie umgehen kann, sondern die zum Beispiel auch beim Stuhlgang notwendig sein kann. Einige Patientinnen haben außerdem Schmerzen beim Wasserlassen – vom Sex ganz zu schweigen.

Apropos Sex: Viele Frauen empfinden die Krampfadern als so unästhetisch, dass sie aus Scham kein unbeschwertes Sexleben mehr führen können. Die psychische Belastung der Betroffenen ist teilweise enorm.

Neben der Vulvavarikose der äußeren Genitalregion kann eine pudendale Varikose auch im Rahmen eines Beckenvenenstauungssyndroms auftreten. Das auch als pelvines Stauungssyndrom bezeichnete Krankheitsbild wurde erst 1975 beschrieben, obwohl wir davon ausgehen müssen, dass Frauen schon seit Jahrtausenden an dieser Form der Varikose leiden. Dabei sind nicht nur die äußersten Venen betroffen, sondern zusätzlich meistens das Venengeflecht um die Eierstöcke oder die linke Eierstockvene (Vena ovarica). Die linke Eierstockvene verläuft anatomisch anders als die rechte: Während die rechte direkt in die untere Hohlvene mündet, zieht die linke häufig über einen Umweg in die linke Nierenvene. Warum ausgerechnet die linke Eierstockvene betroffen ist, ist noch nicht final geklärt. Eine Theorie besagt, dass sich in dem etwas längeren Venenverlauf eine höhere Flüssigkeitssäule und damit ein höherer Druck ausbilden kann, der dann zu einer Erweiterung und dem Ausbleiben eines vollständigen Verschlusses der Venenklappen führen kann. Der damit verbundene Rückfluss ins kleine Becken sei es, der die Symptome verursache. Andere gehen davon aus, dass die Beckenvene, Vena iliaca interna, insuffizient ist und es daher zu dem Rückstau kommt. Zusätzlich ist es möglich, dass der

Einfluss des Östrogens eine Rolle bei der Erweiterung der Venen spielt. Das würde auch erklären, weshalb im Rahmen jeder Schwangerschaft und mit steigender Anzahl der Schwangerschaften die Beschwerden mehr werden.

Betroffen sind etwa fünfzehn Prozent aller Frauen im gebärfähigen Alter. Wir sprechen hier also über ein Krankheitsbild, das in keinster Weise als selten bezeichnet werden kann! Man schätzt, dass außerdem eine deutlich größere Anzahl an Frauen, bis zu fünfunddreißig Prozent, Krampfadern in der Region des kleinen Beckens aufweisen, allerdings erfreulicherweise ohne Beschwerden.

Neben den oben genannten Beschwerden leiden die betroffenen Frauen mit einem Beckenvenenstauungssyndrom häufig zusätzlich an zyklusabhängigen Unterbauchbeschwerden, die sogar ins Bein ausstrahlen können. Auch in der Lendenregion können Schmerzen auftreten. Die Beschwerden treten häufig verstärkt während der Periodenblutung auf. Bei den Betroffenen besteht oftmals ein großer Leidensdruck, der sie über viele Jahre belastet.

Das pelvine Stauungssyndrom ist die zweithäufigste Ursache für Unterbauchschmerzen bei der Frau. Bei der Diagnose müssen jedoch zunächst verschiedene gynäkologische Erkrankungen als alternative Ursache der Beschwerden ausgeschlossen werden. Zum Beispiel können Entzündungen der Eierstöcke und Eileiter, Zysten oder auch eine Endometriose die Beschwerden verursachen. Letztere ist übrigens die häufigste Ursache für diese Form der Unterbauchschmerzen.

Schmerzen im Unterbauch können jedoch auch durch Darmerkrankungen ausgelöst werden. Eine Colitis oder ein Morbus Crohn können beispielsweise recht ähnliche Symptome verursachen, sodass eventuell auch eine internistische Untersuchung nötig wird.

Auf der Suche nach der richtigen Diagnose

Die Untersuchung der pudendalen Varikose beinhaltet immer auch eine reguläre Gefäßuntersuchung der Beinvenen, um auszuschließen, dass eine »normale« Stammvarikose die Ursache ist. (Siehe Kapitel »Caroline«.) Es folgt eine **körperliche Untersuchung** der äußeren Genitalregion. Sie wird am besten im Stehen – oder zumindest in einer aufrechten Körperstellung – durchgeführt, weil die Venen so durch den Druck von oben gut befüllt sind. Sind die Venen auf einer Seite oder auf beiden Seiten der Schamlippen hervorgetreten? Ziehen sie zum Vaginaleingang oder zur Analregion? Sind sie zwar deutlich sichtbar, aber sonst unauffällig? Oder sind sie verhärtet, gerötet und druckschmerzhaft? All dies sind Faktoren, die helfen, das Krankheitsbild besser einzuschätzen.

Bei Patientinnen, die zusätzlich zu den störenden Krampfadern im Genitalbereich Beschwerden haben, die auf ein pelvines Stauungssyndrom hinweisen können, sollte ergänzend eine Diagnostik des venösen Abstroms der Beckenregion durchgeführt werden. In diesem Fall werden die Venen des kleinen Beckens mittels **Ultraschalldiagnostik** beurteilt. Im Idealfall erfolgt diese Untersuchung durch eine Gynäkologin oder einen Gynäkologen, da die Ultraschalluntersuchung über die Bauchdecke aufgrund der anatomisch tiefen Lage der Venen im kleinen Becken erschwert wird. Am ehesten gelingt eine solche Ultraschalluntersuchung bei schlanken Frauen, aber selbst bei ihnen können zum Beispiel Darmgasüberlagerungen eine exakte Beurteilung unmöglich machen. Dann kommen eventuell weitere **bildgebende Verfahren** zum Einsatz. Diese werden in Abhängigkeit von den individuellen Voraussetzungen ausgewählt.

Außerdem gibt es die Möglichkeit, über einen minimalinvasiven **chirurgischen Eingriff** eine optische Untersuchung der Bauchhöhle vorzunehmen. Diesen Eingriff nennt man Bauchhöhlenspiegelung. Die Zugangswege sind auf wenige Zentimeter begrenzt, und im Rahmen der Untersuchung können auch notwendige Behandlungsschritte vorgenommen werden. Dieser Eingriff ist jedoch speziellen Fragestellungen vorbehalten.

Mögliche Komplikationen, auf die Sie achten sollten

Die pudendale Varikose ist für betroffene Frauen, vorsichtig formuliert, eine ausgesprochen lästige Angelegenheit, durch die die Lebensqualität maßgeblich beeinträchtigt wird. Die gute Nachricht an dieser Stelle: Sie ist zumindest so gut wie nie mit Komplikationen oder Risiken verbunden. Selbst die bei »normalen Krampfadern« häufiger auftretenden Entzündungen (auch »Thrombophlebitis« oder »Thrombose der oberflächlichen Venen« genannt) sind in diesem Bereich ausgesprochen selten. Im Rahmen einer solchen **Venenentzündung** werden die Venen hart, gerötet und tun unglaublich weh. Sollten diese Symptome auftreten, sollte man zeitnah eine Ärztin oder einen Arzt aufsuchen. Die ganz häufige Sorge, dass es zu spontanen Blutungen aus den Krampfadern kommen könnte, ist tatsächlich meist unbegründet.

Schwangere Frauen mit einer pudendalen Varikose stellen mir auch ganz häufig die Frage, ob während der Entbindung Komplikationen auftreten können. Mir sind tatsächlich keine bekannt, und auch beim Blick in medizinische Studien habe ich keine Hinweise darauf gefunden, dass bei einer genitalen Varikose Probleme unter der Geburt zu erwarten sind – auch dann nicht, wenn sich im Verlauf der letzten Monate der Schwangerschaft zum Teil sehr große Krampfadern im Genitalbereich ausgebildet haben. Die pudendale Varikose allein ist daher kein Grund, sich gegen eine vaginale Entbindung und für einen Kaiserschnitt zu entscheiden.

■ NOEMI

Noemi zieht sich wieder an und setzt sich zu mir.
»Dass Ihnen diese Krampfadern unangenehm sind, kann ich gut verstehen«, sage ich und blicke Noemi direkt an. »Aber damit müssen Sie nicht unbedingt weiterleben. Man kann diese Venen auch veröden.«
Auf diesen Satz hin entweicht alle Farbe aus Noemis Gesicht, und ich merke, dass die Vorstellung ihr gar nicht geheuer ist.
»An den Schamlippen Venen wegspritzen? Das kann ich mir beim besten Willen nicht vorstellen!« Ungläubig schüttelt Noemi den Kopf.
»Es klingt tatsächlich viel schlimmer, als es ist«, sage ich und beginne mit meiner Erklärung.

Wie werden die Krampfadern im Genitalbereich behandelt?

Bei jeder Erkrankung ist man zunächst bemüht, sie konservativ zu behandeln, wobei mit »konservativ« in der Medizin Behandlungsmethoden gemeint sind, die ohne einen invasiven Eingriff oder gar eine Operation auskommen. Das können bestimmte Verhaltensänderungen sein, physikalische Behandlungen oder die Einnahme von Medikamenten. Bei der Behandlung der pudendalen Varikose gibt es jedoch leider keine konservative Behandlungsmethode, mit der eine dauerhafte Beschwerdefreiheit erreicht werden kann, aber es gibt die minimalinvasive Methode einer Verödung: Die Sklerotherapie, die im Kapitel zur Behandlung der Varikose und Besenreiser genauer beschrieben wird (siehe die Kapitel »Caroline« und »Susanne«), kann auch bei Krampfadern im Genitalbereich eingesetzt werden.

Bei der Verödung wird ein Verödungsmittel über eine feine Nadel direkt in die hervortretende Vene eingespritzt. Je nach

Größe der Varize werden unterschiedliche Konzentrationen des Verödungsmittels verwendet. Das Mittel führt zu einem Verschluss und im Anschluss zum Abbau der Vene. Das klingt zum Fürchten, ist aber weit weniger unangenehm, als man es sich ausmalt. Die verwendeten Kanülen sind hauchfein – außer einem kurzen Piks spürt man kaum etwas.

Bei schwangeren Frauen wird die Sklerotherapie grundsätzlich nicht angewandt. Das liegt zum einen daran, dass sich die pudendalen Varizen bei den allermeisten Frauen nach der Entbindung vollständig zurückbilden und sie außerdem während der Geburt unabhängig ihrer Ausprägung kein Risiko darstellen. Zum anderen traut sich kein Pharmakonzern, Schwangere in Studien einzuschließen, wenn das Medikament nicht lebensrettend ist, weshalb das Verödungsmedikament für die Anwendung bei Schwangeren nicht getestet und damit auch nicht zugelassen ist. Aus diesen beiden Gründen erfolgt die Verödungsbehandlung eventuell verbleibender Krampfadern erst nach der Entbindung und bestenfalls auch nach der Stillzeit.

Sollte anhand des Beschwerdebildes und durch die bildgebende Diagnostik ein Beckenvenenstauungssyndrom diagnostiziert werden, besteht häufig die Möglichkeit, die Situation durch einen minimalinvasiven Eingriff zu verbessern. Ein offener operativer Eingriff ist nur selten notwendig.

Mithilfe des Katheters können ganz unterschiedliche Methoden angewendet werden, die anhand des individuellen Krankheitsbildes ausgewählt werden. Bei siebzig bis achtzig Prozent der Patientinnen werden durch diese Behandlung die Beschwerden deutlich gelindert.

Übrigens: Soweit wir wissen, ist es nicht möglich, die Entstehung eines Beckenvenenstauungssyndroms oder einer pudendalen Varikose zu verhindern, weder durch irgendwelche Maßnahmen noch durch das eigene Verhalten. Das ist zwar etwas frustrierend, aber viele Frauen empfinden es auch als beruhigend.

TIPPS UND TRICKS

Krampfadern brauchen Kompression, und das unabhängig davon, wo am Körper sie sich befinden. Auch die Varizen im Genitalbereich sind weniger stark befüllt, wenn sie zusammengedrückt werden, und verursachen dadurch weniger Beschwerden. Nun ist die Anwendung einer Kompression im Genitalbereich ausgesprochen schwierig. Für die Beine gibt es zwar eine hervorragende Versorgung mit Kompressionsstrümpfen, für den Intimbereich ist jedoch fast nichts verfügbar. Über die Gründe darf man spekulieren. Vielleicht ist es tatsächlich unglaublich schwer, technisch eine geeignete, alltagstaugliche Lösung zu entwickeln. Vielleicht ist aber auch die Zielgruppe für die Firmen vermeintlich zu klein, als dass es sich lohnen würde, geeignete und anwendbare Hilfsmittel zu konzipieren. Möglicherweise hat auch noch niemand die Marktlücke erkannt, weil es sich um ein so großes Tabuthema handelt. Fakt ist auf jeden Fall, dass es fast nichts industriell Hergestelltes gibt, was Frauen als Kompressionssystem im Genitalbereich anwenden könnten.

Daher müssen wir uns selbst behelfen. Der wichtigste Rat: Wenn Sie an pudendalen Varizen leiden, tragen Sie untenrum nicht »offen«. Die Hose ist Ihr wichtigster Verbündeter! Im Sommer sitzen ganz häufig schwangere Frauen bei mir, die massiv unter einer ausgeprägten pudendalen Varikose leiden, aber außer einem dünnen Slip und einem Sommerkleidchen nichts tragen. Vor allem an heißen Tagen, wenn die Gefäße geweitet sind, nehmen die Beschwerden so deutlich zu, denn ein dünner Slip bietet den Krampfadern in den Schamlippen keinerlei Gegendruck – sie werden massiv befüllt und schmerzen. Ein physikalisches Problem, das nach einer physikalischen Lösung schreit: Sorgen Sie dafür, dass den Krampfadern zumindest ein wenig Widerlager entgegensteht. Für den nötigen Gegendruck eignen sich zum Beispiel eine stärkere Hose oder auch eine Kompressionsstrumpfhose. Wenn Sie gerade im Sommer nicht auf Kleider oder Röcke verzichten wollen: Radlerhosen, die nicht nur so heißen, sondern tatsächlich für den Radsport entwickelt wurden und über einen kräftigen Einsatz verfügen, bleiben unter dem Kleid unsichtbar und wirken regelrecht Wunder. Bewährt hat sich auch das Tragen von vorgekühlten Damenbinden oder Gelkissen. Beides kann, im Kühlschrank gelagert und dann in den Slip eingelegt, nicht nur Druck ausüben, sondern durch die Kühlung auch ein Zusammenziehen der Gefäße bewirken.

Vermeiden Sie außerdem stundenlanges Stehen. Setzen Sie sich immer wieder mal, oder legen Sie sich sogar hin. Dabei können auch ein Kissen unter dem Gesäß und das Hochlegen der Beine Linderung bringen.

Frauenbeine – Was die frauenspezifische Gefäßmedizin so besonders macht

Dass das Krampfaderleiden der Schamlippen ausschließlich Frauen betrifft, sollte eigentlich selbsterklärend sein. Spannend ist jedoch, dass die im deutschsprachigen Raum (sowieso nur spärlich) vorhandenen Publikationen fast ausschließlich von Männern verfasst wurden und diese es offenbar nicht selbsterklärend finden. Zumindest wird im Text gerne von »dem Patienten« geschrieben. Ohne die Diskussion um gendergerechte Schreibweise hier überstrapazieren zu wollen, frage ich mich beim Lesen immer wieder, wie es »dem Patienten« wohl mit seinen schwangerschaftsbedingten Problemen so geht. Auch in diesem Bereich wäre ein Umdenken in der Medizin mehr als wünschenswert und zeitgemäß.

Ein Hinweis von Frau zu Frau

Wenn Sie von einer pudendalen Varikose betroffen sind: Es geht Ihnen nicht alleine so! Vermutlich sind Sie nicht einmal in Ihrem Bekanntenkreis die Einzige. Das Krampfaderleiden im Genitalbereich betrifft so viele Frauen, dass wahrscheinlich mindestens eine Ihrer Bekannten oder sogar Freundinnen ebenfalls darunter leidet. Sie wissen es nur genauso wenig, wie Ihre Bekannte es von Ihnen weiß. An Krampfadern im Intimbereich leidet jede still für sich allein.

Darf ich Ihnen an dieser Stelle etwas anvertrauen? Auch ich selbst war bereits bei meiner zweiten Schwangerschaft mit einer leichteren Form und dann bei meiner dritten Schwangerschaft in einer starken Ausprägung von der pudendalen Varikose betroffen. Und was dabei fast nicht zu glauben ist? Auch ich habe mich dafür geschämt! Wenn sich also die fachkundige Phlebologin für etwas schämt, was nicht anrüchig, nicht durch Dummheit oder Fahrlässigkeit oder sonst wie selbst verursacht ist und was sie außerdem täglich bei ihren Patientinnen sieht, wie muss es dann erst einer Frau gehen, die zuvor noch nie etwas davon gehört hat?

Daher braucht es noch mehr Aufklärung zu diesem Thema. Und vielleicht auch mehr Offenheit sowie den weiblichen Zuspruch, dass wir uns nicht für etwas schämen sollten, das hämodynamisch gar nicht vermeidbar ist. Reden Sie beim nächsten Kontrolltermin mit Ihrer Gynäkologin über die Thematik, und suchen Sie nach der Schwangerschaft eine Gefäßspezialistin oder einen Gefäßspezialisten auf, um sich Hilfe zu holen und gegebenenfalls eine gezielte Behandlung zu erhalten.

■ EIN WIEDERSEHEN MIT NOEMI

Noemi ist zufrieden. Sie wartet auf mich im Behandlungszimmer und lächelt mich an. »Die Verödung war super. Der Druck ist deutlich weniger geworden!«, sagt sie zur Begrüßung.

Und tatsächlich: Die Krampfadern an der rechten Schamlippe zeichnen sich deutlich weniger ab als bei der ersten Untersuchung.

»Das sieht wirklich gut aus«, bestätige ich. »Aber im Rahmen einer dritten Schwangerschaft könnte …«

Ich komme gar nicht dazu, meinen Satz zu beenden.

»Nein, nein«, fällt mir Noemi ins Wort. »Meine beiden Zwerge sind absolut großartig, aber eine dritte Schwangerschaft ist nicht geplant.«

Sie lacht und zieht sich wieder an.

Und falls doch, denke ich, dann weiß sie ja jetzt, was sie tun und an wen sie sich wenden kann.

MYTHOS ODER WAHRHEIT: FRAGEN AN EINE GEFÄSSSPEZIALISTIN

Es gibt so viele Fragen, die meine Patientinnen beschäftigen, wenn wir über ihre Gefäße sprechen. Und meistens sind sie damit nicht alleine. Die Sorgen, Nöte und Gedanken gleichen sich in vielen Gesprächen, die ich führe. Haben auch Sie noch Fragen, die bisher in diesem Buch noch nicht beantwortet wurden? Dann finden Sie vielleicht hier die Antworten.

Warum werden Krampfadern häufig nur im Winter operiert?

Dieses Vorgehen hat sich in der Venenheilkunde über die Jahrzehnte etabliert und wurde zum kollektiven Standard. Hintergrund ist wahrscheinlich das notwenige Tragen von Kompressionsstrümpfen in den Wochen nach der OP, was zugegebenermaßen an heißen Sommertagen wirklich anstrengend sein kann. Außerdem sollten die OP-Narben, wie die Narben jeder anderen Operation, in den ersten Wochen nicht der Sonne ausgesetzt werden, damit sie möglichst unsichtbar verheilen. Aber medizinische Gründe, wie zum Beispiel höhere Komplikationsraten o. Ä., gibt es für eine jahreszeitliche OP-Planung nicht.

Wie kann das Blut überhaupt noch fließen, wenn die Vene bei einer Krampfader-OP rausgezogen wurde?

Die Wahrheit ist, dass Ihr Körper bei einem Krampfaderleiden auch ohne OP auf die Arbeit der erkrankten Vene verzichten muss, da sie nicht mehr funktioniert und so zum venösen Abstrom nichts mehr beiträgt. Das venöse Blut fließt daher nach der Operation – so wie vorher auch – über alternative Routen Richtung Herz zurück.

Verursachen High Heels Krampfadern?

Keine Sorge, Sie müssen Ihre Lieblingsschuhe nicht entsorgen! Wie bei fast allem im Leben ist auch beim Tragen von High Heels die Dosis entscheidend. Es hat sich tatsächlich gezeigt, dass der venöse Rückfluss aus den Beinen in High Heels schlechter ist als beim Gehen in flachen Schuhen. (Wahrscheinlich liegt das an der Stellung des Sprunggelenks in dem schrägen Schuh und der damit eingeschränkten Funktion der Wadenmuskulatur als Muskelpumpe.) Allerdings ist das moderate Tragen solcher Schuhe nicht der Grund dafür, dass Krampfadern auftreten oder sich verstärken. Wichtig ist, den Beinen dann immer wieder Erholung zu gönnen und zwischendurch auch zu flachen Schuhen zu greifen oder barfuß zu laufen.

Wie lange hält ein Kompressionsstrumpf eigentlich?

Kompressionsstrümpfe sollten bei richtiger Anwendung und guter Pflege für ein halbes Jahr ihre Elastizität beibehalten. Dann müssen sie eventuell gegen neue ausgetauscht werden. Viele Patientinnen haben noch Strümpfe, die zehn Jahre oder sogar noch älter sind, die können getrost entsorgt werden. Zum einen wird der Strumpfumfang nicht mehr zum Bein passen, zum anderen wird er den notwendigen Anpressdruck nicht mehr bringen können. Also neue holen!

Bekomme ich irgendwann schwarze Zehen, wenn meine Füße dauerhaft kalt sind?

Viele Frauen haben kalte Füße und Zehen. Bei den allermeisten liegt aber keine relevante Durchblutungsstörung der Arterien vor, sondern die kleinsten Gefäße werden nervenbedingt eng gestellt. Wenn das der Fall ist, muss man ein Absterben von Gewebe, also schwarze Zehen, nicht fürchten. Wärme ist trotzdem gut!

Kann ich durch Ernährung etwas an meinen Besenreisern verändern?
Liebe Leserin, essen und trinken Sie das, was Ihnen Spaß macht und Ihnen guttut – auf die Besenreiser am Bein hat das keinen Einfluss, weder positiv noch negativ.

Venen werden immer blau gezeichnet.
Sind Venen wirklich blau?
Bei uns Menschen ist die Gefäßwand von Venen nicht blau. Aber sauerstoffarmes Blut erscheint dunkler als sauerstoffreiches hellrotes Blut. Außerdem gibt es noch einen Effekt des blauen und roten Lichtspektrums. Dabei dringen die langwelligen roten Lichtstrahlen tiefer in das Gewebe ein und werden dort absorbiert, die kurzwelligen blauen Lichtstrahlen hingegen werden reflektiert, wodurch das Gefäß uns bläulich erscheint.

Wie kommt es zu dem Begriff »Blaues Blut« für Adelige?
Jemandem mit einer adeligen Herkunft wird in der Regel »blaues Blut« zugeschrieben. Wahrscheinlich hat sich diese Bezeichnung in den Jahrhunderten eingebürgert, als die Mitglieder der Adelsschicht eine möglichst helle Haut zum Schönheitsideal erhoben. Sonnengebräunte Haut zeugte von Arbeit unter freiem Himmel und auf dem Feld. Die helle Haut ließ die Venen deutlicher und bläulich sichtbar werden und führte wahrscheinlich dadurch zur Namensgebung der Blaublütigen.

Wenn die Beine kribbeln oder taub sind – liegt das an den Gefäßen?
Wenn vermeintlich Ameisen über die Haut laufen oder man beim Berühren der Haut nichts mehr spürt, liegt das nicht am Gefäßsystem, sondern an den Nerven. Die übermitteln – aus welchem Grund auch immer – das Reizsignal von der Haut nicht mehr korrekt an das Gehirn. Also ist der richtige Ansprechpartner für diese Frage eine Neurologin oder ein Neurologe.

Sind Krampfadern während der Schwangerschaft gefährlich für mein Baby?
Keine Sorge, liebe werdenden Mamas! Durch Krampfadern am Bein wird das Baby nicht unterversorgt oder sonst irgendwie beeinträchtigt! Nur Sie selbst leiden unter den Stauungsbeschwerden. Aber für das Kind sind die Krampfadern kein Risiko.

Führt das Überkreuzen der Beine zu Besenreisern oder Krampfadern?
Das Übereinanderschlagen der Beine setzt die Kniekehle des oben liegenden Beins einem gewissen Druck aus. Dieser kann dazu führen, dass die oberflächlichen Venen in dieser Haltung komprimiert werden, was wiederum zu einer Erhöhung des Drucks in den Venen am Unterschenkel führt. Aber keine Sorge, diese vorrübergehende Situation kann kein echtes Krampfaderleiden hervorrufen. Dass sich die sichtbare feinste Venenzeichnung der Kniekehlen und Unterschenkel bei ständiger Belastung in dieser Beinhaltung langfristig verstärkt, ist allerdings nicht sicher auszuschließen. Also am besten immer wieder Bewegung in die Beine bringen – auch in sitzender Position!

Darf ich mit Krampfadern einen Langstreckenflug machen?
Grundsätzlich ist ein vorhandenes Krampfaderleiden kein Grund, einen Langstreckenflug nicht anzutreten. Krampfadern

können jedoch die Entstehung von Venenentzündungen begünstigen. Langes Sitzen wie bei einem Langstreckenflug erhöht das Risiko zusätzlich (genauso wie das Risiko von Beinvenenthrombosen). Daher besteht während des Flugs ein erhöhtes Risiko für den Eintritt einer Venenentzündung. Deshalb fliegt man am besten mit einem Kompressionsstrumpf am Bein! Auch viel zu trinken und Beingymnastik sind empfehlenswert.

Sport und Thrombose. Ist das möglich?

Wenn man eine Thrombose erleidet, heißt das nicht, dass man keinen Sport mehr treiben darf. Ganz im Gegenteil, gerade diese Beine brauchen Bewegung! Das Einzige, was man im Blick behalten muss, ist die verstärkte Blutungsgefahr durch die notwendige Einnahme der Blutverdünner. Risikosportarten sollte man daher kritisch überdenken.

Ist Sauna schädlich für die Venen?

Ich bin Gefäßchirurgin, und ich liebe die Sauna. Jetzt wird es für mich schwer, etwas Negatives zu schreiben. Aber Spaß beiseite. Grundsätzlich gilt: Während des Saunierens werden die Gefäße durch die Hitze erweitert, was bei vorhandenen Krampfadern tatsächlich prinzipiell nicht vorteilhaft ist und auch als unangenehm empfunden werden kann. Bei Venengesunden sind aber langfristig negative Auswirkungen auf die Venenfunktion nicht bekannt, und Saunieren wird keine venöse Insuffizienz verursachen. Eine Verschlechterung der sichtbaren feinsten Besenreiser ist bei exzessiver Nutzung allerdings nicht sicher auszuschließen. Wie immer heißt es auch hier: Die Dosis macht das Gift. Bei der Saunanutzung in »normalen« Maßen überwiegt der positive Einfluss des Saunagangs auf Körper und Seele.

Haben Giraffen mit ihren langen Beinen auch Krampfadern?

Obwohl bei ausgewachsenen Giraffen die Strecke von einem Huf zurück bis zum Herzen um ein Vielfaches länger ist als bei uns Menschen, zeigt sich am Giraffenbein keine Krampfader. Das liegt anscheinend sowohl an einer veränderten Beschaffenheit der Gefäßwand als auch an der Haut, die sich so eng ums Bein legt wie ein kräftiger Kompressionsstrumpf. Sensationell, wie ich finde. Giraffe müsste man sein!

Führt das dauerhafte Tragen von Kompressionsstrümpfen dazu, dass die Venen ermüden und nicht mehr funktionieren?

Keine Sorge, diesen Ermüdungseffekt scheint es nicht zu geben. Die Venen »gewöhnen« sich nicht an die künstliche Unterstützung von außen. Der Kompressionsstrumpf wirkt am Bein eher wie ein Lichtschalter, der an- oder ausgeschaltet wird. Man kann seine Venen also zwar leider nicht trainieren, aber sie verlieren auch nicht ihre Leistungsfähigkeit wie ein Muskel, den man nicht benutzt.

Können Krampfadern nur oberhalb des Fußknöchels entfernt werden?

Es spricht nichts dagegen, sowohl Krampfadern als auch Besenreiser unterhalb der Knöchelregion zu behandeln. Bei der chirurgischen Therapie muss man dabei allerdings das Risiko der Verletzung von Hautnerven abwägen, das in dieser Region hoch ist. Eventuell ist hier daher die Verödung die geeignetere Therapie. Diese kann auch unterhalb der Knöchelregion ästhetisch ansprechende Ergebnisse erzielen.

Zahlt die Krankenkasse eine Krampfaderbehandlung, auch wenn man keine Beschwerden hat und sich nur optisch daran stört?
Ja. Ein Krampfaderleiden am Bein ist grundsätzlich eine medizinisch relevante Diagnose und sollte behandelt werden. Unabhängig von vorhandenen Beschwerden ist die Behandlung von Krampfadern daher eine Leistung der Krankenkasse.

Können sich sichtbare Besenreiser von alleine wieder zurückbilden?
Nein, meistens leider nicht. Die Besenreiser, die einmal sichtbar sind, werden es wahrscheinlich auch bleiben. Vielleicht werden sie etwas heller, wenn ein Krampfaderleiden operiert wurde oder eine Schwangerschaft vorüber ist und dadurch auch der Druck auf die Hautgefäße weniger wird. Aber ganz verschwinden werden sie von alleine leider eher nicht mehr.

Ihre ganz spezielle Frage war nicht dabei?
Dann schreiben Sie mir doch. Ich freue mich auf Ihre Anregungen und Kommentare an
meinefrage@venusvenen.de

DANKE!

Dass Frauen stark sind, mit beiden Beinen fest im Leben stehen und – genauso wie Männer – in ihrem Leben alles erreichen können, was sie wollen, haben mir meine wundervollen Eltern schon von frühester Kindheit an mit auf den Weg gegeben. Ihre bedingungslose Unterstützung zu allen Zeiten und ihr unerschütterlicher Glauben an mich haben mich erst zu der Frau werden lassen, die ich heute bin. Daher gebührt Euch beiden mein erster und inniglicher Dank.

Dr. Nora Boeckl, meine Agentin von der Agentur Petra Eggers, wurde von mir als Erste mit den Ideen für dieses Buch konfrontiert. In unserem allerersten Telefonat hast Du, liebe Nora, meinem nicht enden wollenden Redefluss in Deiner entspannten Art geduldig zugehört und bist dann tatsächlich in dieses Projekt eingestiegen. Danke, dass Du erkannt hast, was aus meinen Ideen werden kann, und dass Du an die Venusvenen geglaubt hast.

Die Wissenschafts- und Medizinredakteurin Dr. Simone Janssen beherrscht unsere Sprache in einer beeindruckenden Weise, spielt mit ihr, benutzt sie und genießt sie. Es war eine echte Bereicherung, mit Dir zusammenarbeiten zu dürfen, liebe Simone. Danke, dass Du Dich auf dieses Abenteuer mit mir eingelassen und mit Deinem unglaublichen Gespür für Worte und mit großem Engagement meine Texte überarbeitet hast.

Meine Lektorin Mareike Neukam vom Bastei Lübbe Verlag hat es dann möglich gemacht, dass dieses Buch heute in Ihren Händen liegt. Mit stoischer Gelassenheit hat sie mich durch diese Zeit begleitet und sich alle meine verrückten Ideen und Wünsche angehört. Danke, liebe Mareike, dass Du Dich für dieses Buch so starkgemacht und die Idee mit mir umgesetzt hast.

Die Illustratorin Josephine Pauluth hat diesem Buch die optische Abrundung geschenkt, die unsere Venusfrauen verdient haben. Sie hat ihnen ein Gesicht gegeben und Ausstrahlung verliehen. Erst mit Deiner Arbeit, liebe Josi, ist dieses Buch so schön geworden.

Das gesamte Team meiner Praxis Gefäßmedizin München Süd, allen voran mein Praxispartner Dr. Christoph Bernheim und die Stütze unserer Praxis, Annemarie Strupat, haben mir – wie in den vergangenen vielen Jahren so auch in den letzten Monaten – den Rücken gestärkt. Danke, dass Ihr alle Wege mit mir geht.

Ein liebevoller Dank gilt den ganz speziellen und treuen Menschen, die immer an meiner Seite stehen und mich durch alle Zeiten begleiten. Es ist ein Geschenk, dass es Euch in meinem Leben gibt. Wenn Ihr diese Zeilen lest, wisst Ihr, dass ich Euch meine und fest umarme! Liebe Gabriela, danke, dass Du mir und den Venusvenen eine ganz besondere Begleiterin warst und bist.

Während der Entstehung dieses Buches hat mich meine bezaubernde Familie, mein großartiger Mann und die drei wundervollsten Kinder dieser Welt häufig entbehrt und mich immer wieder vollständig in meine Venusvenen abtauchen lassen. Zu allen Zeiten habt Ihr mir das Gefühl gegeben, dass ich genau das Richtige tue. Ihr seid einfach die Allerallerbesten, und ich bin reich, weil es Euch und Eure Liebe gibt.

Mein letzter Dank gebührt all den Frauen, die sich täglich als Patientinnen in meine Behandlung begeben. Erst die Betreuung dieser Frauen hat mich im Verlauf des letzten Jahrzehnts erkennen lassen, wie wichtig es ist, ihren ganz besonderen Bedürfnissen mehr Beachtung zu schenken. Liebe Patientinnen, danke für das Vertrauen in mich, das mich ehrt und mein täglicher Ansporn ist. Ich werde mich auch in Zukunft weiter für die frauenspezifische Gefäßmedizin starkmachen und meinen Beitrag dazu leisten, dass Frauen die Behandlung erhalten, die sie verdient haben.

Von ❤ danke!
Eure Kerstin